Discinesia Tardia

Dados Internacionais de Catalogação na Publicação (CIP)
(Câmara Brasileira do Livro, SP, Brasil)

Bassit, Débora Pastore
    Discinesia tardia / Débora Pastore Bassitt, Mario Rodrigues Louzã Neto. -- São Paulo : Casa do Psicólogo, 1999.

    Bibliografia.
    ISBN 85-7396-

    1. Antipsicóticos – Efeitos colaterais   2. Discinesia tardia
3. Discinesia tardia – Etiologia   4. Discinesia tardia – Fatores de risco
5. Discinesia tardia – Tratamento   6. Gânglios da base   I. Louzã Neto, Mario Rodrigues.   II. Título.

99-3094

CDD–616.83
NLM-WE 103

Índice para catálogo sistemático:

1. Discinesia tardia : Neuropsiquiatria : Medicina   616.83

Editor: Anna Elisa de Villemor Amaral Güntert
Editor-assistente: Sergio Poato
Preparação de originais e revisão: João Vaz
Capa: Yvoty Macambira
Composição Gráfica: Jesilene Fátima Godoy

DÉBORA PASTORE BASSITT
MARIO RODRIGUES LOUZÃ NETO

Discinesia
Tardia

Casa do Psicólogo®

© 1999 Casa do Psicólogo® Livraria e Editora Ltda.

Reservados os direitos de publicação em língua portuguesa à
Casa do Psicólogo Livraria e Editora Ltda.
Rua Alves Guimarães, 436 – CEP 05410-000 – São Paulo – SP
Fone: (011) 852-4633 Fax: (011) 3064-5392
E-mail: casapsi@uol.com.br
http://www.casapsicologo.com.br

É proibida a reprodução total ou parcial desta publicação, para qualquer finalidade, sem autorização por escrito dos editores.

Impresso no Brasil/*Printed in Brazil*

ÍNDICE

LISTA DE ABREVIATURAS 17

LISTA DE TABELAS, FIGURAS E GRÁFICOS 19

APRESENTAÇÃO 21

I. HISTÓRICO E CONCEITO 23
   1. DISCINESIA TARDIA 23
   2. DISTONIA TARDIA, ACATISIA TARDIA E SÍNDROME DE TOURETTE TARDIA 24
   3. DISCINESIA E DISTONIA ESPONTÂNEAS 25
   4. MOVIMENTOS INVOLUNTÁRIOS COMO CARACTERÍSTICA DE DOENÇA MENTAL EXACERBADOS POR ANTIPSICÓTICOS 27
   5. CONCLUSÃO 29

II. ANATOMIA E FISIOLOGIA DOS GÂNGLIOS DA BASE . 31
   1. INTRODUÇÃO 31
   2. ANATOMIA MACROSCÓPICA 32
   3. ANATOMIA MICROSCÓPICA 36
   4. AFERÊNCIAS E EFERÊNCIAS 37
      4.1. Aferências para estriado 37
      4.2. Eferências estriatais 42
      4.3. Aferências para substância negra reticulada e globo pálido 43
      4.4. Eferências da substância negra reticulada e globo pálido ... 44
      4.5. Aferências e eferências de outras estruturas 46
   5. CIRCUITOS 47

5.1. Córtex-gânglios da base-tálamo-córtex 47
5.2. Circuitos de alça fechados 51
6. VIAS COLINÉRGICAS, DOPAMINÉRGICAS E GABAÉRGICAS 53
  6.1. Vias colinérgicas 53
  6.2. Vias dopaminérgicas 54
  6.3. Vias GABAérgicas 57
  6.4. Vias serotoninérgicas 58
  6.5. Neuropeptídeos 58
7. FUNÇÕES 58

III. FISIOPATOLOGIA 61

1. INTRODUÇÃO 61
2. SUPERSENSIBILIDADE DOPAMINÉRGICA 63
3. DESBALANÇO DAS VIAS ESTRIATAIS 67
4. HIPOATIVIDADE DAS VIAS DE GABA 69
5. HIPERATIVIDADE DAS VIAS NORADRENÉRGICA E DOPAMINÉRGICA 74
6. ALTERAÇÕES DE NEUROPETÍDEOS MODULADORES 75
7. ALTERAÇÕES DE SISTEMAS COLINÉRGICOS 76
8. ALTERAÇÕES DE ÁCIDOS GRAXOS 76
9. SUBTIPOS DE DISCINESIA TARDIA 77
10. CONCLUSÃO 78

IV. EPIDEMIOLOGIA 81

1. INTRODUÇÃO 81
2. PREVALÊNCIA 81
3. INCIDÊNCIA 85
4. CURSO E PROGNÓSTICO 86
5. CONCLUSÃO 88

V. FATORES DE RISCO 99

1. INTRODUÇÃO 99
2. VARIÁVEIS DEMOGRÁFICAS 99
2.1. Idade 99
2.2. Sexo 102
2.3. Raça 104
3. VARIÁVEIS DE TRATAMENTO 105
3.1. Uso acumulado de antipsicóticos 105
3.2. Dose atual de antipsicótico 108
3.3. Nível sérico de antipsicóticos 108
3.4. Tipo de antipsicóticos 109
3.5. Modo de administração 112
3.6. Duração da internação 113
3.7. Eletroconvulsoterapia (ECT) 114
3.8. Anticolinérgicos 115
3.9. Lítio 116
4. VARIÁVEIS LIGADAS AOS TRANSTORNOS MENTAIS 117
4.1. Diagnóstico 117
4.2. Duração e gravidade do transtorno mental 121
4.3. Alterações estruturais, sintomas negativos e alterações neurológicas 122
5. VARIÁVEIS LIGADAS À DT 125
5.1. Gravidade e persistência da DT 125
5.2. Localização da DT 126
5.3. Tipos de movimentos da DT 127
6. OUTROS 128
6.1. Uso de álcool, drogas e fumo 128
6.2. Sintomas extrapiramidais agudos 129
6.3. Diabetes Mellitus 130

6.4. Alterações dentárias 131
6.5. Genética 132
6.6. Lateralidade 133
6.7. Fenilcetonúria 133
7. CONCLUSÃO 133

VI. QUADRO CLÍNICO 137

1. INTRODUÇÃO 137
2. DISCINESIA TARDIA 137
   2.1. Quadro Clínico 137
   2.2. Intensidade dos movimentos 139
   2.3. Variação da intensidade 140
   2.4. Percepção dos movimentos 141
   2.5. Complicações 142
   2.6. Subtipos topográficos 143
   2.7. Idade e sexo 143
   2.8. Discinesia de retirada 144
3. OUTRAS SÍNDROMES DE MOVIMENTOS INVOLUNTÁRIOS DE APARECIMENTO TARDIO 144
   3.1. Distonia tardia 144
   3.2. Acatisia tardia 147
   3.3. Síndrome de Tourette tardia 148

VII. DIAGNÓSTICO DIFERENCIAL 149

1. DISTÚRBIOS DE MOVIMENTO DE OUTRO TIPO 149
   1.1. Distúrbios de movimento não induzidos por medicações 149
   1.2. Distúrbios de movimento induzidos por antipsicóticos 151
   1.3. Distúrbios de movimento induzidos por outras medicações e substâncias 153
2. MOVIMENTOS INVOLUNTÁRIOS DO TIPO DT, DISTONIA OU ACATISIA TARDIAS 154

2.1. Induzidos por outras medicações 154
   2.2. Relacionados a transtornos mentais 154
   2.3. Devidos a doenças neurológicas e clínicas 159
   2.4. Movimentos involuntários primários 162
3. CONCLUSÃO 165

VIII. DIAGNÓSTICO E AVALIAÇÃO 167

1. INTRODUÇÃO 167
2. CRITÉRIOS DIAGNÓSTICOS 168
   2.1. Discinesia tardia 168
   2.2. Distonia tardia 169
   2.3. Acatisia tardia 170
3. AVALIAÇÃO 170
   3.1. Contagem de freqüência 170
   3.2. Escalas 171
   3.3. Vídeo 174
   3.4. Instrumental 174
4. CONCLUSÃO 178

IX. ASPECTOS MÉDICO-LEGAIS 181

X. TRATAMENTO 185

1. INTRODUÇÃO 185
2. DISCINESIA TARDIA 187
   2.1. Antipsicóticos 187
   2.2. Outros antagonistas de receptores de DA 195
   2.3. Agonistas de receptores de dopamina 196
   2.4. Antagonistas de receptores de noradrenalina 197
   2.5. Anticolinérgicos 198
   2.6. Colinérgicos 198

2.7. Agonistas de receptores de GABA 200

2.8. Vitamina E 201

2.9. Agonistas e antagonistas de receptores de serotonina 203

2.10. Lítio 203

2.11. Bloqueadores de canal de cálcio 203

2.12. Neuropeptídeos 204

2.13. Estrógenos 204

2.14. Outros 204

3. DISTONIA TARDIA E ACATISIA TARDIA 205

   3.1. Distonia tardia 205

   3.2. Acatisia tardia 207

4. PREVENÇÃO 207

5. CONDUTA TERAPÊUTICA 209

6. CONCLUSÃO 215

REFERÊNCIAS BIBLIOGRÁFICAS 217

APÊNDICE 247

1. CRITÉRIOS DIAGNÓSTICOS DE SCHOOLER E KANE (1982) PARA DISCINESIA TARDIA 247

2. ESCALA DE MOVIMENTOS INVOLUNTÁRIOS ANORMAIS (AIMS) (GUY, 1976) 248

3. EXTRAPYRAMIDAL SYMPTOMS RATING SCALE (ESRS) (CHOUINARD *ET AL.*, 1979) 250

LISTA DE ABREVIATURAS

AIMS = Abnormal involuntary movement scale
AVT = Área ventral tegmental
CCK = Colecistoquinina
DA = Dopamina
DMA = Digital movement analyser
DT = Discinesia tardia
ECT = Eletroconvulsoterapia
ESRS = Extrapyramidal symptom rating scale
GABA = Ácido gama-amino butírico
GAD = L-glutamato-descarboxilase
GPe = Globo pálido externo
GPi = Globo pálido interno
L-DOPA = Levodopa
SNc = Substância negra compacta
SNr = Substância negra reticulada
VCM = Vacuous chewing movements

LISTA DE TABELAS, FIGURAS E GRÁFICOS

Gráfico 1. Prevalência de DT e de discinesia espontânea 28

Figura 1. Anatomia dos gânglios da base (vista lateral) 34

Figura 2. Anatomia dos gânglios da base (corte transversal) 35

Tabela 1. Eferências corticais para estriado 39

Tabela 2. Eferências mesencefálicas para estriado 41

Tabela 3. Outras aferências para estriado 42

Tabela 4. Eferências estriatais 43

Tabela 5. Outras aferências para globo pálido e substância negra reticulada ... 44

Tabela 6. Eferências de globo pálido interno e substância negra reticulada 45

Tabela 7. Eferências do globo pálido externo 45

Figura 3. Vias dos gânglios da base 48

Figura 4. Vias direta e indiretas dos gânglios da base 49

Figura 5. Distribuição dos receptores de dopamina no cérebro 55

Gráfico 2. Prevalência média (%) de DT de acordo com época do estudo 82

Tabela 8. Estudos de prevalência de DT 89-91

Tabela 9. Prevalência de DT: trabalhos de revisão 92

Tabela 10. Estudos de prevalência de discinesia espontânea 93

Tabela 11. Discinesia espontânea: trabalhos de revisão 94

Tabela 12. Estudos de prevalência de distonia tardia 94

Tabela 13. Estudos de incidência de DT 95

Tabela 14. Estudos de curso da DT 96

Tabela 15. Estudos de curso da distonia tardia 97

Tabela 16. Associação de DT com variáveis 135

Tabela 17. Diagnóstico diferencial de distúrbios do movimento 166

Tabela 18. Critérios diagnósticos de Schooler e Kane (1982) 168

Tabela 19. Métodos instrumentais de medida da DT 178
Tabela 20. Efeito da clozapina na DT 190-191
Tabela 21. Efeito da clozapina na distonia tardia 192
Figura 6. Tratamento de DT leve a moderada 213
Figura 7. Tratamento de DT moderada a grave 214

APRESENTAÇÃO

A denominação "discinesia tardia" refere-se a movimentos involuntários anormais decorrentes da exposição a bloqueadores de receptores dopaminérgicos centrais. As medicações mais freqüentemente associadas a essa condição são os neurolépticos; contudo, certos antieméticos, como a metoclopramida, ou antivertiginosos, como a flunarizina, também podem precipitar o aparecimento desses movimentos anormais. A discinesia tardia *lato sensu* abrange um espectro de movimentos anormais que podem surgir em fases iniciais do uso dessas medicações ou, mais freqüentemente, com o seu uso crônico. Do ponto de vista fenomenológico, os tipos de distúrbios do movimento mais comumente encontrados são os coréicos e as estereotipias. Contudo, podem ainda ser encontrados: distonia, acatisia, tremor, tourettismo e mioclonia. Não é rara, em pacientes portadores dessa condição, a presença de mais de uma forma de distúrbio do movimento.

A discinesia tardia é uma complicação temida não só pelo seu caráter eminentemente iatrogênico, mas também porque pode levar a uma situação de grave incapacidade física, por vezes permanente. Para os que empregam no seu arsenal terapêutico medicações que potencialmente podem provocar esse tipo de efeito colateral, a melhor forma de enfrentar o problema é o aprimoramento dos conhecimentos sobre o tema. Daí a considerarmos extremamente oportuna a obra de Débora Pastore Bassitt e Mario Rodrigues Louzã Neto, uma abrangente atualização sobre aspectos fisiopatológicos, clínicos e terapêuticos da discinesia tardia.

O livro compõe-se de dez capítulos, em que os autores desenvolvem extensa revisão a respeito da discinesia tardia, e um apêndice, com as principais escalas de avaliação do problema.

No capítulo I, os autores discorrem sobre o conceito de discinesia tardia, seu espectro fenomenológico e as interessantes relações entre movimentos anormais espontâneos e aqueles desencadeados por drogas.

No capítulo II, abordam detalhadamente aspectos anatômicos bioquímicos e funcionais do circuito dos gânglios da base, substrato indispensável para a compreensão de mecanismos fisiopatológicos na discinesia tardia, que constituem o objeto do capítulo seguinte. Neste, analisam as diversas teorias, baseadas fundamentalmente em desequilíbrios bioquímicos no sistema dos gânglios da base, que buscam uma explicação adequada para esse complexo fenômeno.

No capítulo IV, referente a aspectos epidemiológicos, dão ao leitor a dimensão do problema da discinesia tardia. Neste tópico, os autores, através de cuidadosa avaliação dos numerosos estudos epidemiológicos disponíveis na literatura, concluem que a prevalência desse tipo de complicação ocorre em cerca de 20% a 25% da população psiquiátrica submetida ao uso de antipsicóticos, o que representa um enorme contingente de indivíduos.

No capítulo V, examinam uma das questões cruciais referentes à discinesia tardia: os fatores de risco para o aparecimento dessa complicação. Segundos os autores, os fatores de risco mais consistentes são idade mais avançada e sexo feminino. Contudo, outros predisponentes (como dose, uso concomitante de lítio etc.) e seu peso relativo são analisados. O conhecimento nesse aspecto é fundamental, pois lança as bases para a prevenção da discinesia tardia.

Os capítulos VI, VII e VIII são densos e voltados para a caracterização clínica da discinesia tardia, sua diferenciação em relação a distúrbios do movimento de outra natureza e, por fim, para a quantificação do fenômeno, instrumento indispensável para a avaliação dos meios terapêuticos.

No capítulo IX, os autores, tornando a obra completa, enfocam os aspectos médico-legais da discinesia tardia, tópico geralmente negligenciado nos textos a respeito do tema.

No capítulo X, concernente ao tratamento da discinesia tardia, são analisadas pormenorizadamente as opções terapêuticas disponíveis e dois práticos algoritmos – o primeiro para formas leves e moderadas; e o segundo para formas moderadas e graves – são propostos.

Portanto, *Discinesia Tardia* é um trabalho de excelente qualidade e de grande utilidade para psiquiatras, neurologistas e todos aqueles que utilizam agentes farmacológicos que potencialmente podem induzir esse grave efeito colateral.

Prof. Dr. Egberto Reis Barbosa
Professor Doutor do Departamento de Neurologia da
Faculdade de Medicina da Universidade de São Paulo

I. HISTÓRICO E CONCEITO

1. DISCINESIA TARDIA

O termo neuroléptico, usado para descrever medicações antipsicóticas, significa "reduzir tensão nervosa" ou "tomar os nervos", dependendo de qual raiz grega é usada *(lepsos* ou *lepsis)*. Foi cunhado para descrever tais medicamentos quando começaram a ser usados como antipsicóticos em 1952 por Delay e Deniker, pois, além dos efeitos sedativo e antipsicótico, causavam agudamente sintomas motores. Incluíam-se entre tais sintomas a rigidez, a acinesia, os tremores, a distonia e a acatisia, reversíveis com a retirada dos medicamentos (Baldessarini, 1966). O significado dual do termo é interessante, porque, a despeito de sua habilidade em reduzir a agitação psicomotora própria dos distúrbios mentais, essas medicações têm efeitos colaterais que parecem representar aumento da atividade motora, como a acatisia (Lohr e Wisniewski, 1987).

Alguns anos após as primeiras descrições da eficácia de clorpromazina em distúrbios psiquiátricos, Schönecker, em 1957, relatou os casos de três pacientes (mulheres idosas) com depressão e demência que desenvolveram discinesias orofaciais ao serem expostas a clorpromazina por duas a oito semanas. Em duas, a discinesia persistiu por quase três meses após a retirada dos antipsicóticos, o que contrastou com os movimentos extrapiramidais rapidamente reversíveis descritos anteriormente.

Depois desse relato de discinesia persistente, apareceram outros em vários países no final dos anos 50 e início dos 60. Nesse período, Druckman *et al.* (1962) descreveram casos de duas mulheres e um homem com idade entre 59 e 69 anos que haviam desenvolvido discinesia em região orofacial e em membros após uso prolongado de antipsicóticos. Tais distúrbios foram chamados de síndrome "buco-línguo-mastigatória" (Uhbrand e Faurbye, 1960, *apud* Kane e Smith, 1982) e síndrome terminal de insuficiência extrapiramidal (Haddenbrock, 1964, *apud* Kane e Smith, 1982). Em estudo de prevalência de discinesia em pacientes internadas em hospital psiquiátrico realizado em 1964, Faurbye *et al.* empregaram, pela primeira vez, o termo *discinesia tardia* (DT) para descrever a síndrome recém-identificada. Crane (1968), em revisão de literatura, encontrou 23 artigos sobre essa síndrome de 1959 a

1968, incluindo relatos de caso, e observou aumento destes a partir de 1966. Os primeiros relatos descreviam movimentos coréicos afetando principalmente a região oral: mastigar, beijar e franzir, que são agora reconhecidos como os mais característicos e predominantes (Jeste e Wyatt, 1982a). Depois, foram descritos movimentos coréicos em outros músculos da face, extremidades, pescoço e tronco. Em 1982, Schooler e Kane descreveram critérios diagnósticos padronizados para DT. Segundo esses pesquisadores, a fim de que o diagnóstico de DT persistente seja feito, exigem-se no mínimo três meses de uso acumulado de antipsicóticos, exclusão de outras causas de discinesia e presença de movimentos discinéticos em, pelo menos, dois locais com gravidade leve ou um local com gravidade moderada por, pelo menos, três meses (vide Capítulo VIII). Com esses critérios diagnósticos, o conceito de DT ficou mais claro, facilitando a comparação entre estudos e, portanto, a obtenção de dados mais fidedignos em relação a seus vários aspectos.

2. DISTONIA TARDIA, ACATISIA TARDIA E SÍNDROME DE TOURETTE TARDIA

Na década de 60, foram relatados casos de pacientes que desenvolveram movimentos e posturas distônicas persistentes após uso prolongado de antipsicóticos, atingindo todos os grupos musculares. Druckman *et al.* (1962) relataram o caso de um paciente com torcicolite após uso de antipsicóticos, que melhorou pouco com administração de benztropina e fenobarbital seguida de talamotomia. Dabbous e Bergman (1966) descreveram o caso de uma criança que desenvolveu opistótomo após uso prolongado de antipsicóticos. O termo *distonia tardia* foi cunhado por Keegan e Rapjut em 1973 (*apud* Chiu e Lee, 1989) quando relataram caso de paciente com torcicolite e escoliose. Outros relatos de caso seguiram-se, porém as manifestações de distonia tardia eram incluídas na rubrica de DT talvez por sua menor prevalência e também porque se manifestava com frequência junto com DT orofacial (55% dos pacientes com distonia tardia tinham DT em estudo de Burke *et al.*, 1982). Coube a Burke *et al.* (1982), ao relatarem experiência com 42 pacientes com distonia tardia, classificá-la como um subtipo de DT e criar critérios para o seu diagnóstico (vide Capítulo VIII). Mais recentemente, foram relatados novos casos, e Chiu e Lee (1989), em revisão, reuniram 170 casos.

A acatisia também pode tornar-se persistente após uso prolongado de antipsicóticos; e quando isso ocorre, é chamada de *acatisia tardia* (Barnes e

Braude, 1985). A acatisia tardia também pode associar-se à DT e/ou à distonia tardia e é caracterizada por inquietação subjetiva e objetiva, com presença de movimentos involuntários, principalmente em membros inferiores (Burke *et al.*, 1989).

Seeman *et al.* (1981) descreveram caso de síndrome semelhante à doença de Tourette que apareceu tardiamente, após uso prolongado de antipsicóticos. Esse novo quadro foi chamado de *síndrome de Tourette tardia*. Outros sete relatos foram coletados por Lohr e Wisniewski (1987).

Alguns autores usam o termo DT para definir qualquer distúrbio persistente de movimento induzido por antipsicóticos e classificam esses outros movimentos como subtipos de DT. É o caso de Burke que, em artigo de 1984, definiu distonia tardia como subtipo de DT e, em trabalho de 1989, considerou acatisia tardia também um subtipo de DT. Fahn (1985), em um artigo de revisão, sistematizou esse ponto de vista e usou o termo DT para designar todos os movimentos involuntários de início tardio. Para esse autor, tais movimentos dividem-se em cinco subtipos: tiques tardios, acatisia tardia, distonia tardia, discinesia de retirada e DT clássica coréica. A fim de evitar confusão de terminologia e ajudar nas pesquisas futuras, Chiu e Lee (1989) propuseram o termo *distúrbios tardios de movimento* para designar todos os subtipos, que incluiriam distonia tardia, DT, acatisia tardia e discinesia de retirada.

Embora possam ocorrer isolados, esses vários tipos de movimento, como distonia tardia e acatisia tardia, com freqüência se associam a movimentos coréicos e sintomas extrapiramidais agudos. Esse fato sugere que talvez sejam manifestação de uma mesma síndrome (Whitworth e Fleischhacker, 1995). Vários autores separam essas síndromes e identificam fatores de risco, epidemiologia e resposta a tratamento diferentes para os diversos tipos de movimentos. Porém, tal separação nem sempre é possível, em vista da coexistência dos movimentos no mesmo indivíduo.

3. DISCINESIA E DISTONIA ESPONTÂNEAS

Os movimentos característicos da DT e da distonia tardia ocorrem também sem o uso de antipsicóticos e são clinicamente indistinguíveis de movimentos involuntários de aparecimento tardio com uso de antipsicóticos. Esses movimentos foram descritos em pessoas normais e em portadores de transtornos mentais antes do uso de antipsicóticos (Griesinger, 1857, *apud* Owens, 1985; Kraepelin, 1911, *apud* American

Psychiatric Association, 1992; Bleuler, 1950, *apud* Casey, 1985a) e têm prevalência maior, em todas as faixas etárias, nos doentes mentais (vide Capítulo VII).

Apesar de vários estudos confirmarem a relação entre uso de antipsicóticos e aparecimento de DT e distonia tardia, alguns autores relutavam em aceitar essa associação e continuaram a atribuir esses movimentos à doença mental ou a alterações neurológicas ligadas à idade avançada. Brandon *et al.* (1971), mesmo observando maior prevalência de DT orofacial em pacientes expostos a fenotiazinas, concluíram que a idade e fatores constitucionais eram mais importantes para sua gênese e que a associação entre DT e uso de fenotiazinas era teórica. Em vários estudos, procurou-se estabelecer a prevalência de discinesia espontânea em pacientes com esquizofrenia que não receberam medicação, comparando-os com os que receberam antipsicóticos, para esclarecer a dúvida.

Vários autores não encontraram diferença de prevalência de movimentos anormais em pacientes expostos e não expostos a antipsicóticos, e atribuíram a presença desses movimentos à doença mental. Owens e Johnstone (1982), em uma amostra de 47 pacientes crônicos internados com esquizofrenia nunca expostos a antipsicóticos, compararam a prevalência de movimentos discinéticos com a de 364 pacientes tratados cronicamente com antipsicóticos. A prevalência variou de acordo com o critério de gravidade usado: 50,6% da amostra tinha movimentos anormais com pontuação total moderada ou maior na AIMS (*Abnormal Involuntary Movement Scale*, vide Capítulo VIII), e a maioria dos movimentos localizava-se na região oral e facial. A prevalência e a gravidade foram maiores no grupo medicado, mas a diferença não foi significativa estatisticamente.

Rogers (1985) examinou 100 pacientes, na maioria esquizofrênicos crônicos, internados, com idade média de 71,5 anos, dentre os quais 8% nunca receberam antipsicóticos. Procurou anormalidades de marcha, postura, fala e presença de movimentos anormais. Todos os pacientes tinham, pelo menos, uma anormalidade ao exame; e, nos pacientes que receberam antipsicótico e naqueles que nunca receberam, foram observadas as mesmas anormalidades. Porém, esse autor não relatou prevalência de discinesia separadamente.

McCreadie *et al.* (1996) procuraram estabelecer a prevalência de discinesia, segundo critérios de Schooler e Kane (1982), em pessoas sem doenças mentais ou clínicas (idade média de 63 anos), em esquizofrênicos medicados (idade média de 57 anos) e não medicados (idade média de 65 anos) e em parentes em primeiro grau de esquizofrênicos (idade média de 63 anos). Encontraram, respectivamente, prevalência de discinesia de 15%, 15%, 38% e 41%. Uma vez que a idade média era significativamente diferente para pacientes medicados e não medicados, os pesquisadores analisaram a prevalência de discinesia em pacientes acima de 60 anos e observaram prevalência igual em pacientes medicados e não medicados (43%), maior do que em parentes (28%) e controles (21%).

Barnes *et al.* (1997) examinaram a prevalência e a natureza de movimentos anormais em pacientes esquizofrênicos no primeiro surto, com idade média de 29 anos, 22 deles virgens de medicação e 33 tratados com antipsicóticos. Foi observada discinesia orofacial em um paciente e em tronco e membros em outro entre os que não tinham recebido antipsicóticos. Entre os pacientes tratados, três tinham discinesia (um paciente com discinesia orofacial e dois com discinesia orofacial, em tronco e em membros).

Esses estudos não mostraram diferença de prevalência de discinesia entre pacientes que receberam antipsicóticos e os que não receberam. No entanto, podem ser feitas críticas à metodologia. O estudo de Owens e Johnstone (1982) não fez análise estatística separada por idade; o de Rogers (1995) não separou por tipo de movimento; e no relato de Barnes (1997), não há indicação a respeito do tempo de tratamento com antipsicóticos. Daí a dificuldade de tirar conclusões a partir deles. O estudo de McCreadie *et al.* (1996) tem resultados claros, mas precisa ser replicado.

4. MOVIMENTOS INVOLUNTÁRIOS COMO CARACTERÍSTICA DE DOENÇA MENTAL EXACERBADOS POR ANTIPSICÓTICOS

Owens (1985), analisando a mesma amostra do estudo de 1982 (Owens e Johnstone, 1982), separou-a por idade, observando então alta prevalência de discinesia (dois ou mais em um item na escala AIMS) nos pacientes não expostos a antipsicóticos (45,2%), mas menor do que nos pacientes expostos a antipsicóticos (63%) e naqueles expostos a maior dose de antipsicóticos por maior tempo (70%). A distribuição foi predominantemente orofacial em todos os grupos, mas o aumento para os itens "lábios" e "membros inferiores" foi maior com maior exposição. Pacientes com exposição a antipsicóticos tiveram maior prevalência de DT grave, mas a prevalência encontrada nos pacientes sem medicação foi alta (8%).

Duas revisões de literatura posteriores confirmam a maior prevalência de movimentos discinéticos em pacientes que recebem antipsicóticos. Morgenstern *et al.* (1987) selecionaram 21 estudos comparando a prevalência de discinesia com e sem uso de antipsicóticos em pacientes com distúrbios psiquiátricos internados. A prevalência estimada de discinesia foi maior no grupo exposto do que no controle em todos os estudos. Apesar dessa evidência consistente, a magnitude de associação variou consideravelmente entre os estudos, indo a *odds ratio* de um, indicando ausência de efeito, até um valor maior do que 50. Na média, o risco estimado de discinesia foi 2,9 vezes maior em pessoas expostas a antipsicóticos do que em pessoas não expostas. Khot e Wyatt (1991) fizeram revisão de nove estudos de 1969 a 1985, nos quais era comparada a prevalência de movimentos anormais com e sem uso de antipsicóticos em idosos saudáveis, pacientes com transtornos mentais orgânicos e esquizofrenia. A prevalência de discinesia espontânea e DT aumentou com a idade até a sexta década de vida. Abaixo de 39 anos, a prevalência de discinesia espontânea encontrada foi muito baixa, próxima de zero, e subiu linearmente até a sexta década de vida, quando atingiu 25%, caindo um pouco nas faixas etárias subseqüentes. A taxa de DT verdadeira (subtraindo da prevalência de DT a de discinesia espontânea) ficou abaixo de 20% para todos os grupos etários, com exceção da oitava década de vida, quando foi maior (Gráfico 1).

Gráfico 1. Prevalência de DT e de discinesia espontânea

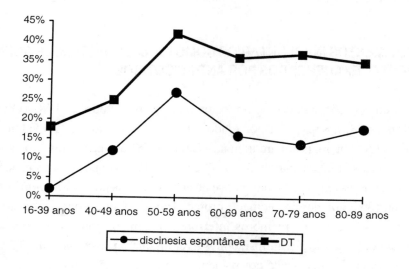

(Adaptado de Khot e Wyatt, 1991)

Kane e Freeman (1994), em revisão de literatura, observaram que, no geral, as estimativas de prevalência sugerem que esquizofrênicos medicados com antipsicóticos por longo período têm prevalência de movimentos involuntários anormais de 20%, enquanto esta é de 5% nos que não receberam medicação. Desse modo, fica evidente que, apesar de ser maior em pacientes com doenças mentais como esquizofrenia crônica e transtornos mentais orgânicos do que em pessoas saudáveis, a prevalência de discinesia espontânea é menor do que a de DT. Daí se evidencia o papel dos antipsicóticos no desencadeamento da discinesia.

A discinesia espontânea, cuja prevalência aumenta com o aumento da idade, seria, então, parte dos transtornos psiquiátricos, especialmente esquizofrenia e transtornos mentais orgânicos. Poderia ser decorrente do envelhecimento cerebral ou da atrofia causada pelo processo esquizofrênico (Barnes *et al.*, 1997). Também poderia ser conseqüência da hipofrontalidade, que se desenvolveria após anos de doença e causaria aumento da atividade dopaminérgica nos circuitos estriatais, resultando em discinesia (McCreadie *et al.*, 1996). Os antipsicóticos teriam papel de evocar ou precipitar movimentos involuntários anormais que ocorreriam, de qualquer forma, em um estágio mais tardio dos distúrbios psiquiátricos (American Psychiatric Association, 1992). Além disso, poderiam causar esses movimentos em pacientes sem distúrbios psiquiátricos, como em pacientes com vertigem ou distúrbios gastrointestinais que receberam fenotiazinas e desenvolveram DT (Casey, 1993a).

Em relação à acatisia, à distonia e à síndrome de Tourette tardias, Jeste *et al.* (1986) questionaram a relação causal entre o seu aparecimento e o uso de antipsicóticos, já que o número de casos relatados é pequeno. Todavia, concluíram que a similaridade destes com a DT faz com que sejam clínica e teoricamente interessantes. Burke *et al.* (1982) concluíram que a distonia tardia está relacionada aos antipsicóticos pela sua relação temporal com o uso desses medicamentos.

5. CONCLUSÃO

O uso crônico de antipsicóticos desencadeia movimentos involuntários de aparecimento tardio, em pacientes com ou sem distúrbios mentais. Nestes, tais movimentos aparecem mesmo sem o uso dessas medicações, mas com freqüência muito menor. Em geral, os movimentos são leves ou moderados e podem remitir com a retirada de antipsicóticos. No entanto, alguns pacientes desenvolvem formas graves e persistentes de DT, distonia tardia e acatisia tardia, que podem levar a complicações (Gardos *et al.*, 1987). De qualquer modo, mesmo quando leves, esses movimentos podem causar vergonha e incapacidade social em uma população de pacientes que já têm dificuldade de funcionamento social (vide Capítulo VI). Dada a importância desse distúrbio, nas últimas três décadas, muitos trabalhos vêm sendo realizados, a fim de estudar a fisiopatologia, a epidemiologia, o tratamento e os fatores de risco para DT e distonia e acatisia tardias, na tentativa de tratá-las e, principalmente, prevenir seu aparecimento.

II. ANATOMIA E FISIOLOGIA DOS GÂNGLIOS DA BASE

1. INTRODUÇÃO

O termo *gânglios da base* foi introduzido em 1879 para descrever o putâmen e o globo pálido. No entanto, o primeiro trabalho de fisiologia experimental com essas estruturas cerebrais foi realizado já em 1830. Posteriormente, outros autores incluíram nos gânglios da base estruturas adjacentes, como caudado, tálamo e núcleo subtalâmico de Luys. Depois, foram descritos vários tipos de lesões destes em diversas doenças neurológicas, como doença de Parkinson, coréia, atetose, doença de Wilson e catatonia, mas o significado das lesões não era claro; já algumas pessoas apresentavam lesões nesses locais sem ter essas doenças, e outras pessoas com lesões nesses locais não apresentavam anormalidades motoras. Em 1912, Wilson (*apud* Rogers, 1992) publicou tese sobre a doença, que veio a receber seu nome, e, nesse trabalho, criou o conceito de distúrbio extrapiramidal. Sugeriu que não havia necessidade de lesão para o aparecimento desses distúrbios, sendo suficiente uma modificação do funcionamento dos neurônios. Alguns pacientes com distúrbios extrapiramidais tinham distúrbios psíquicos concomitantes e piora dos movimentos com estresse, o que foi considerado, a partir de então, marca característica dos distúrbios dos gânglios da base.

Na década de 1960 houve avanço no conhecimento da anatomia e neuroquímica dos gânglios da base. Ficou clara a importância dos gânglios da base no processamento da aferência sensorial e na função motora. Além disso, estudos anatômicos mostraram que neurônios corticais de áreas motoras, límbicas e pré-frontais enviam projeções para os neurônios dos gânglios da base, sugerindo que afetividade e cognição influenciam a função motora dos gânglios da base. Nessa época também foi constatado que a concentração de dopamina (DA) é alta e que a fonte de DA eram os neurônios do mesencéfalo da via nigroestriatal, que enviam projeções para o estriado, e da via mesolímbica, que enviam projeções para o estriado límbico: núcleo acumbente, tubérculo olfatório e núcleo da estria terminal.

Os gânglios da base modulam os movimentos voluntários. Permitem que a atenção seja focada em eventos únicos com seus concomitantes emocionais, suprimindo outros acontecimentos e seus significados emocionais (Rogers, 1992).

Descrevem-se, a seguir, a anatomia macroscópica, as características dos neurônios, as relações sinápticas entre eles e a organização interna dos núcleos. Além disso, são descritas as aferências e eferências de cada núcleo, os circuitos internos e os circuitos córtex-gânglios da base-tálamo-córtex e os sistemas dopaminérgico, colinérgico, GABAérgico e de neuropeptídeos. Por fim, são descritas as funções dos gânglios da base. Revisões detalhadas da anatomia e fisiologia dos ganglios da base podem ser encontradas em Afifi (1994a), Flaherty e Graybiel (1994), Mello e Villares (1997) e Palermo-Neto (1997).

2. ANATOMIA MACROSCÓPICA

Os gânglios da base são um grupo de núcleos subcorticais derivados do telencéfalo localizados na base do cérebro. São constituídos de estriado, globo pálido, núcleo acumbente e tubérculo olfatório (vide Figuras 1 e 2). Fazem parte do sistema extrapiramidal junto com a substância negra, o núcleo rubro, o núcleo subtalâmico, a formação reticular e o tálamo. O estriado é também chamado de neoestriado, enquanto o globo pálido é denominado paleoestriado, por ser filogeneticamente mais antigo.

Os núcleos são agrupados e divididos em diferentes formas, recebendo várias nomenclaturas. O estriado é dividido em dois núcleos, núcleo caudado e putâmen. Já o globo pálido é dividido em externo (GPe) e interno (GPi). Por outro lado, o conjunto formado pelo globo pálido e putâmen é chamado por autores mais antigos de núcleo lentiforme, pela sua forma anatômica (Erhart, 1986; Machado, 1987). Os núcleos podem também ser agrupados em estriado dorsal (constituído de núcleo caudado e putâmen) e estriado ventral (anterior à comissura anterior, que contém a continuação ventral do núcleo caudado e putâmen, núcleo acumbente e tubérculo olfatório). O globo pálido pode ser dividido em dorsal e ventral (região abaixo da comissura anterior, dentro da substância inominata). A substância negra pode ser dividida em parte compacta (SNc), composta de neurônios dopaminérgicos com melanina, que lhe confere a cor escura, e reticulada (SNr), que é histológica e funcionalmente semelhante ao GPi do qual se separa pela cápsula interna.

O estriado é a maior massa subcortical do telencéfalo. O núcleo caudado é uma estrutura volumosa de substância cinzenta que tem a forma de uma elipse aberta anteriormente e se localiza internamente ao ventrículo lateral em toda a extensão deste. Sua extremidade anterior, dilatada, é chamada de cabeça, que se continua com o corpo. Este se afina à medida que se torna mais posterior para formar a cauda do núcleo caudado, que se estende até a extremidade posterior do corno inferior do ventrículo lateral. Pela sua forma arqueada, aparece duas vezes em alguns cortes axiais do cérebro.

O putâmen e o globo pálido formam uma estrutura chamada de núcleo lentiforme, estrutura bem menor do que o núcleo caudado. Localiza-se medialmente à cápsula interna, abaixo do núcleo caudado (posterior à cabeça e anterior à cauda) e anterior e lateral ao tálamo. O putâmen, porção mais lateral e maior do núcleo lentiforme, é separado do globo pálido por uma lâmina de substancia branca, a lâmina medial lateral. O globo pálido, por sua vez, é separado em GPi e GPe pela lâmina medular medial (Erhart, 1986; Machado, 1987).

Várias estruturas próximas conectam-se aos gânglios da base, como a substância negra, a área ventral tegmental (AVT) e o núcleo subtalâmico, além do tálamo.

O tálamo, constituído por duas volumosas massas de substância cinzenta, localiza-se no diencéfalo e tem vários grupamentos nucleares em seu interior. A sua parte superior é o assoalho do ventrículo lateral, a face medial é a parede do terceiro ventrículo e a lateral faz limite com a capsula interna e o núcleo lentiforme. É dividido em vários núcleos: aqueles que recebem aferências do gânglios da base são o centromediano, o parafascicular, o ventral anterior e o ventral lateral, o dorso medial e também o dorso lateral.

O núcleo subtalâmico localiza-se no diencéfalo, abaixo do tálamo, entre a capsula interna e o hipotálamo, em zona de transição entre diencéfalo e tegmento do mesencéfalo. O núcleo dorsal da rafe, o *locus ceruleus*, a AVT, o núcleo retrorubral e a substância negra localizam-se no mesencéfalo. O núcleo pedunculopontino fica na formação reticular (Erhart, 1986; Machado, 1987).

Figura 1. Anatomia dos gânglios da base (vista lateral)

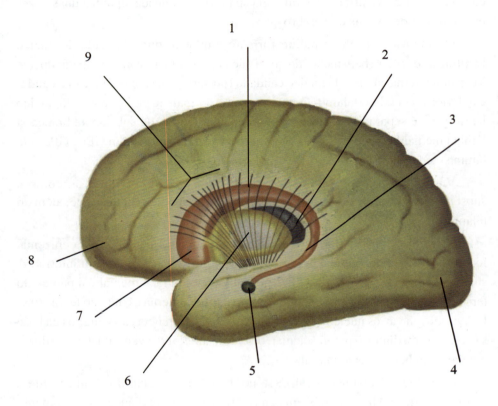

Vista lateral no interior de um hemisfério cerebral, mostrando a estrutura tridimensional dos gânglios da base.

Legenda: 1: corpo do caudado; 2: tálamo; 3: cauda no caudado; 4: lobo occipital; 5: corpo amigdalóide; 6: núcleo lentiforme; 7: cabeça do caudado; 8: lobo frontal; e 9: coroa radiada.

(Adaptado de Machado, 1987)

Figura 2. Anatomia dos gânglios da base (corte transversal)

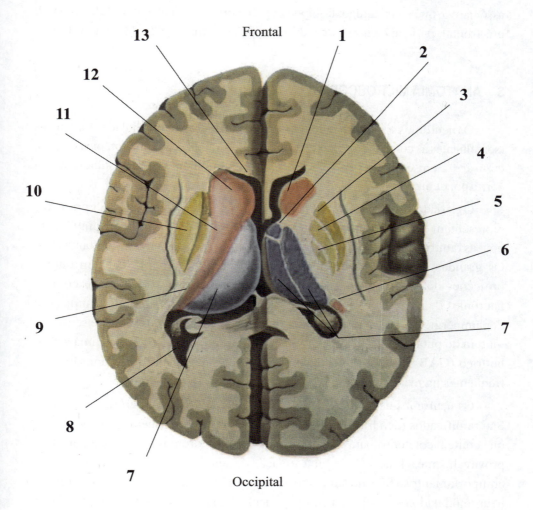

Vista tridimensional (lado esquerdo) e corte (lado direito) do cérebro em corte transversal

Legenda: 1: cabeça do caudado; 2: núcleo anterior do tálamo; 3: putâmen; 4: GPe; 5: GPi; 6: cauda do caudado; 7: tálamo; 8: corno inferior do ventrículo lateral; 9: cauda do caudado; 10: núcleo lentiforme; 11: corpo do caudado; 12: cabeça do caudado; 13: corno anterior do ventrículo lateral.

(Adaptado de Machado, 1987)

As áreas corticais que enviam eferências para os gânglios da base são a sensório-motora (que inclui córtex motor, pré-motor e somato-sensitivo), e a límbico-associativa, que inclui amígdala, hipocampo, e córtices orbital, entorrinal, temporal, pré-frontal, parietal e cingulado e de associação. (Erhart, 1986; Machado, 1987).

3. ANATOMIA MICROSCÓPICA

Os neurônios são organizados em grupos que representam unidades funcionais (semelhantes às colunas na córtex). Há ainda uma organização somatotópica precisa, com áreas em estriado, globo pálido, núcleo subtalâmico e substância negra correspondentes às áreas corticais.

O estriado é composto de interneurônios e neurônios de projeção. Os primeiros representam 10% a 20% dos neurônios estriatais. São neurônios "aspiny", com poucas ramificações em dendritos e axônios curtos, que existem em dois tamanhos. Os grandes têm como neurotransmissor acetilcolina (ACh), recebem muitas projeções do tálamo e poucas corticais, e seus axônios conectam-se com os neurônios de projeção estriatais. Esses neurônios não recebem muitas projeções dopaminérgicas e são mais freqüentes na matriz, especialmente na parte sensório-motora do putâmen. Os pequenos têm como neurotransmissor ácido gama amino butírico (GABA) e como modulador vários neuropeptídeos e também são mais freqüentes na matriz.

Os neurônios de projeção representam 80% a 90% dos neurônios estriatais. São ramificados (dendritos têm muitas ramificações) e possuem axônios longos, que emitem colaterais para os dendritos de outros neurônios de projeção, que têm provavelmente a função de inibir a ativação de neurônios responsáveis por outros comportamentos. São de tamanho médio e têm como neurotransmissores e neuromoduladores GABA e neuropeptídeos. Axônios que vêm do córtex e SNc terminam nas ramificações distais dos dendritos dos neurônios de projeção e só uma minoria atinge o corpo das células e axônios proximais. Essa convergência das sinapses de ambos permite que a aferência dopaminérgica da SNc module a aferência cortical. Um segundo grupo de neurônios de projeção recebe aferência nos seus dendritos do núcleo parafascicular do tálamo e da SNc. Axônios dos interneurônios terminam nos corpos e dendritos proximais dos neurônios de projeção.

O estriado pode ser dividido em dois grandes compartimentos, estriossoma e matriz, de acordo com a concentração de acetilcolinesterase nos neurônios. Os estriossomas (região com pouca acetilcolinesterase) correspondem a 10% a 20% do volume do estriado e distribuem-se na matriz (região rica em acetilcolinesterase) como um labirinto em três dimensões. Essa divisão é bastante clara no núcleo caudado e estriado ventral e menos evidente no putâmen. Os neurônios dos estriossomas têm maior concentração de receptores opiáceos, maior concentração de receptores dopaminérgicos D_1, maior concentração de substância P e dinorfina, enquanto os da matriz têm maior concentração de encefalina e receptores dopaminérgicos D_2. Os estriossomas e a matriz são divididos em compartimentos, matrissomas, que recebem projeções de áreas corticais específicas.

O GPi e a SNr têm papel similar no processamento de informações e compartilham muitas características neuroanatômicas e de conexão. Contêm neurônios multipolares de projeção, que têm GABA como neurotransmissor. Estes têm dendritos longos e arborizados, além de poucos interneurônios, e recebem aferências do núcleo subtalâmico e do estriado.

4. AFERÊNCIAS E EFERÊNCIAS

No geral, as estruturas dos gânglios da base recebem a maioria das aferências de estruturas subcorticais e de dentro dos gânglios da base. As exceções ficam por conta do estriado, a via de entrada dos gânglios da base, que recebe a maioria das aferências do córtex e do núcleo subtalâmico, que, por sua vez, também recebe aferências maciças do córtex. O GPi e a SNr são os núcleos de eferência do gânglios da base.

4.1. AFERÊNCIAS PARA ESTRIADO

4.1.1. Córtex

As aferências estriatais representam 80% das aferências do estriado e transmitem informações do córtex para este. Os neurônios corticais usam glutamato como neurotransmissor e as aferências são sempre excitatórias. As aferências corticais diretas terminam diretamente nos neurônios de projeção estriatais e a projeção é ordenada topograficamente. Os neurônios do neocórtex enviam projeções para o estriado dorsal, enquanto neurônios de áreas límbicas do alocórtex (especialmente hipocampo) enviam projeções para o estriado ventral. Dentro do estriado as projeções que vêm do neocórtex também seguem uma organização topográfica, mas esta é diferente da organização cortical. Em vez de se distribuir em áreas restritas e contíguas como no córtex, cada área corporal é representada em áreas na forma de faixas alongadas, que podem ocupar toda extensão do estriado, e que não são claramente divididas. Isso faz com que uma parte particular do estriado receba aferências de várias regiões separadas do córtex. As projeções corticais convergem ou divergem dependendo de sua área de origem, sugerindo que o estriado processa certas aferências em canais independentes e paralelos enquanto integra outros.

As áreas corticais que enviam eferências para os gânglios da base podem ser divididas em sensório-motora, que inclui córtex motor, pré-motor e somato-sensitivo e límbico-associativa, que inclui amígdala, hipocampo, e córtices orbital, entorrinal, temporal, pré-frontal, parietal e cingulado e de associação (Tabela 1). A maior parte das aferências corticais vêm do córtex sensório-motor. A localização dessas projeções define o estriado sensório-motor, localizado predominantemente no putâmen, que tem papel no desempenho de todas as funções motoras, com exceção das funções oculomotoras. O putâmen é somatotopicamente organizado. As projeções do córtex motor e somato-sensitivo fazem sinapse na sua parte lateral (membros inferiores na parte mais caudal, face na mais ventral). As projeções de áreas corticais que representam braços, pernas e face vão para áreas específicas, porém há alguma sobreposição. Essa organização somatotópica é replicada em todas estruturas dos gânglios da base. O núcleo caudado e o estriado ventral (núcleo acumbente) recebem as projeções límbico-associativas. O núcleo caudado recebe projeções densas do córtex de associação pré-frontal (e também parietal posterior) e tem maior papel nas funções comportamentais mais complexas de planejamento baseado na memória e em aspectos psicológicos. No entanto, controla também funções oculomotoras (área frontal dos olhos e área suplementar medial enviam eferências para o núcleo caudado) e também influencia o controle mesencefálico dos movimentos oculares. O estriado ventral recebe aferências do córtex límbico. Porém, existem sobreposições entre as diferentes projeções corticais e, desse modo, essa divisão não deve ser considerada como limite estrito.

Tabela 1. Eferências corticais para estriado

Neurônios do córtex	Eferências para	Neurotransmissor
Sensório-motor (motor primário e suplementar, somato-sensitivo)	Matriz do putâmen	Glutamato
Sensório-motor (campos visuais frontais e mediais-frontais e posteriores de associação)	Matriz do núcleo caudado	Glutamato
Frontal e pré-frontal	Estriossomas do núcleo caudado	Glutamato
Límbico	Estriossomas do estriado ventral	Glutamato

(Adaptado de Flaherty e Graybiel, 1994)

A divisão entre estriado límbico e motor ganhou outro nível de validação em estudos que propuseram a divisão do estriado ventral e dorsal em matriz, que recebe aferências mais relacionadas a processamento sensório-motor e estriossomas, que tendem a receber aferências de estruturas do sistema límbico. Essa divisão funcional não é estrita, já que o sistema límbico envia projeções também para matriz. Os neurônios dos estriossomas recebem aferência do córtex pré-frontal, insular e temporal, da amígdala baso-lateral e da SNc, bem como de núcleos da linha média do tálamo. Esses neurônios enviam projeções para SNc e SNr adjacente a SNc. No entanto, as aferências desses neurônios são diferentes em diferentes regiões. Os estriossomas são mais evidentes na cabeça do núcleo caudado e putâmen rostral e nos setores mais caudais desses núcleos. A região motora do putâmen tem menor quantidade de estriossomas. Os neurônios da matriz recebem aferências do córtex sensório-motor, motor suplementar, de associação, hipocampo, núcleo retrorubral e parte da SNc e núcleos talâmicos centromediano e parafascicular e enviam eferências para SNr, GPe e GPi.

Apesar da utilidade das divisões descritas acima, nenhuma é completamente satisfatória para ligar função e anatomia. Os matrissomas, grupos de células na matriz agrupadas em relação a eferência do estriado ao globo pálido e substância negra que se entrelaçam, podem ser considerados como módulos funcionais que promovem a ligação entre função e anatomia. Por exemplo, duas áreas corticais ligadas à visão (campo visual frontal e campo visual complementar) enviam projeções maciças, mas distintas, para região específica do núcleo caudado. Esse arranjo pode deixar, em áreas próximas, diferentes sinais corticais, que assim se processam e se recombinam de modo novo. Porém, outros estudos, mostrando sobreposição similar nas projeções estriatais de duas áreas corticais distintas, mostraram que diferentes projeções corticais são interligadas, mas não se misturam. De qualquer modo, tanto através de superposição parcial quanto de campos de projeção intimamente associados, os matrissomas podem aproximar aferências corticais funcionalmente relacionadas. A borda dos matrissomas com estriossomas pode ser a interface na qual sistemas motores interagem com aferências do córtex pré-frontal e límbico, uma vez que alguns dendritos de neurônios dos estriossomas ultrapassam a borda.

As projeções córtico-estriatais mostram simultaneamente convergência e divergência. As projeções de neurônios corticais, que agem sobre uma mesma área do corpo, como os pés, divergem e fazem sinapse em diferentes módulos estriatais. Ao mesmo tempo, há também convergência de projeções corticais no estriado, pois matrissomas e estriossomas adjacentes recebem aferências sobrepostas da representação da mesma parte do corpo de diferentes áreas corticais. Desse modo, diferentes tipos de informação relativas a uma área do corpo convergem. Informações límbicas, associativas e sensório-motoras relativas a dado comportamento ou parte de um movimento integram-se no nível estriatal. Essas integrações ajudam na seleção de seqüências motoras dependentes do contexto e implementação de estratégias. Outro fato sugestivo de convergência é a notável redução do número de neurônios estriatais comparados com o córtex.

4.1.2 Mesencéfalo

As eferências mesencefálicas que vão para estriado (Tabela 2) têm como neurotransmissor a dopamina (DA) e exercem papel modulador no processamento córtico-estriatal. A SNc (área A9 de Brodman) envia eferências para o estriado ventral e dorsal e para os estriossomas e a matriz. As projeções têm efeito excitatório em neurônios da matriz, que enviam projeções para GPi e SNr e efeito inibitório em neurônios da matriz, que, por sua vez, enviam projeções para GPe. A AVT (área A10 de Brodman) envia eferências para estriado ventral, cérebro anterior, córtex límbico e pré-frontal, enquanto o núcleo retrorubral (área A8 de Brodman) envia eferências para a matriz.

Tabela 2. Eferências mesencefálicas para estriado

Neurônios do(a)	Eferências para	Neurotransmissor
Núcleo retrorubral, AVT e SNc (parte)	Matriz	DA
SNc (parte)	Estriossomas	DA
Locus ceruleus	Estriado ventral	Noradrenalina
Núcleo dorsal da rafe	Matriz do estriado ventral, núcleo caudado e putâmen	Serotonina

(Adaptado de Flaherty e Graybiel, 1994)

4.1.3 Outras aferências para núcleo caudado, putâmen e estriado ventral

As aferências corticais para o estriado são de dois tipos: diretas, que vão diretamente do córtex para o estriado e são de curta latência; e indiretas, que passam por outras estruturas, como tálamo, núcleo olivar e ponte, e são de longa latência. As aferências corticais indiretas vão respectivamente do córtex motor e pré-motor para parafascicular e centromediano do tálamo e depois, respectivamente também, para núcleo caudado e putâmen (Tabela 3). São excitatórias e o neurotransmissor usado é o glutamato. Têm papel de retroalimentação no controle motor, e os neurônios do tálamo mandam projeções para as áreas estriatais das quais vêm as aferências que recebem, via globo pálido.

Outras aferências menos numerosas para estriado dorsal incluem o núcleo dorsal da rafe (que usa como neurotransmissor a serotonina) e o núcleo pedunculopontino. O estriado dorsal também recebe aferências do núcleo subtalâmico (cujo neurotransmissor é o glutamato) e globo pálido (cujo neurotransmissor é o GABA) (Tabela 3). Porém, o número de sinapses não é melhor índice de importância funcional e, assim, aferências do globo pálido, núcleos subtalâmicos e núcleo pedunculopontino tegmental podem ser mais importantes do que seu pequeno número sugere.

O estriado límbico também recebe aferências da amígdala, com funções ligadas a afeto e memória, e do tálamo (Tabela 3).

Tabela 3. Outras aferências para estriado

Neurônios do(a)	Eferências para	Neurotransmissor
Tálamo (centromediano)	Matriz do putâmen	Glutamato
Tálamo (parafascicular)	Matriz do núcleo caudado e putâmen	Glutamato
Tálamo núcleo da linha média	Matriz	Glutamato
Amígdala	Estriossomas do estriado dorsal e ventral	Glutamato
Núcleo subtalâmico	Núcleo caudado e putâmen	Glutamato
Globo pálido	Núcleo caudado e putâmen	GABA
Núcleo pedunculopontino	Núcleo caudado e putâmen	Acetilcolina

(Adaptado de Flaherty e Graybiel, 1994)

4.2. Eferências estriatais

Os neurônios estriatais de projeção são sempre GABAérgicos e têm como moduladores alguns neuropeptídeos, como encefalina, neurotensina, substância P ou dinorfina. Os neurônios estriatais enviam projeções para SNr, SNc, GPi e GPe, núcleos que são bem menores que o estriado (Tabela 4). Esses neurônios têm baixa freqüência de disparo, que só aumenta quando são estimulados pelos neurônios corticais, e, quando disparam, inibem os neurônios normalmente muito ativos tonicamente do GPi e SNr. Esses neurônios têm projeções-alvo limitadas, emitindo poucos colaterais, o que proporciona possibilidade de controle de diferentes partes do globo pálido e substância negra de forma independente.

Na SNr e no globo pálido, a segregação relativa de áreas límbicas e motoras permanece. As aferências do estriado límbico terminam predominantemente na porção ventral do globo pálido (pálido ventral) e parte medial do GPi, enquanto as aferências da área associativa e sensório-motora do estriado terminam no resto do globo pálido. Por outro lado, os neurônios do território associativo do estriado enviam projeções predominantemente para a SNr, enquanto os do território sensório-motor do estriado enviam mais projeções para o globo pálido. Quando se divide o estriado em matrissomas e estriossomas, os neurônios dos estriossomas (que recebem projeções das áreas límbicas) enviam mais projeções para SNc, enquanto os neurônios da matriz (que recebem mais projeções de áreas motoras) enviam mais projeções para globo pálido e SNr. Os territórios têm algumas sobreposições das modalidades funcionais (associativa, límbica, motora, sensória) e uma célula única pode estar sobre influência de mais de uma modalidade.

Os neurônios da matriz se separam em manchas e bandas, formando rede tridimensional de matrissomas. Esses grupos recebem aferências de uma parte do córtex que representa certa região e enviam sinais para regiões do GPe e GPi, que depois convergem para o GPi. O GPi tem representação de pernas e braços, enquanto a SNr tem representação de cabeça e pescoço, incluindo controle ocular.

Tabela 4. Eferências estriatais

Neurônios do(a)	Eferências para	Neurotransmissor/neuromoduladores
Matriz do putâmen	GPe	GABA/encefalina
Matriz do putâmen	GPi e pouco SNr	GABA/substância P, dinorfina
Matriz do núcleo caudado	SNr	GABA/substância P, dinorfina
Estriossoma	SNc	GABA/substância P, dinorfina
Estriado ventral	Globo pálido ventral e SNc	GABA

(Adaptado de Flaherty e Graybiel, 1994)

4.3. AFERÊNCIAS PARA SUBSTÂNCIA NEGRA RETICULADA E GLOBO PÁLIDO

4.3.1. Do estriado

As aferências do estriado estão descritas no item 4.2.

4.3.2. Outras

Existem aferências maciças do núcleo subtalâmico para GP e SNr e poucas de SNc, núcleo dorsal da rafe, núcleo pedunculopontino e tálamo para GP. Do *locus ceruleus*, amígdala, AVT, SNc e núcleo dorsal da rafe partem aferências para globo pálido ventral (Tabela 5).

Tabela 5. Outras aferências para globo pálido e substância negra reticulada

Neurônios do(a)	Eferências para	Neurotransmissor
Núcleo subtalâmico	GPe, GPi, SNr	Glutamato
Substância negra compacta	GPe, GPi, SNr, globo pálido ventral	DA
Núcleo pedunculopontino	GPe, GPi, SNr	Acetilcolina
Tálamo (parafascicular)	GPi	Glutamato
Tálamo (centromediano)	GPe	Glutamato
Núcleo dorsal da rafe	Globo pálido ventral	Serotonina
Amígdala	Globo pálido ventral	Glutamato
Locus ceruleus	Globo pálido ventral	Noradrenalina
AVT	Globo pálido ventral	DA

(Adaptado de Flaherty e Graybiel, 1994)

4.4. EFERÊNCIAS DA SUBSTÂNCIA NEGRA RETICULADA E GLOBO PÁLIDO

4.4.1. Substância negra reticulada e globo pálido interno

O GPi e a SNr, que constituem uma unidade funcional, são as únicas estruturas das quais saem eferências para o tálamo e colículo superior (conexões oculomotoras), os quais, depois, enviam eferências para o córtex. Seus neurônios têm como neurotransmissor GABA, são tonicamente ativos e, assim, inibem o tálamo constantemente.

As projeções que saem da SNr vão para o colículo superior e para núcleos do tálamo ventral anterior e dorso medial, que mandam projeções em parte para áreas visuais frontais. As projeções que saem do GPi inervam os núcleos ventral anterior, ventral lateral, centromediano e parafascicular do tálamo (Tabela 6). Os neurônios dos núcleos ventral anterior e ventral lateral do tálamo enviam projeções para os córtices motor e motor suplementar. Os núcleos centromediano e parafascicular do tálamo são ligados com o estriado; o núcleo centromediano recebe aferências do GPi e do córtex e envia eferências para o território sensório-motor do estriado, enquanto o núcleo parafascicular recebe aferências de várias estruturas, incluindo límbicas, e envia eferências para as partes límbica e associativa do estriado.

Os neurônios da SNr e GPi também enviam projeções para o núcleo tegmental pedunculopontino e núcleo habenucular lateral. Os neurônios do GPi também enviam projeções de volta para estriado e GPe.

Tabela 6. Eferências de globo pálido interno e substância negra reticulada

Neurônios do(a)	Eferências para	Neurotransmissor
Globo pálido interno	Tálamo (ventral anterior, ventral lateral, centromediano e parafascicular)	GABA
	Núcleo pedunculopontino	GABA
	Núcleo habenucular lateral	GABA
	Estriado	GABA
	GPe	GABA
Substância negra reticulada	Tálamo ventral anterior, dorso medial	GABA
	Núcleo pedunculopontino	GABA
	Colículo superior	GABA
	Núcleo habenucular lateral	GABA

(Adaptado de Flaherty e Graybiel, 1994)

4.4.2. Globo pálido externo

Os neurônios são GABAérgicos e enviam projeções, principalmente para GPi, mas também para núcleo subtalâmico e estriado (Tabela 7).

Tabela 7. Eferências do globo pálido externo

Neurônios do	Eferências para	Neurotransmissor
Globo pálido externo	Núcleo subtalâmico	GABA
	Estriado	GABA
	GPi	GABA

(Adaptado de Flaherty e Graybiel, 1994)

4.5. AFERÊNCIAS E EFERÊNCIAS DE OUTRAS ESTRUTURAS

4.5.1. Núcleo subtalâmico

Os neurônios desse núcleo recebem aferências glutamatérgicas maciças e topograficamente organizadas do córtex cerebral, principalmente motor, aferências GABAérgicas do GPe e aferências colinérgicas do núcleo pedunculopontino. Enviam eferências glutamatérgicas para GPi, SNr, globo pálido ventral e GPe (para grupos neuronais diferentes dos que recebem projeções). As projeções são organizadas em territórios límbicos, sensório-motores e associativos. Os neurônios também enviam eferências para núcleos ventral anterior e ventral lateral do tálamo, estriado e núcleo pedunculopontino.

4.5.2. Substância negra compacta e área ventral tegmental

Os neurônios desses núcleos recebem aferências estriatais, dos estriossomas para SNc e do estriado ventral para AVT, de parte do sistema límbico subcortical (amígdala, hipotálamo pré-óptico lateral, núcleo dorsal da rafe), do córtex frontal, do núcleo pedunculopontino e poucas do globo pálido e núcleo subtalâmico. Os neurônios da SNc enviam aferências para estriossomas e matriz do estriado, enquanto os da AVT enviam eferências para estriado ventral e amígdala, além de córtex pré-frontal. Algumas projeções dos neurônios da SNc e da AVT vão para globo pálido e núcleo subtalâmico.

4.5.3. Núcleo pedunculopontino

Esse núcleo recebe aferências da SNr, GPi, estriado ventral e córtex motor, e seus neurônios enviam eferências colinérgicas para SNc, globo pálido, núcleo subtalâmico e núcleos centromediano e parafascicular do tálamo. Conecta os gânglios da base à medula espinal pelo trato retículo-espinal.

4.5.4. Núcleo habenucular lateral

Recebe aferências do GPi e globo pálido ventral, do sistema límbico, da região tegmentar motora e do núcleo dorsal da rafe, que é a maior fonte de serotonina para os gânglios da base. Desse modo, o núcleo habenucular é parte de uma das alças dos gânglios da base.

5. CIRCUITOS

A conectividade entre os núcleos dos gânglios da base se dá em paralelo, constituindo várias alças, que se dividem em circuitos de alça fechados, constituídos apenas por estruturas dos gânglios da base e circuitos que incluem, além dos gânglios da base, o córtex e o tálamo.

Nas conexões entre os núcleos dos gânglios da base, há um sistema rápido, GABA, e um sistema lento, modulado pelos neuropeptídeos (que diferencia as várias projeções GABA). A DA modula a neurotransmissão, exercendo efeito inibitório em neurônios estriatais, que enviam projeções para GPe e excitatório em neurônios, que, por sua vez, enviam projeções para GPi e SNr.

5.1. CÓRTEX-GÂNGLIOS DA BASE-TÁLAMO-CÓRTEX

Os gânglios da base são ligados ao córtex motor, somato-sensitivo, pré-motor e ao tálamo (núcleos ventral anterior, ventral lateral, centromediano e parafascicular) através de circuitos paralelos (Figura 3). Os circuitos córtex-gânglios da base-tálamo-córtex podem ser entendidos como alças de retroalimentação cortical, nas quais as informações de todo neocórtex são enviadas em seqüência, através do estriado dorsal, globo pálido e tálamo, e daí de volta ao córtex, especialmente o frontal. Um circuito correlato se dá na porção ventral dos gânglios da base: hipocampo e alocórtex relacionado enviam eferências para o estriado ventral, daí para globo pálido ventral e substância negra e, depois, para tálamo e córtex. Em cada estágio dos circuitos córtex-gânglios da base-córtex, a informação é afunilada. Na passagem de córtex para estriado, esta é feita através de ativação de receptores D_1 e D_2, e depois é afunilada cada vez mais em cada núcleo.

As conexões entre estriado e tálamo, descritas acima, passam por duas vias principais, a direta e a indireta (Figura 4). A via direta é constituída de estriado e GPi e SNr. Nessa via, ocorre dupla inibição, resultando em liberação. O córtex ativa estriado que inibe GPi e SNr, que deixam de realizar inibição tônica sobre o tálamo (os neurônios da SNr e GPi disparam constantemente no repouso). As aferências dopaminérgicas da via direta, mediadas por receptores de DA do tipo D_1, facilitam os neurônios estriatais, com efeito final de desinibição no tálamo. A via indireta é constituída por estriado, cujos neurônios enviam projeções para GPe, que, por sua vez, envia aferências para os neurônios do núcleo subtalâmico que, por fim, enviam projeções para GPi e SNr. Nessa via ocorre inibição tríplice e, quando ela é ativada, resulta em inibição do tálamo (córtex

Figura 3. Vias dos gânglios da base

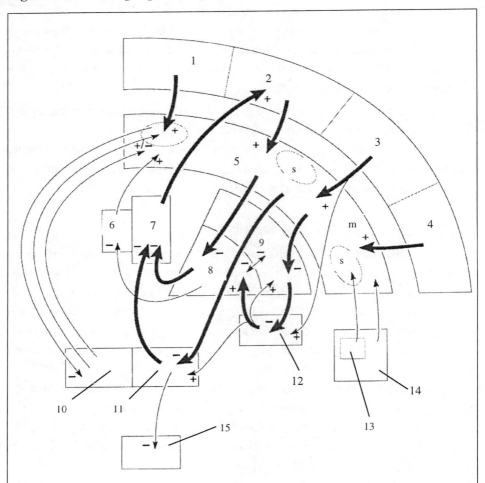

Principais vias dos gânglios da base. O fluxo primário de informações corticais é mostrado com setas grossas. Aferências excitatórias e inibitórias são indicadas com sinais + e -, respectivamente. As conexões do estriado ventral e globo pálido ventral associadas ao sistema límbico não são mostradas.

Legenda: 1: córtex pré-frontal; 2: córtex pré-motor; 3: córtex motor; 4: córtex cingulado e parieto-têmporo-occipital; 5: estriado; 6: núcleos centromediano e parafascicular do tálamo; 7: núcleos ventral anterior e ventral lateral do tálamo; 8: GPi; 9: GPe; 10: SNc; 11: SNr; 12: núcleo subtalâmico; 13: núcleo basolateral da amígdala; 14: amígdala; 15: colículo superior; s: estriossoma; m: matriz.

(Adaptado de Flaherty e Graybiel, 1994)

ativa estriado que, então, inibe GPe, que deixa de inibir núcleo subtalâmico e este passa a estimular GPe que, então, inibe o tálamo). As aferências dopaminérgicas para estriado da via indireta, mediadas por receptores D_1, inibem os neurônios estriatais, com efeito final no tálamo de desinibição. Essa via pode ser responsável pela inibição dos movimentos de músculos antagonistas ao movimento desejado. As projeções dos neurônios do tálamo, por sua vez, excitam os neurônios corticais.

Figura 4. Vias direta e indiretas dos gânglios da base

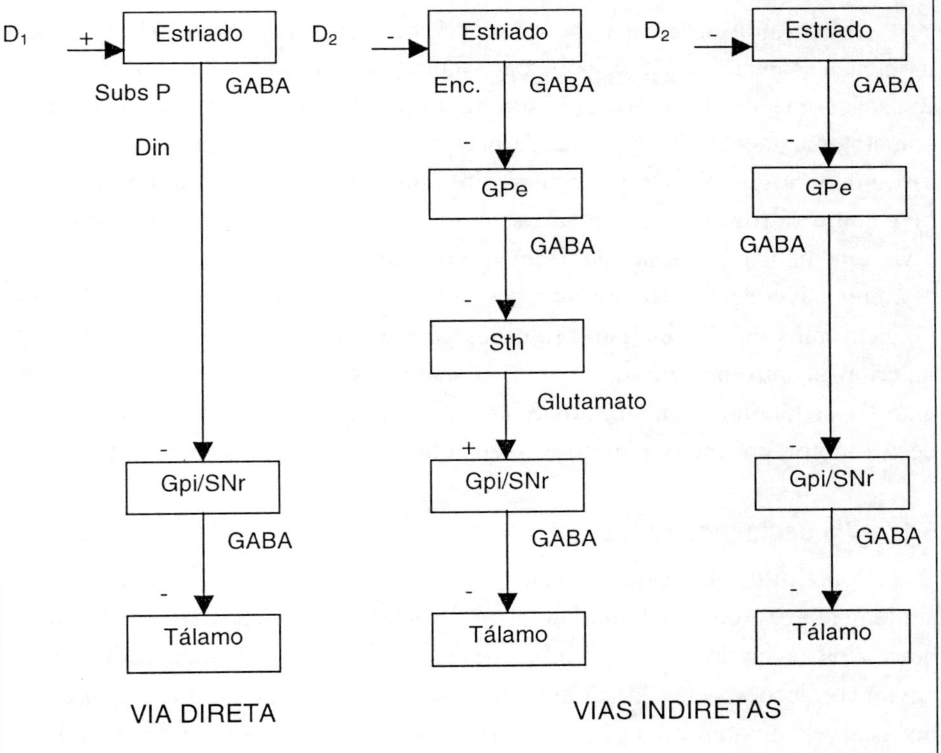

VIA DIRETA   VIAS INDIRETAS

À esquerda, a via inibitória dupla tem efeito final no tálamo de liberação. No centro, a via que passa pelo GPe e núcleo subtalâmico tem três passos inibitórios, resultando em inibição do tálamo. À direita, uma projeção ligando GPe e GPi sem passar pelo núcleo subtalâmico também tem três passos inibitórios, resultando em inibição do tálamo.

Legenda: D_1: receptores de dopamina tipo 1; D_2: receptor de dopamina tipo 2; Din: dinorfina; Enc.: encefalina; Subs P: substância P; Sth: núcleo subtalâmico.

(Adaptado de Flaherty e Graybiel, 1994)

Existem cinco circuitos córtico-estriado-tálamo-corticais segregados e paralelos: motor, óculo-motor, dorso-lateral pré-frontal, órbito-frontal, pré-frontal e límbico, que iniciam e terminam na mesma área cortical. As cinco vias compartilham as seguintes características: o estriado recebe inervação cortical tendo glutamato como neurotransmissor e o tálamo recebe projeções GABAérgicas do GPi e SNr. Cada circuito tem via direta (desinibe tálamo) e indireta (inibe tálamo). Os circuitos estão apresentados a seguir.

5.1.1. Via motora

Constituída de córtex motor primário, área sensória primária, área de associação somato-sensitiva, córtex pré-motor e motor suplementar. Os neurônios dessas áreas enviam projeções para putâmen, que tem áreas definidas somatotopicamente. Em cada área definida somatotopicamente, existem subcanais específicos originados nas diferentes regiões corticais (sensitiva, motora, cognitiva), bem como outros níveis de organização funcional, relacionados com localização-alvo, cinemática do membro e padrão do músculo. Pela via indireta e pela direta, as aferências chegam a GPi e SNr, cujos neurônios enviam projeções para o tálamo. Os neurônios do GPi enviam projeções para os núcleos ventral lateral, ventral anterior e centromediano do tálamo, enquanto os da SNr para o núcleo ventral anterior do tálamo. Os neurônios dos núcleos do tálamo enviam projeções para o córtex motor, pré-motor e motor suplementar.

5.1.2. Via óculo-motora

Constituída de córtex visual (campos visuais frontais, campos visuais suplementares), córtex dorso-lateral pré-frontal e córtex posterior parietal. Os neurônios dessas áreas enviam projeções para o núcleo caudado, cujos neurônios enviam projeções, pelas vias direta e indireta, para GPi e SNr. Os neurônios destas, por sua vez, enviam projeções para o tálamo (núcleos ventral anterior e dorso-lateral), que envia eferências para os campos oculares frontais e campos oculares suplementares.

5.1.3. Via dorso-lateral pré-frontal

Constituída de córtex dorso-lateral pré-frontal e córtex parietal posterior. Os neurônios dessas áreas enviam projeções para núcleo caudado, que envia projeções, pelas vias direta e indiretas, para GPi e SNr. Os neurônios desses núcleos enviaaferências para o tálamo (núcleos ventral anterior e dorso medial) e destes núcleos saem eferências para córtex dorso-lateral pré-frontal.

5.1.4. Via lateral órbito-frontal pré-frontal

Constituída de córtex lateral órbito-frontal, cujos neurônios enviam projeções para núcleo caudado. Os neurônios desse núcleo enviam projeções pela via indireta e direta para GPi e SNr, que, por sua vez, enviam projeções para o tálamo (núcleos dorso medial e ventrolateral). Desses núcleos saem eferências de volta para o córtex lateral órbito-frontal.

5.1.5. Via límbica

Constituída de córtex cingulado anterior, córtex medial órbito-frontal e áreas difusas no lobo temporal, cujos neurônios enviam projeções para o estriado ventral. Os neurônios desse núcleo enviam, através da vias indireta e direta, projeções para o globo pálido ventral (pré-comissural), cujos neurônios enviam projeções para o tálamo (núcleo dorso medial). Do tálamo saem eferências para o córtex anterior cingulado e medial órbito-frontal.

5.2. CIRCUITOS DE ALÇA FECHADOS

Os gânglios da base são conectados uns aos outros e também com estruturas anexas por alças múltiplas intrínsecas, a maioria recíproca. As estruturas anexas são: núcleo subtalâmico, substância negra, AVT, área retrorubral, núcleo dorsal da rafe e núcleo tegmental pedunculopontino.

5.2.1. Mesoestriatal

Os neurônios da SNc, AVT e núcleo retrorubral, que contém DA, fazem conexão principalmente com o estriado, enviando e recebendo projeções deste. Esses neurônios não disparam com movimento, mas com estímulos importantes para o comportamento, e têm o papel de modulação dos impulsos que vêm do córtex.

A AVT faz conexões recíprocas com o estriado ventral e o núcleo retrorubral com a matriz. A SNc faz conexões recíprocas com o compartimento estriossomal (e também um pouco com a matriz) do estriado, modulando os impulsos corticais. Essa alça fechada possibilita que o estriado límbico controle o fluxo de informações que passa pelo estriado sensório-motor, porque algumas da eferências do estriado límbico terminam em neurônios nigro-estriatais que inervam o estriado sensório-motor. Desse modo, áreas do cérebro ligadas à emoção e à motivação podem influenciar as funções motoras do estriado.

A estimulação elétrica da SNc causa efeitos pós-sinápticos diversos nos neurônios estriatais. Há estimulação dos neurônios que têm receptores de DA do tipo D_1, que enviam projeções para GPi/SNr (via direta, cuja estimulação libera o tálamo). Por outro lado, há inibição dos neurônios com receptores de DA do tipo D_2, que enviam projeções para GPe (via indireta, cuja estimulação inibe tálamo). Desse modo, a ativação dos neurônios nigro-estriatais sempre resultaria em liberação do tálamo. O efeito da DA nos neurônios é mediado por canais de potássio e é dependente de voltagem, o que faz com que o efeito da DA em um neurônio vai depender do seu estado de atividade. Assim, as vias dopaminérgicas teriam efeito de filtro no estriado, aumentando a razão sinal/ruído, pois aumentariam a atividade de neurônios mais ativos e diminuiriam a atividade de neurônios menos ativos.

5.2.2. Alça globo pálido externo-núcleo subtalâmico

Essa alça faz parte da via indireta. Os neurônios do GPe, que são GABAérgicos, enviam projeções para o núcleo subtalâmico. Em seguida, os neurônios desse núcleo, glutamatérgicos, enviam projeções para GPi e SNr. O GPe o GPi também estão interligados e essa via pode ter o mesmo efeito da alça subtalâmica, com balanço final de inibição do tálamo (estriado inibe GPe, que deixa de inibir GPi, que inibe tálamo).

O GPe pode ser visto como estrutura de controle das estruturas de eferência dos gânglios da base. O núcleo subtalâmico era visto como inibidor da GPi e SNr, vias de eferência dos gânglios da base, mas agora é visto como uma das forças motrizes dos gânglios da base. Esse núcleo, do mesmo modo que as outras estruturas do gânglio da base, também pode ser dividido em territórios de projeção sensório-motor, associativo e límbico.

5.2.3. Alça globo pálido interno-tálamo-estriado

As projeções dos neurônios do GPi vão para núcleos talâmicos (centromediano e parafascicular) e os neurônios desses núcleos enviam eferências para a matriz do estriado. O estriado ventral tem sua alça própria, envolvendo o núcleo subparafascicular (amígdala-núcleo subparafascicular-estriado ventral). Essa alça, além de trazer informações de retroalimentação para estriado, traz sinais externos (estes vêm de neurônios do mesencéfalo e do córtex, que enviam projeções para os núcleos talâmicos). O núcleo centromediano do tálamo envia mais projeções para a parte sensório-motora do putâmen, enquanto o núcleo parafascicular do tálamo envia mais projeções para as regiões associativas de núcleo caudado e putâmen. Os núcleos centromediano e parafascicular do tálamo também enviam eferências de volta para o globo pálido (GPi e GPe, respectivamente) e, ainda, projeções esparsas para córtex e regiões subcorticais.

5.2.4. Outras alças dos gânglios da base

O núcleo pedunculopontino, localizado na formação reticular, recebe aferências do GPi, SNr e córtex motor e envia eferências colinérgicas principalmente para SNc, mas também para SNr, globo pálido, núcleo subtalâmico e núcleos centromediano e parafascicular do tálamo. Além disso, envia projeções descendentes para áreas que controlam a medula espinal pelo trato retículo-espinal. As aferências e eferências sugerem papel motor para esse núcleo.

6. VIAS COLINÉRGICAS, DOPAMINÉRGICAS E GABAÉRGICAS

Os neurotransmissores dos gânglios da base podem ser divididos em substâncias fásicas – como glutamato, acetilcolina, GABA – e tônicas, como DA, encefalina, serotonina. As fásicas têm ação de tipo "tudo ou nada", excitam ou inibem os neurônios-alvo. As tônicas exercem efeito modulador de maior duração, mediado por sistemas de segundo mensageiro. Os principais sistemas dos gânglios da base são colinérgico, dopaminérgico, GABA e de neuropeptídeos.

6.1. Vias colinérgicas

Nos gânglios da base, os sistemas colinérgicos localizam-se no estriado dorsal (núcleo caudado e putâmen) e ventral, incluindo núcleo acumbente, tubérculo olfatório e globo pálido ventral. Há heterogeneidade da distribuição das vias colinérgicas, pois os estriossomas têm pouca acetilcolinesterase e a matriz muita. Só 2% a 4% das células estriatais são colinérgicas e supõe-se que são interneurônios. Estes recebem aferência maciça do tálamo e pouca aferência cortical. Têm receptores de DA do tipo D_1 e D_2 e também estão sob influência de neurônios nigroestriados dopaminérgicos.

Existem também neurônios colinérgicos no núcleo pedunculopontino. Esses neurônios enviam projeções para neurônios de eferência dos estriossomas do núcleo caudado, putâmen e estriado ventral, provavelmente exercendo influência na liberação de encefalina e substância P. Enviam projeções também para a SNr, estimulando neurônios eferentes GABA. Além disso, inervam a SNc e o núcleo subtalâmico, sugerindo participação de sistemas muscarínicos colinérgicos na regulação de neurônios dopaminérgicos nigroestriados. A estimulação colinérgica no núcleo pedunculopontino produz comportamentos iguais aos produzidos pela administração de antipsicóticos em ratos e esse pode ser o local de antagonismo funcional entre acetilcolina e DA (Scheel-Krüger e Arnt, 1985).

6.2. Vias dopaminérgicas

Existem duas vias dopaminérgicas nos gânglios da base: a via mesoestriatal, com função motora, constituída de neurônios dopaminérgicos da SNc e do núcleo retrorubral, que enviam projeções para todo o estriado; e a via mesolímbica, com função cognitiva, constituída de neurônios da AVT, que enviam projeções para estriado ventral. A DA é produzida nos corpos celulares e nos terminais dos axônios dos neurônios da AVT e da SNc. Sua liberação é controlada pelas aferências que vêm do estriado e do próprio mesencéfalo, através de receptores pré-sinápticos de DA localizados nos terminais dos axônios. Já os receptores de DA localizados no corpo dos neurônios dopaminérgicos modulam o disparo desses neurônios (Kapur e Remington, 1996). Os axônios dos neurônios dopaminérgicos fazem sinapse diretamente nos neurônios de eferência estriatais, e o arranjo dessas sinapses reflete a função moduladora da DA. As sinapses ficam no colo dos espinhos dendríticos, enquanto as sinapses dos neurônios corticais ficam na cabeça das ramificações dos dendritos, possibilitando controle seletivo destas.

Existem cinco subtipos de receptores DA, reunidos em duas famílias, D_1 (D_1 e D_5) e D_2 (D_2, D_3 e D_4), com base na homologia genética e sistemas de segundo mensageiro comuns (Kapur e Remington, 1996). Distribuem-se de forma heterogênea no cérebro (Figura 5).

Figura 5. Distribuição dos receptores de dopamina no cérebro

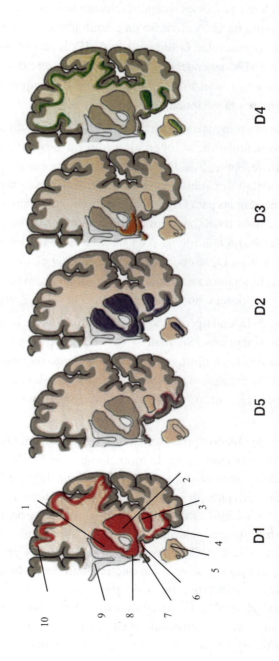

Localização de RNAm dos cinco tipos de receptores de DA em corte coronal do cérebro

Legenda: 1: caudado; 2: putâmen; 3: amígdala; 4: hipocampo; 5: substância negra; 6: tubérculo olfatório; 7: hipotálamo; 8: núcleo acumbente; 9: ventrículo; 10: córtex cerebral.

(Adaptado de Seeman, 1995)

Os receptores da família D_1 (D_1 e D_5) são sempre pós-sinápticos (Seeman, 1995). Quando a DA se liga a esses receptores, há ativação da adenilciclase, através da ligação com a proteína G. A ativação da adenilciclase leva, então, a aumento dos níveis de AMPc intracelular. O aumento do AMPc leva, por sua vez, à ativação da proteína quinase AMPc dependente, que ativa os canais de cálcio. Com a abertura dos canais de cálcio, o neurônio é ativado com conseqüente liberação de neurotransmissor na fenda sináptica.

As áreas onde existem mais receptores de DA do tipo D_1 são o estriado ventral e dorsal, o núcleo acumbente, o tubérculo olfatório e o GPi. Em estriado, os neurônios que têm receptores de DA do tipo D_1 usam como neurotransmissor GABA e como moduladores substância P e dinorfina. Esses neurônios pertencem à matriz e enviam eferências para GPi e SNr (via direta), mas também se encontram nos estriossomas. Esses receptores também existem, em menor quantidade, no córtex, no hipotálamo, no tálamo, na AVT, na SNr e no núcleo subtalâmico. Os receptores de DA do tipo D_5 se encontram em maior concentração em neurônios no hipocampo e no hipotálamo e também estão presentes em baixa concentração no córtex frontal e temporal e no estriado.

Os receptores de DA do tipo D_2 são pré e pós-sinápticos e os outros da família (D_3 e D_4) são pós-sinápticos (Seeman, 1995). Quando ligados à DA, inibem adenilciclase e são ligados a outros sistemas de segundo mensageiros, incluindo ativação de canais de potássio e inibição de canais de cálcio e de renovação de fosfaditil-inositol. Há, então, inibição do neurônio, que deixa de liberar neurotransmissor.

Os receptores de DA do tipo D_2 têm maior expressão em núcleo acumbente, tubérculo olfatório e estriado, além de hipotálamo e amígdala (Seeman, 1995). Encontram-se predominatemente em neurônios com encefalina e GABA da matriz da via indireta, que enviam projeções para o GPe e são raros nos neurônios localizados nos estriossomos. Também achados em células do GPi e GPe (mas menos que em estriado), em neurônios do núcleo subtalâmico e em neurônios dopaminérgicos em SNc e AVT (provavelmente receptores pré-sinápticos). Os receptores de DA do tipo D_3 existem em núcleo acumbente, tubérculo olfatório, hipocampo, núcleos mamários, áreas de projeção de AVT e em neurônios dopaminérgicos da SNc e AVT. Os receptores de DA do tipo D_4 estão localizados em córtex frontal, mesencéfalo, amígdala, medula e pouco em tubérculo olfatório e estriado. Isso pode explicar o fato de clozapina causar pouca síndrome extrapiramidal.

Por outro lado, existem evidências de localização nos mesmos neurônios de receptores D_1 e D_2 no estriado normal, confirmadas por estudos anatômicos, bioquímicos e fisiológicos. As interações entre D_1 e D_2 geralmente são antagônicas. Alguns comportamentos são desencadeados por agonistas de ambos, enquanto outros são bloqueados por antagonistas de receptores de DA do tipo D_2 e potencializados por agonistas de receptores de DA do tipo D_1. Essas interações variam entre espécies e de acordo com local do estriado.

Medicações que se ligam a receptores DA, além de afetar a neurotransmissão, mudam a transcrição de genes nos neurônios estriatais (p. ex., estimulam síntese de encefalina em neurônios com encefalina, que enviam projeções para GPe e diminuem síntese de substância P nos neurônios que enviam projeções para GPi e SNr). O efeito de agonistas DA que são estimulantes (cocaína, anfetamina) pode ser mediado em neurônios estriatais pela expressão de genes imediatos precoces, como o "c-fos". A presença desses genes ativados mostra ativação neuronal. Curiosamente, antagonistas DA, como o haloperidol, também aumentam a expressão do "c-fos", mas esse efeito parece ser mediado mais por receptores de DA do tipo D_1. Os produtos desses genes são proteínas que se ligam ao DNA, que influenciam a transcrição de outros genes, incluindo o gene para encefalina. É possível que tais genes sejam mediadores de efeitos comportamentais de longo prazo, como discinesia tardia e síndromes de dependência.

Os antipsicóticos podem ser divididos de acordo com afinidade por D_1 e D_2. Butirofenonas e benzamidas têm afinidade seletiva por receptores de DA do tipo D_2, enquanto tioxantenos têm alta afinidade por ambos e fenotiazinas pelos dois, mas menor por receptores de DA do tipo D_1. Antipsicóticos que bloqueiam mais D_1 produzem menos hipersensibilidade de receptores de DA a longo prazo, e a estimulação de receptores de DA do tipo D_1 produz movimentos periorais em ratos. Assim, antipsicóticos que bloqueiam receptores de DA do tipo D_1 trariam vantagens em relação à DT (Hyttel *et al.*, 1985; Trugman *et al.*, 1994).

6.3. Vias GABAérgicas

Neurônios GABAérgicos foram identificados através da atividade da enzima GAD (L-glutamato descarboxilase, que transforma glutamato em GABA). A maioria dos neurônios GABAérgicos dos gânglios da base são os neurônios eferentes do estriado, GPi e SNr, que constituem a maioria dos neurônios dessas estruturas. Também existem interneurônios GABAérgicos em estriado e AVT e neurônios de projeção GABAérgica em AVT.

6.4. VIAS SEROTONINÉRGICAS

Os neurônios serotoninérgicos localizam-se em duas estruturas mesencefálicas: o núcleo dorsal da rafe e o núcleo mediano da rafe. Os neurônios do primeiro núcleo enviam projeções para o córtex, SNc e estriado; os do segundo, para áreas límbicas. As projeções dos neurônios do núcleo dorsal da rafe que inervam SNc e estriado fazem sinapse em neurônios dopaminérgicos e são inibitórias (Graeff, 1997).

Existem vários tipos de receptores de serotonina. Os receptores pós-sinápticos são do tipo 1a ($5HT_{1a}$), mais comum em regiões límbicas, e do tipo 2 ($5HT_2$), mais comum nas regiões motoras. Os receptores pré-sinápticos dos neurônios serotoninérgicos se localizam em dois locais: no corpo celular, onde modulam disparo dos neurônios e são do tipo 1a; e nos axônios, onde modulam a liberação de serotonina e são do tipo 1d (Kapur e Remington, 1996).

O bloqueio dos neurônios do núcleo dorsal da rafe, seja através de lesões nas vias, administração de antagonistas de receptores de serotonina do tipo 2 ou de agonistas de receptores de serotonina do tipo 1 (receptores pré-sinápticos), melhora a catalepsia induzida por antipsicóticos em ratos, por desinibir as vias dopaminérgicas. Já a administração de medicações que produzem aumento da liberação de serotonina pode causar parkinsonismo em pessoas que recebem antipsicóticos ou têm doença de Parkinson subclínica, enquanto a administração de ritanserina, um antagonista de receptores do tipo $5HT_2$, melhora parkinsonismo. Porém, o antagonismo de receptores de serotonina do tipo $5HT_2$ produz alívio dos sintomas extrapiramidais causados pelos antipsicóticos apenas quando o bloqueio de receptores de DA do tipo D_2 é parcial, e não tem efeito quando o bloqueio de receptores de DA do tipo D_2 é completo (Kapur e Remington, 1996).

6.5. NEUROPEPTÍDEOS

Os neurônios dos gânglios da base transmitem as informações através de vários neurotransmissores, e essa transmissão é modulada por neuropeptídeos presentes nos neurônios junto com os neurotransmissores (Tabelas 1 a 7).

7. FUNÇÕES

Funcionalmente, os gânglios da base e as estruturas conectadas estão ligados à execução motora e a aspectos mais complexos do comportamento: planejamento e aprendizado motor e direcionamento motivacionais e cognitivos. A lista de funções vem crescendo e inclui aprendizado de hábitos não-motores. Lesões e disfunções nessas estruturas levam a distúrbios de movimento, como parkinsonismo, discinesias e distonias.

Os gânglios da base têm papel na execução automática de planos motores aprendidos, iniciação e estabilização de movimentos voluntários, controle do tônus e processamento de informações proprioceptivas e talvez também sensoriais e cognitivas (pelas conecções amplas). As informações são processadas em paralelo, independentemente, nas diferentes alças córtex-gânglios da base-tálamo-córtex. As funções motoras são mediadas pelas alças motoras e óculo-motoras. As funções cognitivas pela alça pré-frontal e as funções emocional e motivacional pela alça límbica. Há um afunilamento e convergência de informações no sistema córtico-estriado-pálido-nigro-tálamo-cortical, com intrincamento de terminações axonais de áreas corticais separadas e funcionalmente diferentes dentro do estriado, seguida de recepção convergente nos níveis palidal e nigral (Parent e Hazrati, 1995).

Estudos mostram que movimentos disparados por estímulos começam no córtex, mas em certas condições podem se iniciar nas alças dos gânglios da base (execução de movimento auto-iniciado). No movimento iniciado no córtex, o fluxo de informações começa com comando do córtex para o estriado, que provoca ação dos neurônios estriatais. A aferência da SNc funciona como filtro da estática e a aferência de outros locais (como o tálamo) e atualiza e informa o estriado da atividade em outros sistemas relacionados com movimento. O estriado integra e envia informações para GPi e SNr, que influenciam tálamo e outros alvos. Assim, os gânglios da base seriam responsáveis por execução automática de planos motores aprendidos, como escrever e andar. Quando há lesão dos gânglios da base, o indivíduo tem que usar um mecanismo cortical para executar o movimento e, desse modo, o movimento fica mais lento, menos automático e menos acurado. A via direta reforçaria movimento desejado, enquanto a indireta suprimiria um movimento indesejado. A DA tem papel diferente nas duas vias, estimulando a direta e inibindo a indireta, ou seja, sempre contribui para a desinibição no tálamo e, como conseqüência, facilita os movimentos.

Os gânglios da base também têm papel na preparação para execução dos movimentos; os neurônios responsáveis pelo planejamento são diferentes dos responsáveis pela execução. Existem também grupos de neurônios diferentes responsáveis pelas diversas funções, como localização no espaço, direção do movimento ou padrão muscular. Por exemplo, em relação aos olhos, existem populações diferentes de neurônios que controlam fixação visual, movimentos sacádicos ou estímulos passivos visuais. O núcleo pedunculopontino tem papel no controle da postura e nos reflexos (Hallett, 1994).

Outra função dos gânglios da base é efeito de filtro ou cancela ("gating") no processamento sensitivo, auditivo e visual, assim como no processamento sensório-motor (funciona como cancela das informações sensitivas para o sistema motor). Essa função de cancela de estímulos sensórios está relacionada com a importância dos estímulos sensórios em relação à tarefa motora que está sendo desenvolvida. Os neurônios dos gânglios da base respondem só a estímulos com significado ou memória, relacionados com controle motor de ordem mais alta, com papel semelhante ao córtex motor suplementar, o maior alvo dos gânglios da base. Todas as funções dos gânglios da base podem não ser efetuadas de modo satisfatório quando há depleção de DA ou lesão nos circuitos (Parent e Hazrati, 1995).

Os gânglios da base também têm papel cognitivo, realizado pelos circuitos pré-frontais. Lesões nos circuitos dorso-lateral pré-frontal e lateral órbito-frontal resultam em déficit cognitivo (respectivamente, déficit em tarefas que exigem memória espacial e habilidade em fazer mudanças apropriadas de comportamento). Além disso, lesões no circuito dorso-lateral pré-frontal foram ligadas a distúrbios cognitivos em esquizofrenia, doença de Huntington e doença de Parkinson, e a lesões no órbito-frontal associadas a comportamento obsessivo-compulsivo.

III. FISIOPATOLOGIA

1. INTRODUÇÃO

Logo após a descrição da DT, procurou-se estabelecer a sua fisiopatologia. Crane (1968) propôs que a DT poderia estar relacionada a lesões em substância negra, já que pacientes com encefalite epidêmica, que tinham coréia, apresentavam lesões nessa área. Também observou que macacos com movimentos coréicos tinham lesões discretas no mesencéfalo, baixos níveis de serotonina e níveis normais de DA no estriado. Desde então, têm sido feitos vários estudos para estabelecer a fisiopatologia da DT.

A maioria dos dados usados para explicar a fisiopatologia são evidências indiretas, como a resposta dos movimentos a medicações e a concentração de substâncias no líquido céfalo-raquidiano (LCR). Também foram realizados estudos para avaliar a morfologia cerebral, com ressonância magnética, tomografia computadorizada e neuropatologia. Alguns estudos avaliaram o metabolismo cerebral, com *positron emission tomography* (PET). De modo geral, estudos não identificaram de modo consistente alterações associadas à DT (Casey, 1993a).

Por causa da dificuldade para estudar fisiopatologia da DT em humanos, foram criados modelos animais. Os modelos animais, para ter validade, devem apresentar algumas características equivalentes à DT, como emergência espontânea durante ou após administração prolongada de antipsicóticos, e não após administração aguda, persistência após retirada de antipsicóticos, resposta a anticolinérgicos e acréscimo de antipsicóticos, e piora com aumento da idade ou disfunção orgânica cerebral prévia. Animais mostrando comportamentos apropriados poderiam, então, ser usados para investigar a fisiopatologia da DT (Gattaz e Gerlach, 1993).

Um modelo que tem sido usado para investigar a farmacologia e biologia da DT é o dos movimentos de mastigação no vácuo (VCM – *vacuous chewing movements*) em roedores. Esses movimentos desenvolvem-se gradualmente durante tratamento prolongado com antipsicóticos e se assemelham aos movimentos orais da DT, caracterizados por rápidas deflexões verticais na mandíbula inferior que lembram a mastigação, mas não são desencadeados por estímulo (Egan *et al.*, 1996). Podem ser modelo de DT porque têm validade preditiva (prevêem valor terapêutico de medicações), de face (sintomas lembram os humanos) e de construto (ocorrem junto e após tratamento com antipsicóticos, como a DT) (Ashizawa *et al.*, 1996). Também há grande variabilidade entre linhagens de ratos e mesmo individualmente na velocidade e intensidade de desenvolvimento dos VCM com uso prolongado de antipsicóticos, de modo análogo à situação clínica em que só alguns dos pacientes desenvolvem DT (Tamminga *et al.*, 1990).

No entanto, VCM em ratos são induzidos por vários tratamentos, como agonistas colinérgicos e agonistas ou antagonistas de receptores dopaminérgicos tipo D_1. Assim, parece que os VCM são um comportamento não específico, que pode ser induzido por vários agentes, incluindo medicações com ações opostas (Egan *et al.*, 1996). Stoessl *et al.* (1989) observaram que VCM induzidos por flufenazina em ratos foram suprimidos por escopolamina (anticolinérgico), mas apontam que os efeitos da manipulação colinérgica da DT são contraditórios (colina nem sempre melhora DT e anticolinérgicos nem sempre pioram). Acham que a questão não está resolvida e que a resposta à supressão de VCM por antagonistas D_1 e D_2 confirma que VCM são um bom modelo para DT.

Esses movimentos são considerados por alguns autores como modelos em ratos de parkinsonismo ou distonia, pois são desencadeados pelos mesmos medicamentos que desencadeiam parkinsonismo e distonia, aparecem agudamente, ocorrem em surtos e têm a mesma freqüência do tremor parkinsoniano (Chesler e Salamone, 1996). Egan *et al.* (1996) propuseram a existência de dois tipos de VCM e compararam ambos em relação a vários parâmetros O primeiro seria o de aparecimento tardio, que surge quando antipsicóticos são administrados na água ou na forma de medicação de depósito (que provocam bloqueio lento e crônico). O outro seria o agudo, que aparece após administração intraperitoneal e subcutânea de antipsicóticos (que provocam aumento rápido de receptores de DA tipo D_2). Observaram que os VCM agudos aparecem precocemente e desaparecem após horas e aumentam de intensidade com aumento de dose até um pico, enquanto os VCM tardios persistem por seis meses após retirada de antipsicóticos e são suprimidos por injeções de haloperidol. Os VCM agudos estavam associados com redução de RNAm de dinorfina e substância P, sugerindo ativação estriato-nigral reduzida, enquanto os VCM tardios foram associados com aumento de dinorfina e ausência de mudança de RNAm substância P, implicando aumento da ativação estriato-nigral. Tomados como um todo, esses dados sugerem que os VCM tardios são similares à DT, enquanto os agudos são similares aos sintomas extrapiramidais agudos, secundários ao uso de antipsicóticos. Hashimoto *et al.* (1998) também observaram dois tipos de VCM (divididos de acordo com freqüência de movimento) em ratos que receberam haloperidol por longo prazo, sugerindo que ratos expressam ou não VCM de alta freqüência após tratamento crônico com haloperidol, do mesmo modo que humanos desenvolvem ou não DT com esse tratamento.

Outro modelo de DT usado é o de supersensibilidade D_2 estriatal secundária a uso de antipsicóticos em roedores. Esta caracteriza-se por aumento do número de receptores dopaminérgicos tipo D_2 em estriado e aumento da resposta comportamental a agonistas dopaminérgicos, como a apomorfina e anfetamina, e ocorre em todos os roedores expostos aos antipsicóticos. Aparece precocemente com uso contínuo de antipsicóticos e é reversível com a retirada deste após semanas. Esse modelo, no entanto, não corresponde a muitas das características clínicas importantes da DT, pois esta nem sempre é reversível com retirada de antipsicóticos. Os sintomas iniciam-se sem provocação por agonista, manifestam-se só em alguns pacientes que recebem antipsicóticos, e o início é tardio (Casey, 1993a). Outros modelos em roedores incluem destruição de tratos do sistema nervoso central com lesões causadas por 6-hidroxidopamina e ablações corticais.

Movimentos involuntários decorrentes de uso de antipsicóticos em macacos Cebus constituem outro modelo. Estes correlacionam-se bem com as características clínicas da DT, pois só alguns macacos os desenvolvem, são causados por antipsicóticos e têm curso ora reversível, ora irreversível (Casey, 1993b).

2. SUPERSENSIBILIDADE DOPAMINÉRGICA

Klawans (1973) propôs a hipótese de supersensibilidade dopaminérgica para a DT a partir do conhecimento de que os antipsicóticos bloqueiam receptores dopaminérgicos no cérebro e que esse bloqueio seria responsável pelo parkinsonismo produzido agudamente por tais medicações. O bloqueio crônico desses receptores levaria à supersensibilidade por denervação, manifestada como aumento da sensibilidade dos receptores à DA e do número dos receptores dopaminérgicos no cérebro. O aumento decorrente da atividade nos neurônios com esses receptores seria responsável pelos movimentos discinéticos.

Esse mecanismo seria semelhante ao da discinesia por L-DOPA, clinicamente parecida com a DT, que ocorre em pacientes com doença de Parkinson, principalmente no lado e nas regiões mais afetadas por esse. Na doença de Parkinson, haveria aumento da densidade e sensibilidade de receptores de DA em neurônios no caudato, putâmen e acumbente para compensar a falta de DA, e a discinesia seria decorrente da ação da L-DOPA nesses neurônios.

A denervação prolongada levaria a anormalidades permanentes desses receptores, o que explicaria a natureza prolongada ou até permanente das discinesia. A exacerbação da DT após redução da dose do antipsicóticos poderia ser explicada pelo fato de essa redução possibilitar que mais DA atinja os neurônios dopaminérgicos sensibilizados. Outro dado que dá base a essa hipótese é o relato de paciente cuja DT piorou com L-DOPA e que tinha HVA normal, sugerindo supersensibilidade do sistema dopaminérgico em vez de aumento da síntese de DA (Klawans e McKendall, 1971). A reserpina não induz DT, pois depleta DA mas não bloqueia receptores e, portanto, não produz denervação química destes. Seeman (1988) acrescenta que os antipsicóticos causam lesão nas células produtoras de DA na substância negra, o que levaria a uma proliferação ainda maior de receptores D_2 pela denervação produzida.

Essa hipótese foi bastante aceita como mecanismo primário da DT por várias evidências indiretas, como a resposta da DT às várias medicações antipsicóticas, o que sugere aumento da sensibilidade de receptores dopaminérgico à DA. Há piora inicial da DT após retirada de antipsicóticos e com administração de agonistas de DA (L-DOPA e anfetamina), enquanto o aumento de dose de antipsicótico, o uso de inibidor de síntese de catecolaminas (alfa-metilparatirosina) ou uso de depletores de DA (reserpina) melhoram DT (Tamminga *et al.*, 1985; Lohr e Wisniewski, 1987; Andersson *et al.*, 1990).

A partir dessa hipótese foram criados os modelos animais de supersensibilidade dos receptores dopaminérgicos à DA pelo uso prolongado de antipsicóticos. Klawans *et al.* (1985) estudaram o modelo de DT em roedores (ratos e cobaias). Esses estudos envolveram observação de comportamentos estereotipados induzidos por administração de agonistas dopaminérgicos depois de uso crônico de antipsicóticos. Observaram em estudos de 1972 e 1973 que a administração por semanas de clorpromazina fez com que os animais apresentassem comportamentos estereotipados com doses de anfetamina e apomorfina menores que as necessárias para produzir tais comportamentos em animais normais. Isso indicaria aumento da sensibilidade de receptores estriatais dopaminérgicos à liberação de DA, induzida por anfetamina, e ao efeito agonista de DA da apomorfina. A supersensibilidade dura seis semanas após interrupção do tratamento, indicando ser reversível, mas a longo prazo, e esse prazo seria equivalente a anos em humanos. Esse estudo foi replicado com vários antipsicóticos e depletores de DA em vários animais

A supersensibilidade estriatal em animais após tratamento a longo prazo com antipsicóticos se tornou um modelo animal de DT largamente empregado, porém existem diferenças entre DT clínica e esse modelo, que põe em dúvida sua validade. O tratamento crônico com antipsicóticos produz supersensibilidade de receptores pós-sinápticos de DA em todos animais, enquanto a DT, mascarada ou não, aparece, nas populações mais vulneráveis, em até 50% dos pacientes, o que indica que a primeira seria uma resposta normal e universal ao tratamento com antipsicóticos, enquanto a segunda não seria resposta universal ao uso dessas medicações (Tamminga et al., 1985; Jeste e Caligiuri, 1993). Em relação à resposta a medicação, receptores de DA supersensíveis mostram aumento da resposta à apomorfina, mas esta, que estimula os receptores pós-sinápticos, não exacerbou DT e até diminuiu a intensidade da DT em alguns pacientes (Smith et al., 1977). Alguns antipsicóticos que bloqueiam receptores dopaminérgicos tipo D_1, como os tioxantenos, previnem supersensibilidade de receptores de DA (Christensen et al., 1985), mas antipsicóticos com e sem bloqueio D_1 causam DT com a mesma freqüência (Gerlach, 1985). Mesmo a resposta da DT a antipsicóticos e anfetamina não é necessariamente secundária à supersensibilidade de receptores dopaminérgicos, já que esses medicamentos também agem em outros sistemas, como o da noradrenalina (Jeste e Wyatt, 1981a). Também ocorrem diferenças entre a DT e a supersensibilidade em relação à duração e ao tempo de aparecimento. A supersensibilidade ocorre após curto período de administração de antipsicóticos (até uma única injeção de haloperidol), enquanto a DT demora meses ou anos para se desenvolver, o que tornaria aquela comparável à discinesia de retirada mais do que a DT persistente. Essa diferença de tempo também ocorre após a retirada de antipsicóticos, pois a supersensibilidade desaparece rapidamente, enquanto DT persiste por mais tempo e às vezes é persistente (Schell-Krüger e Arnt, 1985; Andersson et al., 1990; Burkhyardt et al., 1993). Além disso, a supersensibilidade é transitória, desaparece semanas após descontinuação dos antipsicóticos, sugerindo que a DT não pode ser imputada apenas à supersensibilidade de receptores de DA (Casey, 1985b). Desse modo, a supersensibilidade de receptores de DA poderia ser relevante para distonia aguda e discinesia de retirada, mas não para a DT (Burke, 1984; Jeste e Wyatt, 1981a).

Outro ponto que não é compatível é a maior prevalência de VCM em animais mais velhos, contrastando com menor sensibilidade dos receptores de DA nestes (Baldessarini, 1985; Waddington et al., 1985) e com a redução da capacidade dos tecidos em aumentar o número de receptores em resposta à diminuição da entrada de neurotransmissores (Jeste e Wyatt, 1981a).

Além do mais, o aumento da sensibilidade e do número de receptores de DA tipo D_1 e D_2 no estriado não foi confirmado em estudos *post-mortem* em pacientes com DT (Cross et al., 1985; Reynolds et al., 1992; Andrew, 1994). Porém, Reynolds et al. (1992) observaram aumento de receptores de DA tipo D_2 no globo pálido de pacientes com DT. Além disso, Jeste e Wyatt (1981a) não observaram aumento de AMPc (cujo aumento indica aumento da função de receptores de DA) em pacientes com DT. Estudos com *positron emission tomography* também falharam em mostrar maior concentração de receptores de DA do tipo D_2 em pacientes com DT. Andersson et al. (1990) estudaram com *positron emisssion tomography* taxa de ligação de receptores D_2 na região estriatal usando como ligante a espiperona, que reflete o número de receptores e a afinidade destes. Compararam pacientes com DT persistente com pacientes sem DT e controles, e não houve diferença na curva de captação entre os grupos. O resultado pode ter sido negativo pela baixa sensibilidade do método, já que áreas motoras pequenas, como a língua, são representadas em áreas pequenas do estriado; desse modo, alterações nessas áreas escapariam à detecção do *positron emission tomography* quando todo o estriado é analisado. Losonczy (sem data, cit. em Gattaz e Gerlach, 1993) realizou *positron emisssion tomography* para avaliar ligação de antipsicóticos a receptores em estriado em pacientes esquizofrênicos com e sem DT que ficaram por, pelo menos, quatro semanas sem antipsicóticos, e observou concentração levemente menor de receptores de DA nos pacientes com DT.

O tratamento crônico com antipsicóticos leva à supersensibilidade à DA, com aumento do numero de receptores concomitantemente à diminuição da renovação de acetilcolina e DA. Essas adaptações eram consideradas a causa da DT, porém todos os pacientes que recebem antipsicóticos apresentam aumento do número de receptores, de modo que apenas a supersensibilidade de receptores de DA do tipo D_2 não explica o aparecimento de DT (Gerlach e Hansen, 1992). A supersensibilidade poderia ser passo inicial no processo que levaria, em última instância, ao desenvolvimento de DT (Egan et al., 1997).

3. DESBALANÇO DAS VIAS ESTRIATAIS

Klawans (1973) já notava a coexistência de parkinsonismo e DT. Por isso, considerava a teoria de supersensibilidade dopaminérgica estriatal global incompleta, já que não levava em conta a existência de dois tipos de receptores de DA no estriado, os inibidores e os facilitadores, que estariam em diferentes neurônios. A DT seria resultado de uma resposta de supersensibilidade dos neurônios facilitados por DA, enquanto o parkinsonismo seria relacionado à falta de resposta à DA de receptores que são inibidos por DA. Os receptores de DA inibidores dos neurônios foram identificados como receptores de DA do tipo D_2 e os estimuladores como receptores de DA do tipo D_1 (vide Capítulo II).

Alguns autores propuseram a existência de duas vias dopaminérgicas diferentes no estriado, porém creditaram ao bloqueio da via excitatória os movimentos hipercinéticos. Gerlach (1985) propôs que os antipsicóticos, bloqueando receptores DA, desinibiriam neurônios GABA que enviam projeções para GPe e inibiriam os que enviam projeções para GPi causando, respectivamente, parkinsonismo e movimentos hipercinéticos (o que está de acordo com o achado de diminuição de atividade de GABA descaboxilase [GAD] no GPi/SNr de macacos com DT). Assim, antipsicóticos podem causar movimentos hipercinéticos e hipocinéticos ao mesmo tempo. No início, parkinsonismo e sedação causariam supressão dos movimentos hipercinéticos e, depois, quando tolerância a aqueles se desenvolve, os movimentos hipercinéticos se manifestariam.

Jenner *et al.* (1985) observaram que clozapina e sulpiride administrados por 12 meses aumentaram no estriado a função de receptores de DA do tipo D_1, mas não causaram supersensibilidade de receptores de DA do tipo D_2. Supuseram que o balanço entre a função de receptores de DA do tipo D_1 e D_2 seria crítico para o aparecimento de DT. Desse modo, antipsicóticos que aumentam direta ou indiretamente função de receptores de DA do tipo D_1 a longo prazo causariam menos DT.

Já Scheel-Krüger e Arnt (1985) propuseram outra divisão, entre sistema nigro-estriatal (SNc-estriado) com receptores de DA excitatórios e mesolímbico (AVT, córtex medial pré-frontal, núcleo acumbente e amígdala) com receptores de DA inibitórios. O tratamento crônico com antipsicóticos levaria a distúrbio no balanço entre sistemas de DA, isto é, hipoatividade no sistema de DA nigroestriatal e hiperatividade no sistema mesolímbico, causando a discinesia.

Por outro lado, Strange (1993) elaborou hipótese de localização de receptores de DA do tipo D_1 e D_2 nos neurônios médios de projeção GABA estriatais. Os receptores de DA do tipo D_1 predominariam na via direta, que desinibe o tálamo quando estimulada, enquanto os receptores de DA do tipo D_2 predominariam na via indireta, que inibe o tálamo quando estimulada. As duas vias agiriam juntas como um reostato que controlaria de modo fino a motricidade. Foi observado que agonistas de receptores de DA do tipo D_1 produzem discinesia oral em macacos Cebus e ratos (Ashizawa et al., 1996), especialmente em macacos com discinesias prévias, e que antagonistas de receptores de DA do tipo D_1 têm menor propensão a produzir sintomas extrapiramidais do que antagonistas de receptores de DA do tipo D_2, pelo menos em relação à distonia (Gerlach e Hansen, 1992; Gerlach et al., 1996). Os VCM em ratos também foram associados a alterações em receptores de DA do tipo D_1 e ao aumento relativo da atividade de receptores de DA do tipo D_1 em relação aos do tipo D_2 (Scheel-Krüger e Arnt, 1985). Ashizawa et al. (1996) observaram que o tratamento com flufenazina produziu aumento do número de locais de ligação em membrana estriatal de receptores de DA do tipo D_1 e D_2 em ratos. Porém, houve aumento da atividade da adenil-ciclase, o que indica predomínio da atividade de receptores DA do tipo D_1, já que esta é estimulada por receptores de DA do tipo D_1 e inibida por receptores de DA do tipo D_2. Além disso, o bloqueio de receptores de DA do tipo D_2 pode facilitar a expressão de hiperativação D_1, como mostram estudos com animais nos quais haloperidol aumenta movimentos discinéticos induzidos por agonistas de receptores DA do tipo D_1 em ratos (Egan et al., 1994).

A partir desses dados, Andrew (1994) supôs que na doença de Huntington a perda de atividade de neurônios com receptores de DA do tipo D_2 desviaria função DA para a via direta, estimulando receptores de DA do tipo D_1, o que aumentaria a atividade dessa via, resultando em movimentos discinéticos. De modo similar, o bloqueio dos receptores de DA do tipo D_2 pela administração crônica de antipsicóticos também levaria a um desbalanço entre D_1 e D_2, a favor de D_1 (Gerlach e Hansen, 1992). Com a administração crônica de antipsicóticos, a DA endógena agiria mais em receptores de DA do tipo D_1, pois os receptores de DA do tipo D_2 estariam bloqueados pelos antipsicóticos. Essa estimulação resultaria em aumento da sensibilidade e da resposta comportamental à administração dessas medicações, implicando atividade excessiva da via direta, o que levaria à liberação do tálamo, causando os movimentos discinéticos.

A hipótese de sensibilização de receptores de DA do tipo D_1 é consistente com o aparecimento retardado de DT algum tempo depois do início do uso de antipsicóticos e com a persistência da DT depois da retirada destes. Esse modelo prevê que antagonistas de receptores DA do tipo D_1 seriam efetivos no tratamento de discinesia tardia (Trugman et al., 1994). Esse seria um dos possíveis mecanismos pelos quais a clozapina melhora a DT, já que bloqueia de modo balanceado receptores de DA do tipo D_1 e D_2. Assim, a via comum para as discinesias seria ativação aumentada de neurônios estriatais da via direta, mediada por D_1, que levaria à liberação do tálamo.

4. HIPOATIVIDADE DAS VIAS DE GABA

Outro foco de atenção é sistema GABA, já que este é o neurotransmissor predominante nos neurônios dos gânglios da base (vide Capítulo II). Desse modo, deve ser considerada hipótese DA-GABA para doenças dos gânglios da base. Porém, a predição de efeito clínico de medicações com efeito agonista ou antagonista GABA é difícil, pois as vias GABA são conectadas em série e, dependendo do núcleo que é estimulado ou bloqueado, o resultado final no tálamo é diferente (Scheel-Krüger e Arnt, 1985).

Um dos métodos de avaliação dos sistemas GABA é o estudo da concentração de GABA-descarboxilase (GAD), enzima que catalisa produção de GABA nos gânglios da base. Ela indica de forma indireta a concentração e renovação de GABA nos terminais dos neurônios e, apesar de ser sensível à anóxia cerebral e ao coma, é mais resistente que o GABA à degradação *post-mortem*, facilitando esses estudos (Andersson et al., 1989). Outro método é a medição do aumento da afinidade de receptores GABA na SNr, em decorrência da menor estimulação desses neurônios (Tamminga et al., 1985). A influência dos sistemas GABA na DT também pode ser avaliada com a administração de agonistas e antagonistas GABA (Tamminga et al., 1985).

Foram encontradas evidências de diminuição da atividade das vias GABA, principalmente estriatais. Gunne e Häggström (1985a e 1985b) estudaram níveis de GAD em gânglios da base de macacos com discinesia e ratos com VCM induzidos por antipsicóticos, dois meses após interrupção desses medicamentos. Observaram diminuição na concentração de GAD na substância negra (57%, p<0,001), globo pálido medial (26%) e núcleo subtalâmico (32%) em macacos com DT em relação a macacos tratados com antipsicóticos sem DT e macacos controle. Em ratos com VCM, observaram diminuição da GAD na substância negra (globo pálido e núcleo subtalâmico não foram investigados). Concluíram que os sistemas GABA estriado-nigral e acumbente-palidal ficam suprimidos durante administração por longo prazo de antipsicóticos, pois há inibição da atividade dos neurônios GABA estriatais que enviam projeções para globo pálido, substância negra e núcleo subtalâmico. Em humanos, foi observada diminuição de GAD no núcleo subtalâmico e tendência à diminuição de GAD na parte medial do globo pálido em pacientes com DT (que recebiam antipsicóticos até a morte), comparando com grupos-controles (que nunca receberam antipsicóticos). A GAD estava diminuída na substância negra em um paciente, que tinha DT comprovadamente persistente (Andersson *et al.*, 1989). Foi observado também que há aumento da sensibilidade de receptores GABA em SNr e outras áreas dos gânglios da base depois de tratamento crônico de ratos com VCM com antipsicóticos (Tamminga *et al.*, 1985; Egan *et al.*, 1997). Desse modo, um possível mecanismo causador da DT poderia ser a desinibição de vias de DA nigrofugais que normalmente estariam sob inibição tônica por GABA (Gunne e Häggström, 1985).

A injeção de antagonista GABA na substância negra em ratos produz VCM (Gunne e Häggström, 1985). Além disso, agonistas GABA, como muscimol, clonazepan ou medicações, que aumentam a concentração de GABA, melhoram DT em até 45%, mas geralmente são necessárias doses altas, que podem produzir ataxia e sedação (Scatton *et al.*, 1985; Tamminga *et al.*, 1985; Gunne e Häggström, 1985). Porém, a maioria dos estudos falhou em mostrar uma resposta específica da DT a agentes GABA (Jeste e Wyatt, 1981a; Soares, 1997).

Por outro lado, Pahl *et al.* (1995) fizeram estudo com *positron emisssion tomography* para medir metabolismo regional de glicose nos gânglios da base. O nível de metabolismo de glicose nessa região refletiria, em última instância, o nível de atividade de neurônios GABAérgicos, já que estes constituem a grande maioria da população neuronal dos gânglios da base. Nos pacientes com DT observaram aumento relativo do metabolismo no globo pálido (em 57% dos pacientes) e diminuição relativa do metabolismo cortical nas áreas parietal e frontal (em 21% dos pacientes). Em 14% dos pacientes observaram as duas alterações citadas. Também observaram aumento do metabolismo no giro pré-central em pacientes com DT. Esse achado é diferente do observado nas doenças coreiformes, nas quais há diminuição da atividade nos gânglios da base, e é contrário à hipótese de diminuição da função GABA. A hiperatividade no globo pálido indica hiperatividade da via estriatopalidal, aumento de atividade de interneurônios no globo pálido ou ambos, já que quando células são estimuladas a utilização de glicose aumenta principalmente nos dendritos e sinapses, onde a energia utilizada por dado volume é bem maior do que a do corpo celular. O aumento do metabolismo no giro pré-central reflete aumento da atividade do giro motor primário, causada por ativação direta pelo trato pálido-tálamo-cortical ou por inclusão dos movimentos involuntários em gestos com propósito parcial. Assim, existem várias evidências a favor da hipótese GABA, mas esta precisa ainda ser confirmada.

A diminuição da concentração de GAD e da função GABA observada pode ser funcional ou decorrente de lesão de neurônios (Gunne e Häggström, 1985). O tratamento crônico com antipsicóticos poderia levar à supersensibilidade DA no estriado, que levaria à redução da função do sistema GABA na SNr e GPi, áreas de projeção estriatal. A correção de qualquer um dos dois defeitos poderia melhorar a DT, mas estudos clínicos com agonistas GABA não mostram benefícios (Tamminga *et al.*, 1985; Gerlach e Hansen, 1992). A diminuição de função dos neurônios GABA também poderia ser decorrente de disfunção neuronal causada por aumento de radicais livres. Essa disfunção seria decorrente da reação dos radicais livres com proteínas e lipídeos das membranas, pois ácidos graxos insaturados podem ser rapidamente destruídos por oxidação (Horrobin *et al.*, 1994). São produzidos a partir da degradação de catecolaminas, que estariam aumentadas pelo bloqueio pós-sináptico efetuado pelos antipsicóticos (Egan *et al.*, 1997).

Outro mecanismo seria a perda de neurônios GABA no estriado, especialmente neurônios grandes do caudato, que foi demonstrada em ratos que receberam tratamento a longo prazo com antipsicóticos (Lohr e Wisniewski, 1987; Dalgalarrondo e Gattaz, 1994). Essas perdas neuronais seriam semelhantes às que ocorrem na doença de Huntington, na qual há perda de neurônios estriatais GABA (Reynolds, 1994). Andersson *et al.* (1989) propuseram que a perda neuronal poderia ser progressiva, com comprometimento dos vários núcleos (subtalâmico, substância negra e globo pálido medial), à medida que o distúrbio progride. Por outro lado, distúrbios dos sistemas GABA nos diferentes núcleos podem estar associados a formas diferentes de discinesia.

Essas perdas neuronais poderiam ser evidenciadas em estudos *post-mortem* ou de neuroimagem. Estudos *post-mortem* em pacientes com DT indicaram anormalidades estruturais não específicas no SNC. Foram observadas alterações e diminuição de caudato e substância negra em alguns pacientes com DT, mas os achados não são consistentes (Lohr e Wisniewski, 1987; Brown *et al.*, 1996). Em relação a estudos de neuroimagem, em alguns trabalhos com tomografia computadorizada de crânio foi observado alargamento ventricular e em outros há evidência de atrofia de estriado, especialmente caudato, em subgrupo de pacientes com DT. Alterações em substância negra e putâmen não são bem visualizadas na tomografia computadorizada de crânio (Lohr e Wisniewski, 1987). Dalgalarrondo e Gattaz (1994) compararam tomografia computadorizada de crânio de 30 pacientes com DT e 30 sem DT e observaram que pacientes com DT apresentaram sulco temporal esquerdo maior e menor relação caudato/cérebro esquerda. Já Pahl *et al.* (1995), estudando 12 pacientes com DT, observaram, na tomografia computadorizada de crânio, atrofia cortical em três e ausência de alterações nos outros nove e estriado normal em todos. Por outro lado, Brown *et al.* (1996) compararam tomografia computadorizada de crânio de 15 pacientes com DT com 25 sem DT e observaram caudato esquerdo significativamente maior e tendência a caudato maior no lado direito em pacientes com DT e atribuem esse aumento a possível defeito no neurodesenvolvimento. No entanto, na maioria dos estudos com tomografia computadorizada de crânio e ressonância magnética de crânio, não há relato de alterações em pacientes com DT quando estes são comparados a pacientes sem DT (Pahl *et al.*, 1995). As alterações observadas em alguns estudos poderiam não ser necessariamente decorrentes do uso de antipsicóticos; poderiam estar presentes antes do uso de antipsicóticos, predispondo o tecido neuronal ao dano pelo uso prolongado desses medicamentos (Dalgalarrondo e Gattaz, 1994).

O mecanismo pelo qual as lesões dessas vias GABA poderiam ocorrer não está claro (Lohr e Wisniewski, 1987; Pahl *et al.*, 1995). Smith e Baldessarini (1980) apontaram que o risco de DT aumenta com a idade e isso pode ser devido à perda neuronal ou à perda de função mitocondrial que ocorre com o aumento da idade, tornando os neurônios que contém GABA mais sensíveis à toxicidade dos antipsicóticos.

A toxicidade dos antipsicóticos poderia ser mediada pelo aumento do metabolismo de catecolaminas causado por eles. Antipsicóticos, através do bloqueio de receptores de DA, causam aumento secundário da renovação e metabolismo de DA, podendo levar à formação de quinonas de DA e peroxido e hidrogênio, através da ação da enzima monoaminoxidase (MAO), que degrada as catecolaminas. Além disso, o bloqueio dos receptores de DA do estriado levaria a aumento do glutamato da fenda, causando estresse oxidativo nesses neurônios (Tsai *et al.*, 1998). Esses radicais livres, agentes muito reativos, levariam à desestabilização de membranas mediante peroxidação de lipídios e oxidação de proteínas, provocando disfunção ou lesão neuronal que causaria a DT (Cadet *et al.*, 1986; Egan *et al.*, 1992). A presença excessiva de radicais livres também pode causar disfunção mitocondrial e está relacionada de perto com toxicidade celular (Andreassen *et al.*, 1996). No entanto, as evidências de aumento de radicais livres são indiretas. Além do aumento do metabolismo de DA, ocorrem outras alterações indicativas de aumento de radicais livres com o uso prolongado de antipsicóticos. Outra alteração descrita é o aumento do nível de manganês e ferro nos gânglios da base. Estes são metais de transição que facilitam produção de radicais livres (Lohr e Wisniewski, 1987). Outra evidência é o aumento da peroxidação de lipídios, diminuição de ácidos graxos essenciais, e depleção de glutationa dismutase (enzima que remove radicais livres) no líquor e no estriado após tratamento com antipsicóticos (Pai *et al.*, 1974; Lohr e Caligiuri, 1996). É observada também diminuição do nível sérico de vitamina E em pacientes com DT (Brown *et al.*, 1988). O envolvimento de radicais livres oferece explicação para certos fatores de risco, como idade avançada, fumo e abuso de álcool, todos associados com aumento da produção de radicais livres ou dano (Lohr e Caligiuri, 1996). Além disso, a menor indução de sensibilidade comportamental à apomorfina em ratos quando se administra vitamina E, um quelador de radicais livres, junto com antipsicótico indicaria que os radicais livres têm papel na produção dessa supersensibilidade (Gattaz 1995).

Os antipsicóticos também podem ter ação tóxica direta nos neurônios. O haloperidol reduz atividade do complexo I de transporte de elétrons da cadeia respiratória das mitocôndrias e se relaciona com morte celular, porque interfere na respiração da célula. A inibição de complexo I está associada a lesões seletivas em estriado e a várias síndromes extrapiramidais, como as doenças de Parkinson e de Huntington (Burkhyardt *et al.*, 1993). Andreassen *et al.* (1996) observaram aumento reversível de VCM em ratos durante administração de ácido 3-nitropropiônico (3-NP), uma toxina mitocondrial que também inibe o complexo I. Desse modo, distúrbio no metabolismo de energia causado por antipsicóticos, um mecanismo tóxico celular potencial, estaria envolvido no desenvolvimento de VCM em ratos e provavelmente DT em humanos. Além disso, a alteração do metabolismo de energia poderia potencializar o efeito tóxico dos radicais livres (Andreassen *et al.*, 1996).

Outro modo pelo qual o uso de antipsicóticos poderia lesar neurônios estriatais seria o aumento da atividade de neurônios glutamatérgicos corticais decorrente do bloqueio dos neurônios do estriado pelos antipsicóticos, que poderia então exceder os níveis requeridos para funções tróficas e excitatórias, levando à neurotoxicidade (Chakos, 1996; Andreassen *et al*., 1996).

Outras hipóteses seriam a degeneração por desuso dos neurônios bloqueados pelos antipsicóticos (Gunne e Häggström, 1985) ou a toxicidade por outras substâncias, como a fenilalanina (Richardson *et al*., 1997).

5. HIPERATIVIDADE DAS VIAS NORADRENÉRGICA E DOPAMINÉRGICA

O aumento da atividade pré-sináptica de catecolaminas, com aumento da síntese e renovação, diminuição da recaptação, crescimento neuronal ou atividade alterada de enzimas, como a monoamino-oxidase e a dopamina-beta-hidroxilase, poderia também explicar a DT (Jeste e Wyatt, 1981a). Essa hipótese foi feita a partir de observações em macacos, nos quais se constatou que os que apresentavam discinesia excretavam mais noradrenalina e DA na urina e tinham, em relação a controles, maior concentração de ácido homovanílico (metabólito da DA) no líquor (Lohr e Wisniewski, 1987). Em pacientes com DT foi observada diminuição da atividade da monoamino-oxidase e dopamina-beta-hidroxilase (enzimas que degradam catecolaminas) em linfócitos, plaquetas e no plasma. Também foi observado aumento da atividade plasmática de dopamina-beta-hidroxilase sérica em pacientes com DT, mas uma correlação positiva entre essas enzimas no sangue e no cérebro precisa ser comprovada.

Esses achados, junto com relatos de aumento de ácido homovanílico no líquor de alguns pacientes com DT, aumento de catecolaminas na urina e aumento de metabólitos destas no líquor, sugerem que aumento da liberação de neurotransmissores pode ser um dos mecanismos envolvidos em certos subtipos de DT (Cross *et al*. 1985). Além disso, foi observado aumento de dopamina-beta-hidroxilase em pacientes com DT e correlação entre níveis de noradrenalina no líquor e severidade de DT (Casey, 1993a). Esses dados dão apoio a uma hipótese de hiperatividade pré e não pós-sináptica dos sistemas de catecolaminas na DT (Jeste e Wyatt, 1981a). Essa hiperatividade foi observada por Lieberman *et al*. (1989), que notaram aumento no nível de noradrenalina no líquor após administração de clozapina, mais acentuado nos pacientes com DT, indicando possível sensibilidade do sistema noradrenérgico. Outra evidência de aumento da liberação de DA pré-sinaptica na DT seria a diminuição, após administração de antipsicóticos, dos níveis de neopterina e biopterina no líquor de pacientes com DT, enquanto esse nível aumenta nos outros pacientes. Neopterina e biopterina são metabólitos de tetrahidrobiopterina, co-fator para tirosina-hidroxilase, a enzima que participa do metabolismo de DA e serotonina. A diminuição destas após uso de antipsicóticos nos pacientes com DT poderia refletir resposta ao bloqueio DA mais rápida de sistemas DA supersensíveis na DT, diminuindo rapidamente disponibilidade de tetrahidrobiopterina para produzir tirosina-hidroxilase e, como conseqüência, diminuindo liberação de DA (Fleischhacker *et al.*, 1993).

Muitos dos dados farmacológicos não permitem a separação do papel dos sistemas noradrenalina e DA na DT, e muitas da evidências indicando hiperatividade dopaminérgica na DT podem ser interpretadas como indicadoras de hiperatividade noradrenérgica. Um exemplo disso é a propriedade de medicamentos que pioram a DT, como anfetamina e metilfenidato, por serem agonistas de DA e noradrenalina. Outro exemplo é o fato de os antipsicóticos serem antagonistas de DA e de noradrenalina também (Lohr e Wisniewski, 1987). Os neurônios estriatais têm grande quantidade de receptores de noradrenalina, mas seu papel é desconhecido. O achado de aumento do nível de noradrenalina na DT e os relatos de tratamentos bem-sucedidos de DT com inibidor de dopamina-beta-hidroxilase, com beta-bloqueador (propranolol) e com inibidor de atividade pré-sináptica de noradrenalina (clonidina) em alguns pacientes indicam que a possível contribuição de sistema noradrenalina é importante (Jeste e Wyatt, 1981a).

6. ALTERAÇÕES DE NEUROPETÍDEOS MODULADORES

Os neuromoduladores encontrados em abundância no estriado, como endorfinas, encefalina, substância P, somatostatina e colecistoquinina, podem estar envolvidos na fisiopatologia da DT, mas existem poucos estudos sobre a importância dos neuropeptídeos na DT, e a maior parte do foco foi na interação destes com mecanismos dopaminérgicos (Lohr e Wisniewski, 1987).

A colecistoquinina (CCK) é um neuropeptídeo que coexiste com DA nos neurônios mesolímbicos e nigroestriatais. Inibe a liberação de DA no estriado e acumbente, bem como os movimentos orais induzidos por injeção aguda de agonista D_1. Sua concentração está diminuída na substância negra e globo pálido de pacientes com Huntington. A administração de CCK inibe VCM em ratos (Stoessl *et al.*, 1989), assim como ceruletide, um análogo de CCK, também diminui em membrana estriatal o número de locais de ligação de D_1 (Ashizawa *et al.*, 1996). Esses últimos autores sugerem que um aumento relativo de atividade D_1 e função CCK diminuída podem contribuir para a patogênese da DT.

A adenosina é outro modulador da função neuronal, e existem evidências de interação entre receptores de DA do tipo D_2 e de adenosina do tipo A_2 em neurônios do estriado. A ativação de receptores A_2 inibe atividade motora induzida por agonista DA em ratos com lesão nas vias dopaminérgicas nigroestriatais. A administração crônica de antipsicóticos que bloqueiam D_2 produz aumento de A_2 (Parsons *et al.*, 1995).

7. ALTERAÇÕES DE SISTEMAS COLINÉRGICOS

Klawans (1973) sugeriu que sistema colinérgico poderia ter papel na DT, pela piora dos sintomas da DT com anticolinérgicos. Essa piora seria decorrente do aumento de DA disponível com o bloqueio colinérgico. Porém, depois, o papel da acetilcolina na DT foi questionado (Ananth, 1979) e a maioria dos estudos falhou em mostrar uma resposta específica da DT a agentes colinérgicos (Jeste e Wyatt, 1981a; Soares, 1997). Em estudo clínico, Lieberman *et al.* (1988) observaram ausência de resposta significativa da DT a colinérgicos e anticolinérgicos. Em alguns estudos com animais, também não foi observada piora dos movimentos com administração de anticolinérgicos (Stoessl *et al.*, 1989).

8. ALTERAÇÕES DE ÁCIDOS GRAXOS

As membranas celulares são responsáveis por regular a atividade neuronal. São constituídas de fosfolípides, ácidos graxos e moléculas de colesterol. Os fosfolípides, o colesterol e os ácidos graxos podem ser sintetizados no organismo, porém os ácidos graxos essenciais não podem. Existem 12 ácidos graxos essenciais em duas séries, n-3 (da qual faz parte o ácido linoleico) e n-6 (da qual faz parte o ácido alfa-linoleico). Estes têm papel-chave na manutenção da fluidez da estrutura das membranas, são precursores de eucosanóides (prostaglandinas e leucotrienos), que modulam a condução nos nervos e a liberação e a recaptação de neurotransmissores e podem exercer efeitos nas funções dos receptores. Anormalidades desses ácidos graxos essenciais no cérebro podem interferir na função de receptores de DA, produzindo anormalidades de movimento e de funções mentais (Horrobin et al., 1994; Vaddadi et al., 1996). Anormalidades de ácidos graxos essenciais foram implicadas na esquizofrenia e na discinesia tardia, e foi observada redução do nível plasmático de ácidos graxos essenciais da série n-6 no plasma e na membrana de hemácias de pacientes com esquizofrenia e principalmente em pacientes com esquizofrenia e DT (Horrobin et al., 1994). Vaddadi et al. (1996) mediram níveis de ácidos graxos essenciais duas vezes, com intervalos de cinco anos no plasma e em hemácias de 47 pacientes ambulatoriais com esquizofrenia com e sem DT e 39 controles normais. Na primeira medida, pacientes com DT tinham níveis mais baixos de ácido linoleico (da série n-6) e de ácido gama linoleico (da série n-6), níveis mais altos de ácido dihomo-gamma linoleico (da série n-6) e níveis elevados dos metabólitos da série n-3 comparados com controles. No seguimento, o padrão dos ácidos graxos da série n-6 se repetiu e na série n-3 não houve diferença. Observaram que a taxa ácido linoleico/ácido dihomo-gamma linoleico está reduzida em esquizofrênicos, especialmente os que têm DT. Isso pode ser devido a déficit da incorporação dos ácidos graxos essenciais à membrana, por problemas no metabolismo ou por peroxidação de lípides no sistema nervoso central causada pelos antipsicóticos. A instabilidade de ácidos graxos essenciais em pacientes foi maior do que em controles. Esta pode refletir dificuldade para incorporar ácidos graxos essenciais a membranas neuronais, afetando o desenvolvimento cerebral e aumentando a vulnerabilidade para desenvolver supersensibilidade a antipsicóticos e DT. O quanto se podem generalizar resultados de ácidos graxos essenciais em plasma e em ácidos graxos essenciais e seus níveis no cérebro ainda precisa ser estabelecido.

9. SUBTIPOS DE DISCINESIA TARDIA

A falta de homogeneidade de resposta aos tratamentos e a inconsistência dos achados experimentais levaram investigadores a propor que a DT teria subtipos. Lieberman et al. (1988) estudaram efeito de agonistas e antagonistas DA e de acetilcolina na DT e não observaram mudanças significativas, do ponto de vista estatístico, para as quatro medicações. Porém, quando separaram os pacientes em um grupo distônico e outro coréico, observaram diferenças de resposta. O grupo coréico piorou com bromocriptina e melhorou com haloperidol, e a resposta dos pacientes com distonia foi mais consistente e compatível com hipótese hipodopaminérgica de distonia, pois melhorou com agonistas de DA. Já Chiu e Lee (1989) afirmaram que não há hipótese convincente para a fisiopatologia da distonia tardia. A melhora vista com o tratamento com anticolinérgicos e depletores de DA sugere que ocorre pelo desbalanço entre os sistemas dopaminérgico e colinérgico, mas o efeito positivo de bloqueador de canal de cálcio levanta a hipótese de alterações em outros sistemas. Quanto à acatisia tardia, Burke *et al.* (1989) propuseram que está relacionada com aumento da atividade dopaminérgica nas vias mesolímbica e mesocortical.

Outra divisão proposta baseou-se na localização dos movimentos. A SNr seria mais importante para atividades em área oral, enquanto discinesia em membros parece envolver mais o GPi (Scheel-Krüger e Arnt, 1985). Brown e White (1992) observaram que a DT generalizada está relacionada ao maior grau de atrofia do caudado, associada com perda difusa de neurônios no estriado. A DT orofacial seria decorrente de lesão de neurônios de projeção tipo II, menos numerosos, com menor evidência de atrofia na tomografia computadorizada de crânio. Lohr e Wisniewski (1987) propuseram que pacientes com movimentos coreoatetóicos mais generalizados teriam deficiência de mecanismos de detoxificação de radicais livres, que levaria a maior dano estriatal, com perda de neurônios estriatais de projeção médios GABAérgicos. Enquanto isso, os pacientes com DT orofacial teriam lesão neuronal por radicais livres, mas como resultado de anos de exposição a excesso de DA e NA, e, por isso, esta seria mais comum em idosos. Essa lesão ocorreria nos neurônios grandes do estriado e nos interneurônios com acetilcolina. Esse circuito, que representa porção menor do estriado, requereria menor área lesada para produzir sinais clínicos do que o primeiro circuito, e essa poderia ser a causa de a DT orofacial ser mais comum do que as generalizadas.

10. CONCLUSÃO

Não há teoria que explique completamente as causas subjacentes desse distúrbio complexo, e é simplista esperar que uma única hipótese explique todos os possíveis subtipos de tal distúrbio (Casey, 1993a; Jeste e Wyatt, 1981a). A DT provavelmente é um distúrbio heterogêneo que depende de vários mecanismos patogênicos (Gerlach, 1985). O funcionamento dos gânglios da base é bastante complexo e depende do balanço sutil entre vários neurotransmissores e sensibilidade de receptores de diferentes tipos e localizações, de modo que não se pode focar atenção em um sistema isolado, pois mudanças em um se associam a mudanças em outros (Andersson *et al.*, 1989). Há, provavelmente, envolvimento dos vários sistemas dos gânglios da base, que são principalmente GABA e de seus moduladores, DA, noradrenalina, acetilcolina e peptídeos (Jeste e Caligiuri, 1993). Há indícios de maior atividade DA e noradrenalina e menor atividade GABAérgica, e de lesão em estruturas dos gânglios da base.

IV. EPIDEMIOLOGIA

1. INTRODUÇÃO

A maioria dos estudos epidemiológicos sobre DT procura estabelecer sua prevalência em várias populações que recebem antipsicóticos. Há também estudos que avaliam a prevalência da DT e da discinesia espontânea (sem uso de antipsicóticos) e trabalhos que pesquisam a incidência e o curso a longo prazo da DT.

2. PREVALÊNCIA

A prevalência da DT é estimada principalmente através de estudos de coorte, encontrados em grande número na literatura (Tabelas 8 e 9). Kane *et al.* (1988), em um grande estudo de prevalência em pacientes ambulatoriais e internados, observaram uma taxa de 23,4%. Entretanto, as taxas de prevalência da DT variam de 0,5% até 70% (Casey, 1993a) e na média são de 24,2% (Yassa e Jeste, 1992).

Alguns fatores podem explicar essa variação: época de realização do estudo, diferenças na população, na idade média da amostra, no diagnóstico psiquiátrico, no local de tratamento, na metodologia de avaliação da DT e no seu tratamento, além da possível presença de falsos positivos por diagnóstico incorreto.

A prevalência varia de acordo com a época do estudo realizado; estudos mais antigos geralmente têm menor prevalência. Brandon *et al.* (1971) observaram prevalência de 22,5% em pacientes com doença psiquiátrica crônica internados, enquanto Van Harten *et al.* (1996a) observaram prevalência de 39,7% em população semelhante. Revisões constataram que a prevalência média encontrada em estudos aumentou da década de 60 para a de 70, mas não aumentou da década de 70 para a de 80 (Gráfico 2).

Gráfico 2. Prevalência média (%) de DT de acordo com época do estudo

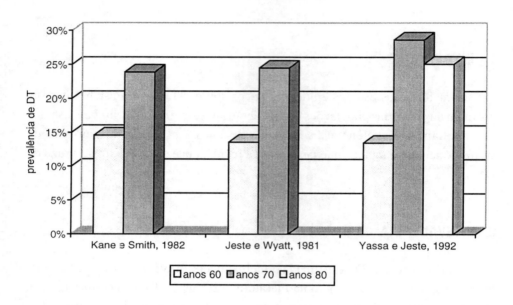

Esse aumento da década de 60 para a de 70 pode ter ocorrido pela maior atenção dada à DT, e pela utilização de escalas e avaliações mais cuidadosas. No entanto, alguns fatores podem ter contribuído para um aumento real da prevalência até o início da década de 80: o aumento do número de pacientes que usaram antipsicóticos por longo período; o uso de doses maiores; e o uso de antipsicóticos de alta potência, expondo os pacientes a maior bloqueio dopaminérgico. Nas décadas seguintes, a prevalência manteve-se estável, provavelmente porque o aparecimento de casos novos passou a ser compensado pela morte de pacientes com DT e pela remissão de casos existentes.

A variação de prevalência, inclusive em estudos realizados na mesma época, pode ser devida a diferenças na população estudada. Desde que a prevalência de DT depende da incidência e do curso a longo prazo, populações com maior incidência e maior persistência de DT têm maior prevalência.

A idade é o fator de risco mais conhecido para maior incidência e persistência da DT, mas existem outros fatores que influenciam a incidência e, conseqüentemente, a prevalência, como o diagnóstico, presença de doença cerebral orgânica associada, sintomas negativos e maior uso acumulado de antipsicóticos.

A prevalência varia com a idade média da amostra, independentemente do diagnóstico ou de internação, como mostra o estudo de Johnson *et al.* (1982), no qual observaram prevalência de 56% de DT em pacientes acima de 45 anos e de 32% em pacientes abaixo de 45 anos.

Por outro lado, o diagnóstico, independentemente da idade, também influi na prevalência, já que pacientes idosos com doenças mentais crônicas apresentam maior prevalência de DT (36,1%) que idosos com doenças mentais agudas de início tardio (16,5%) (Woerner *et al.*, 1991).

O local de tratamento também pode influenciar a prevalência de DT, não apenas por conta das caraterísticas dos pacientes encontrados nos diversos locais, mas também pela quantidade acumulada de antipsicóticos utilizada. Assim, há maior prevalência de DT em pacientes internados em hospitais para crônicos, geralmente mais velhos, com mais sintomas negativos, com altas taxas de doenças cerebrais orgânicas e maior uso acumulado de antipsicóticos. A prevalência de DT nessa população geralmente é por volta de 40%, quando se usa para diagnosticar DT o critério de Schooler e Kane (1982) (Waddington *et al.*, 1985; Ganzini *et al.*, 1991; Andrade Filho *et al.*, 1994; Van Harten *et al.*, 1996a). Enquanto isso, pacientes ambulatoriais têm menor prevalência de DT, cerca de 25% de acordo com o critério de Schooler e Kane (1982) em vários estudos (Woerner *et al.*, 1991; Poucher *et al.*, 1995; Browne *et al.*, 1996). Esses pacientes geralmente são acometidos de doenças menos graves, são mais jovens e têm menor uso acumulado de antipsicóticos.

A prevalência observada nos diversos estudos também varia em função da metodologia empregada. Em primeiro lugar, ocorrem variações de acordo com a definição de DT, pois alguns autores consideram DT vários tipos de movimento de aparecimento tardio, enquanto outros restringem esse termo aos movimentos coreoatetóicos. O modo de avaliação também causa variações na prevalência de DT. Desde a década de 80, os estudos usam escalas de avaliação, como a AIMS (*Abnormal Involuntary Movement Scale*) e outras (vide Capítulo VIII), na tentativa de sistematizar as observações e padronizar os resultados. Estudos que usam escalas geralmente encontram maior prevalência, já que com o uso delas a avaliação é sistemática. Kane e Smith (1982) concluíram que estudos que não usam escalas têm prevalência média de 13,9% e aqueles que utilizam escalas de avaliação têm prevalência média de DT de 24,4%. Há aumento da prevalência quando critérios diagnósticos menos estritos são usados, o que pode ser visto em vários trabalhos, como no de Fleischhauer *et al.* (1985), em que se constatou um aumento da prevalência à medida que o nível de gravidade de DT exigido para seu diagnóstico era menor (64% de DT leve, 29% de DT moderada e 7% de DT grave). Waddington *et al.* (1989) também encontraram essa variação, detectando uma prevalência de 37,5% de DT leve e de 12,5% de DT moderada (segundo o critério de Schooler e Kane, 1982).

Com o uso de escalas e critérios diagnósticos padronizados e universalmente aceitos, são eliminadas duas fontes de viés importantes: falta de observação sistemática e variação de nível de gravidade utilizado para o diagnóstico DT. Outros problemas relacionados à metodologia diagnóstica podem permanecer, como, por exemplo, as variações nas pontuações das escalas dadas pelos avaliadores, mesmo se bem treinados. Além disso, o modo como é realizada a avaliação dos pacientes influi nas taxas observadas, pois o estresse aumenta a intensidade e a observação disfarçada leva a taxas menores (Fleischhauer, 1985). Outro fator que influencia a variação é a flutuação intrínseca da DT, o que pode levar a falsos negativos. Um modo de minimizar a importância da variação entre avaliadores e das flutuações intrínsecas ou por estresse da DT é a avaliação dos pacientes por dois ou mais examinadores em mais de uma ocasião para cada medida (Jeste e Wyatt, 1981b). Outro modo de eliminar esses fatores seria a utilização de instrumentos que meçam ou quantifiquem a DT, pois com estes a subjetividade do observador deixaria de influir na medição (Stanilla *et al.*, 1996).

Outros fatores que modificam a prevalência observada de DT relacionam-se ao uso de antipsicóticos. A maior exposição acumulada a antipsicóticos aumenta a prevalência de DT, enquanto a dose de antipsicótico que o paciente está recebendo na época da avaliação tem relação inversa com a intensidade da DT. Doses maiores mascaram a DT, diminuindo a prevalência, por isso Kane e Smith (1982) sugerem que os antipsicóticos sejam retirados em uma parte da amostra. Desse modo, a prevalência desses falsos negativos seria estimada e a prevalência corrigida. Em 1988, Kane *et al.* observaram taxa de DT de 10% após retirada de antipsicóticos em 70 pacientes que não apresentavam DT previamente.

Podem ocorrer falsos positivos por diagnóstico errôneo do distúrbio de movimento, que pode ser confundido com tremores, acatisia, estereotipias e maneirismos. Outra causa de falsos positivos são movimentos discinéticos decorrentes de doenças neurológicas, próteses dentárias malfixadas e doenças clínicas (vide Capítulo VII). Kane *et al.* (1988), ao tentarem excluir casos falsos positivos com exames laboratoriais, encontraram muito poucos casos nos quais os movimentos involuntários pudessem ser atribuídos à causa orgânica com alto grau de confiabilidade. Já que nem sempre é possível fazer o diagnóstico diferencial quando os movimentos estão instalados, é importante saber se existiam movimentos involuntários anormais nos pacientes antes do uso de antipsicóticos, principalmente nos idosos. Também provocam diagnóstico falso positivo as discinesias espontâneas ou idiopáticas (Tabelas 10 e 11). Estas são idênticas à DT, e sua prevalência aumenta com a presença de doenças clínicas e neurológicas, como observado por Woerner *et al.* (1991), que constataram prevalência de 1,2% em idosos saudáveis e de 2,6% em idosos internados em clínicas geriátricas.

Encontra-se também aumento da prevalência de discinesia espontânea com o aumento da idade. Klawans e Barr (1982), examinando uma amostra de idosos saudáveis, observaram prevalência de 0,8% entre 50 e 59 anos, 6% entre 60 e 69 anos, 7% entre 70 e 79 anos de idade. Já os pacientes com esquizofrenia crônica não expostos a antipsicóticos apresentam alta prevalência de discinesia espontânea, até 36%, provavelmente associada ao processo da doença (Owens e Johnstone, 1982). Desse modo, seria apropriado, para obter a prevalência real de DT, subtrair do número observado em cada amostra o número esperado para a amostra de discinesias espontâneas ou secundárias a doenças neurológicas, clínicas e psiquiátricas em populações similares demograficamente, não tratadas com antipsicóticos.

A distonia tardia é um tipo de movimento involuntário anormal de aparecimento tardio mais raro que a DT, e sua prevalência tem sido determinada em alguns estudos mais recentes (Tabela 12). Varia de 1,5% (Friedman *et al.*, 1987) a 13,4% (Van Harten *et al.*, 1996a), dependendo do local e da população estudada.

A acatisia tardia é um outro tipo de movimento involuntário anormal de aparecimento tardio. A prevalência em pacientes com esquizofrenia fazendo tratamento ambulatorial com antipsicóticos é alta (48%, segundo Barnes e Braude, 1985). Em pacientes com esquizofrenia internados recebendo clozapina, a prevalência é menor (6,8%, de acordo com Chengappa *et. al.*, 1994).

3. INCIDÊNCIA

A incidência não pode ser inferida a partir da prevalência, porque o curso da DT nem sempre é progressivo, muitas vezes é flutuante e, às vezes, remite espontaneamente. Desse modo, são necessários estudos específicos para determinar a incidência de DT, de realização mais complexa, pois implicam seguimento longo de uma grande amostra de pacientes expostos pela primeira vez a antipsicóticos. Esses estudos começaram a ser realizados na década de 80 (Tabela 13), sendo o mais conhecido o de Kane *et al*. (1988), que avaliaram 850 pacientes jovens com vários diagnósticos e que iniciaram o uso de antipsicóticos. Observaram uma incidência cumulativa de 5% ao ano até quatro anos. Jeste *et al*. (1995), em estudo mais recente, avaliando pacientes idosos, observaram incidência cumulativa maior, de 26,1% em um ano, 51,7% em dois anos e 59,8% em três anos. Já Caligiuri *et al*. (1997), igualmente avaliando idosos que recebiam dose muito baixa de antipsicótico, observaram incidência cumulativa de 2,5% em um ano, 12,1% em dois e 22,9% em três anos. Por outro lado, Chouinard (1988) observou incidência acumulada de 8,4% ao ano em cinco anos e taxa de remissão de 5,5% ao ano no mesmo período, o que leva a uma taxa de incidência corrigida de 2,9% ao ano. Tollefson *et al*. (1997) verificaram incidência de DT em pacientes que recebiam haloperidol e olanzapina e observaram taxa de 4,6% e 1%, respectivamente, em 12 meses.

4. CURSO E PROGNÓSTICO

A DT ocorre após uso acumulado de antipsicóticos por três meses ou mais, mas geralmente se inicia após período mais prolongado, e a incidência aumenta quanto maior o tempo de uso. O início pode ser insidioso ou abrupto e os movimentos discinéticos variam muito de intensidade com o decorrer do tempo, piorando agudamente com a retirada dos antipsicóticos e melhorando temporariamente com o aumento da dose desses medicamentos (vide Capítulo VI).

O curso a longo prazo nem sempre é progressivo ou persistente, como já apontava Kline em 1968, que questionava a existência de DT persistente pela baixa prevalência de casos relatados na época e concluía que era um efeito colateral reversível. A remissão é mais freqüente com a retirada de antipsicóticos, embora possa ocorrer mesmo com o uso continuado deles. O processo de remissão é lento, demorando até três anos, e a taxa de remissão aumenta com o tempo de seguimento. De qualquer modo, para determinar se há remissão, é necessária a observação por um longo prazo, já que as flutuações a curto prazo levam a impressões errôneas sobre a evolução. Em alguns casos, a remissão após a descontinuação da medicação pode ser seguida de recorrência e persistência subseqüente com reintrodução dos antipsicóticos (Yagi e Itoh, 1987). Essa evolução também foi observada em estudos com macacos Cebus (Domino, 1985). Os estudos avaliando curso a longo prazo de DT estão resumidos na Tabela 14.

Há uma alta taxa de remissão da DT, entre 57% e 100%, após a retirada de antipsicóticos (Jeste *et al.*, 1979; Yagi e Itoh, 1987). Contudo, apesar de muitos estudos demonstrarem que a DT evolui melhor em pacientes sem antipsicóticos do que naqueles que recebem antipsicóticos, o uso destes geralmente é necessário para controlar a doença psiquiátrica subjacente e nem sempre pode ser interrompido. Assim, estudos que avaliam a evolução da DT com uso de antipsicóticos são importantes para determinar o curso desta nas condições usuais de tratamento. Na maioria dos estudos, as doses são reduzidas quando há aparecimento de DT. Gardos *et al.* (1987) avaliaram a evolução de DT grave por 10 anos. Os pacientes receberam tratamento para DT e a suspensão dos antipsicóticos foi possível em apenas 26% dos pacientes, enquanto no restante a dose foi reduzida. A evolução foi bastante heterogênea (redução de 25% da pontuação média, mas apenas cinco pacientes apresentaram redução da pontuação maior do que 50%). Em um estudo com pacientes com DT leve, Gardos *et al.* (1988) observaram, com o decorrer do tempo, aumento do número de pacientes sem DT e melhora na pontuação média na escala de avaliação de DT. Já em estudo de 1994, Gardos *et al.* (1994) observaram que a prevalência de DT se manteve estável ao longo de 10 anos em um grupo de pacientes ambulatoriais tratados com antipsicóticos.

Várias pesquisas procuraram avaliar o curso longitudinal da DT em pacientes que recebiam antipsicóticos de forma contínua. Algumas delas observaram que a prevalência manteve-se estável ao longo do estudo (Bergen *et al.*, 1989; Robinson e McCreadie, 1986), enquanto Chouinard *et al.* (1988) verificaram aumento da prevalência com o tempo.

O curso da DT não é uniforme, varia de persistente a flutuante, com remissões e recaídas ao longo do tempo. Bergen *et al.* (1989) observaram que 24% dos pacientes apresentaram DT flutuante e que em 13% a 23% dos pacientes ocorria grande variabilidade da intensidade da DT anualmente. Já Robinson e McCreadie (1986) e Glazer *et al.* (1991) observaram que cerca de 40% dos pacientes tinham DT flutuante. A taxa de remissão observada por Chouinard *et al.* (1988) foi de 24% em cinco anos, o que representa taxa anual de 5,5%, enquanto Bergen *et al.* (1989) observaram taxa de remissão de 11% em cinco anos. Por outro lado, a distonia tardia parece ter menor taxa de remissão, com ou sem retirada de antipsicóticos (Burke *et al.*, 1982; Shapleske *et al.*, 1996; Gardos *et al.*, 1987) (Tabela 15).

5. CONCLUSÃO

A prevalência média da DT em estudos mais recentes, que usam escalas e critérios diagnósticos padronizados, gira em torno de 20% a 25% na população psiquiátrica que usa antipsicóticos, mas varia de acordo com a população estudada, com maior prevalência em idosos e pacientes crônicos que usaram maior dose total de antipsicóticos. A incidência gira em torno de 5% ao ano, maior em pacientes idosos e menor com uso de dose menor de antipsicóticos. A prevalência atinge um platô, pois o aparecimento de casos novos é compensado pela remissão de alguns e pela morte de pacientes com DT.

Em relação à incidência e ao curso, pode-se concluir que a DT instala-se lentamente, seu curso é bastante variado e geralmente se estabiliza, pode melhorar gradualmente ao longo dos anos e na maioria dos casos não piora progressivamente, mesmo com o uso continuado de antipsicóticos. Em alguns pacientes, pode ocorrer remissão rápida após a retirada de antipsicóticos, enquanto em outros sua intensidade varia muito de acordo com o tempo, podendo dar a falsa impressão de remissão (Yagi e Itoh, 1987). Parece haver ainda subgrupo distinto de pacientes que desenvolve rapidamente forma grave de DT (Kane *et al.*, 1985). Desse modo, o curso da discinesia tardia não pode ser dividido, de forma clara, em persistente e flutuante. Seria mais apropriado considerar o curso como um contínuo de persistência à resolução.

Tabela 8. Estudos de prevalência de DT

REFERÊNCIA	TIPO DE ESTUDO / LOCAL	NÚMERO DE PACIENTES	ESCALA / CRITÉRIO DIAGNÓSTICO	IDADE (ANOS)	DIAGNÓSTICO / LOCAL DE TRATAMENTO	PREVALÊNCIA DA DT
Faurbye et al. (1964)	Coorte / Dinamarca	417	-/-	<30 a >60	Mulheres com doenças mentais / Internadas	26%
Brandon et al. (1971)	Coorte / Inglaterra	910	- / Movimentos coréicos em região orofacial por 30 segundos	18 a >80	Doenças mentais e neurológicas / Internados	15,3% em homens e 30,5% em mulheres. Discinesia grave: 1% em homens e 2% em mulheres
Smith et al. (1978)	Coorte / EUA	377	AIMS / Gravidade da discinesia em pelo menos uma área	60,14 (média)	293 com esquizofrenia crônica / Internados	Usando nível de corte de 2: 60% e de 4: menos de 10%. Usando critério de três (moderado) ou mais em uma área 30,03%
Johnson et al. (1982)	Coorte / Austrália	66	AIMS / Critério para DT: dois em pelo menos uma área.	De <33 a >57	Vários / Ambulatoriais	Acima de 45 anos 56% e abaixo de 45: 32%.
Owens e Johnstone (1982)	Coorte / Inglaterra	364	AIMS e Rockland / dois ou mais (em um item da AIMS)	56,9 (média)	Esquizofrenia crônica / Internados por 26 anos em média	Moderada em 50%. Localização: língua em 35%, lábios em 28,1%, mandíbula em 23,7% em membros e tronco em 15%
Barnes et al. (1983)	Prospectivo de três anos / Inglaterra	Reavaliaram 99 de 182	Vídeo, escala de Barnes / pontuação em região orofacial leve ou maior	53,3 (média)	Vários / Internados e ambulatoriais	Prevalência de 39% na primeira medida e 47% na segunda.
Yassa et al. (1983)	Coorte / -	83	AIMS / Pelo menos dois em uma área	50 (média)	Transtornos do humor / Ambulatoriais	41%
Gualtieri et al. (1984)	Prospectivo / EUA	41	AIMS / Critério de Gualtieri para DT e de retirada	12,8 (média)	Vários / internados e Ambulatoriais	7,31%
Barnes e Braude (1985)	Coorte / EUA	82	Simpson / -	44,3 (média)	Esquizofrenia crônica / Ambulatoriais	Nos pacientes com acatisia crônica, DT orofacial moderada a grave em 39% e em membros em 56%. Nos pacientes sem acatisia, 12% e 2%, respectivamente.
Chacko et al. (1985)	Coorte / EUA	87	AIMS / Pontuação maior ou igual a dois na AIMS	67 (mediana)	Vários / Clínica gerontopsi-quiátrica e ambulatoriais	47%
Fleischhauer et al. (1985)	Coorte / Suíça	646	Escala própria / Escala de 1-18. (leve <6, moderado 7-12, grave>12)	31 a 94	Doenças mentais / Internados	Leve: 64%; moderada: 29%; grave: 7%
Kane et al. (1985)	Coorte / EUA	291	-/-	84 (média)	Vários / Clínica geriátrica	16,5% nos que foram tratados (por 18 meses na média, o que indica grande susceptibilidade).
Owens et al. (1985)	Coorte / Inglaterra	411	AIMS / dois ou mais em um item da AIMS	56,9 (média)	Esquizofrenia crônica / Internação ≥ um ano	Pacientes expostos a antipsicóticos: 63% e pacientes expostos a maior dose por maior tempo: 70%
Waddington et al. (1985)	Coorte / Irlanda	68	AIMS / AIMS>=2 em pelo menos uma região orofacial	61,1 (média)	Esquizofrenia / Internados	41,2%

Tabela 8. Estudos de prevalência de DT (continuação)

REFERÊNCIA	TIPO DE ESTUDO / LOCAL	NÚMERO DE PACIENTES	ESCALA / CRITÉRIO DIAGNÓSTICO	IDADE (ANOS)	DIAGNÓSTICO / LOCAL DE TRATAMENTO	PREVALÊNCIA DA DT
Robinson e McCreadie (1986)	Seguimento 3,5 anos / Inglaterra	130	AIMS / Leve na AIMS total	?	Esquizofrenia / Internados e ambulatoriais	27% a 31%
Binder et al. (1987)	Coorte / Japão	126	AIMS / Leve e moderada a severa	38,5 (média)	Vários / Internados	14,2% tinham DT moderada a grave e 20,6% DT pelo menos moderada
Waddington et al. (1987)	Coorte / Irlanda	88	AIMS / Variável	62,6 (média)	Esquizofrenia crônica / Internados	DT leve em um local orofacial: 42%. DT leve em tronco e membros 14%. Segundo critérios de Schooler e Kane: 29%
Gureje (1988)	Coorte / Nigéria	147	AIMS / Variável	37 (média)	Vários / Internados em hospital psiquiátrico	26% (DT orofacial com AIMS de 2 em uma área) e de 19% (DT orofacial com duas áreas faciais com 2 ou uma com 3). 16% dos pacientes tinham DT em face e em outros locais
Chouinard et al. (1988)	Coorte / Canadá	169	ESRS / Schooler e Kane (1982)	47 (média)	Esquizofrenia / Ambulatoriais	44% em média
Kane et al. (1988)	Coorte / EUA	não relatado	AIMS / Schooler e Kane (1982)	?	Vários / Internados e Ambulatoriais	23,4%, de 12,3% em pacientes ambulatoriais em hospital de agudos até 37,5% nos pacientes internados em hospital de crônicos. A maioria dos casos era leve e não progressiva, e 6% desenvolveram forma moderadamente grave
Bergen et al. (1989)	Prospectivo / Austrália	231 no início e 101 no fim	AIMS / Schooler e Kane (1982)	48,8 (média)	Vários / Ambulatoriais	45% de DT persistente, mas os pacientes que não foram avaliados na segunda vez tinham idade significativamente menor, o que aumenta a prevalência da amostra analisada
Gureje (1989)	Coorte / Nigéria	147	AIMS / Leve, moderado e grave (respectivamente, dois, três e 4 em uma área)	38 (média)	Crônicos / Internados	leve: 27%, moderada: 20%, grave: 5%. Orofacial (pelo menos 2): 21%, apendicular (pelo menos 2): 17%
Waddington et al. (1989)	Coorte / Irlanda	40	AIMS / Graduação variada	41,6 (média)	Transtornos do humor / Ambulatoriais	≥mínima: 37,5%, principalmente orofacial. Só 12,5% satisfizeram o critério de Schooler e Kane (1982)
Ganzini et al. (1991)	Coorte / EUA	76 (38 diabéticos e 38 sob controle)	AIMS e St Hans / Schooler e Kane (1982)	62,3 e 61,3 (média) com e sem diabetes	Vários / Hospital de veteranos (internados ou não)	79% em diabéticos contra 53% nos outros, média na AIMS de 7,6 e 5,2. Pacientes com diabetes tinham mais DT moderada ou grave do que controles (45% contra 21%)
Woerner et al. (1991)	Coorte / EUA	1.441	Simpson modificada e AIMS / >2 na Simpson	33,1 a 83,9 (média)	Vários e sem diagnóstico psiquiátrico / Internados e ambulatoriais	23,4% no geral (na população mais jovem e menos crônica: 13,3%, em população mais velha e crônica: 36,1%). Taxa de falsos negativos (estimada com a retirada de antipsicóticos de um subgrupo): 34% (67% nos idosos e crônicos, 17% nos menos crônicos e mais jovens)

Tabela 8. Estudos de prevalência de DT (continuação)

REFERÊNCIA	TIPO DE ESTUDO / LOCAL	NÚMERO DE PACIENTES	ESCALA / CRITÉRIO DIAGNÓSTICO	IDADE (ANOS)	DIAGNÓSTICO / LOCAL DE TRATAMENTO	PREVALÊNCIA DA DT
Woerner et al. (1993)	Prospectivo de 43 semanas / EUA	160 (24 com diabetes)	AIMS / Schooler e Kane (1982)	76,3 e 77,2 (com e sem diabetes)	Vários e sem diagnóstico psiquiátrico / Ambulatoriais	54,1% dos diabéticos e 25,6% dos sem diabetes desenvolveram DT
Andrade Filho et al. (1994)	Coorte / Brasil	2.115	AIMS / DT moderada em uma área	20 a 68	Esquizofrenia / Internados	1,65% no geral; no manicômio judiciário: 2,5%. Em pacientes acima de 50 anos: 45,7%
Poucher et al. (1995)	Coorte / Canadá	64	ESRS / Schooler e Kane (1982)	28,9 (média)	Vários / Ambulatoriais	25% de acordo com critérios de Schooler e Kane (1982), 31% com DT leve
Raja (1995)	Coorte / Itália	200	AIMS / Pelo menos 3 em uma área na AIMS	41,9 (média)	Quadro psiquiátrico agudo / Internados	DT em 22% (37,5% em orofacial, 37,5% em tronco e membros, 25% em ambos). DT grave em 0,5% da amostra
Waddington et al. (1995)	Coorte / Irlanda	68	AIMS / Schooler e Kane (1982)	53 (média)	Esquizofrenia crônica / Ambulatoriais	38%, sempre com envolvimento orofacial
Sweet et al. (1995)	Coorte / EUA	386	AIMS / Schooler e Kane (1982)	75 (média)	Vários / Internados em enfermaria geriátrica	19,2%; 16% dos pacientes que receberam antipsicóticos por menos de três meses, 28,5% dos que usaram entre três meses e 1 ano, 30,5% para os que usaram entre 1 e 10 anos e 40,7% para os que usaram por mais de 10 anos. A DT geralmente era leve (52%) ou moderada (40,5%)
Browne et al. (1996)	Coorte / Irlanda	64	AIMS / Schooler e Kane (1982)	36,3 (média)	Esquizofrenia / Ambulatoriais	25%
Ghadirian et al. (1996)	Coorte / Canadá	130	Chouinard / Schooler e Kane (1982)	44 (mediana)	Bipolares / Ambulatoriais	Pacientes sem antipsicóticos há seis meses: 9,2% no geral e 13,75% nos que tomavam lítio
Van Harten et al. (1996a)	Coorte / Antilhas holandesas	194	AIMS / Schooler e Kane (1982)	53,1 (média)	Maioria com esquizofrenia crônica / Internados	39,7%

Tabela 9. Prevalência de DT: trabalhos de revisão

REFERÊNCIA	NÚMERO DE ESTUDOS / PACIENTES	ESCALA / CRITÉRIO DIAGNÓSTICO	IDADE EM ANOS	DIAGNÓSTICO / LOCAL DE TRATAMENTO	PREVALÊNCIA DE DT
Smith e Baldessarini (1980)	9 / 4000	AIMS e outras escalas / Vários	<40 a >70	Vários / Internados e ambulatoriais	10% nos pacientes < 40 anos, 40% nos pacientes > 60 anos, alto grau de concordância entre os estudos. Não houve aumento após 70 anos
Jeste e Wyatt (1981b)	36 / ?	Vários / DT moderada a grave	?	Vários / Internados	2,9% a 38,5%. A média dos 36 estudos é de 17,5%. A prevalência aumentou de 13,6% até 1970 (17 estudos) para 25,7% de 1976 a 1980. Considerando que ⅓ destes não tem DT persistente e ¼ pode ter discinesia por outra causa, a prevalência real de DT seria de 13%
Kane e Smith (1982)	56 / 34555	Várias / Vários	?	Vários / Vários	20% em média
Baldessarini (1985)	45 / ?	? / ?	?	? / ?	42% em média (desvio-padrão de ± 2,5%)
Lohr e Wisniewski (1987)	? / ?	? / ?	?	? / ?	5% até o ano de 1965, mais de 35% após 1976. Variou de 5% a 60%
American Psychiatric Association (1992)	7 / ?	Várias / Vários	Crianças	Autistas e deficientes / vários	22% a 48% (autistas) e 20% a 85% (deficientes)
Yassa e Jeste (1992)	76 / 39187	Várias / Vários	?	Vários / Internados, ambulatoriais	3% a 62%, média de 24,2%. Média nas últimas três décadas: 1960: 13,5%; 1970: 28,6%; 1980: 25,1%
Pandurangi e Aderibgbe (1995)	6 África, 13 Ásia / ?	AIMS, Simpson / Schooler e Kane (1982)	?	? / ?	Estudos africanos: 24% (9,3% a 39%). Asiáticos: 17,2% (8,4% e 28%)
Casey (1993a)	? / ?	? / ?	?	? / ?	Prevalência de 0,5% a 70%. Taxas realistas são: 15% a 20%. Grupos de alto risco, como os idosos, podem ter prevalência de até 70%-80%

Tabela 10. Estudos de prevalência de discinesia espontânea

REFERÊNCIA	TIPO DE ESTUDO / LOCAL	NÚMERO DE PACIENTES	ESCALAS / CRITÉRIO DIAGNÓSTICO	IDADE (ANOS)	DIAGNÓSTICO / LOCAL DE TRATAMENTO	PREVALÊNCIA DE DISCINESIA ESPONTÂNEA
Mettler e Crandell (1959)	Coorte / EUA	6853	? / presença de coréia e/ou atetose	?	Vários / Internados	Prevalência de coréia ou atetose de 0,5%
Faurbye et al. (1964)	Coorte / Dinamarca	417	? / ?	<30 a >60	Mulheres com doenças mentais / Internadas	10%, de 0% em pacientes com menos de 30 anos a 12,6% nas pacientes acima de 60 anos
Brandon et al. (1971)	Coorte / Inglaterra	910	? / movimentos por 30 segundos, em Terço inferior de face	18 a >80	Vários / Internados	Da população total 5% dos homens e 7% das mulheres apresentavam discinesia sem ter sido expostos a antipsicóticos
Klawans e Barr (1982)	Coorte / EUA	661	? / DT orofacial	50 a 79	Sem doenças mentais ou neurológicas / Ambulatoriais	0,8% entre 50 e 59 anos, 6% entre 60 e 69 anos, 7% entre 70 e 79. Entre 60 e 79: 6,8%, maior em mulheres (8,45% contra 4,6%)
Owens e Johnstone (1982)	Coorte / Inglaterra	65	AIMS e escala de Rockland / 2 ou mais em um item da AIMS	66,7 (média)	Esquizofrenia crônica / Internados	36% dos pacientes com discinesia moderada
Chacko et al. (1985)	Coorte / EUA	87	AIMS / Pontuação ≥ 2 na AIMS	67 (Mediana)	Vários / Clínica gerontopsiquiátrica	26%
Kane et al. (1985)	Coorte / EUA	79	? / ?	84 (média)	Clínica geriátrica / Internados	4,8%
Owens (1985)	Coorte / Inglaterra	411	AIMS / ≥ 2 em um item da AIMS	66,7 (média)	Esquizofrenia crônica / Internados	45,2% (8% da amostra com DT grave)
Ganzini et al. (1991)	Coorte / EUA	38 diabéticos	AIMS e St Hans / Schooler e Kane (1982)	62,3 e 61,3 (média com e sem diabetes)	Sem doenças mentais ou neurológicas / Hospital de veteranos (internados ou não)	21% (nenhum tinha discinesia moderada)
Woerner et al. (1991)	Coorte / EUA	809	Escala de Simpson modificada e AIMS / >2 na Simpson	33,1 a 83,9	Vários / Vários	2,6% em média: 0% em pacientes psiquiátricos jovens, 2% nos pacientes psiquiátricos em hospital de crônicos, 1,2% em idosos saudáveis e 4,8% nos pacientes internados em hospital geriátrico
Sweet et al. (1995)	Coorte / EUA	152	AIMS / Schooler e Kane (1982)	75 (média)	Vários / Internados	9%
Fenn et al. (1996)	Coorte / Marrocos	22	AIMS / Schooler e Kane (1982)	28 (média)	Esquizofrenia / Internados/ nunca medicados	14% segundo Schooler e Kane (1982), 23% tinham discinesia leve em uma só área. Movimentos mais observados em dedos e pés

Tabela 11. Discinesia espontânea: trabalhos de revisão

REFERÊNCIA	NÚMERO DE ESTUDOS / PACIENTES	DIAGNÓSTICO / LOCAL DE TRATAMENTO	PREVALÊNCIA DE DISCINESIA ESPONTÂNEA
Jeste e Wyatt (1981b)	12 / ?	? / ?	Cita dois relatos de baixa prevalência de discinesia em idosos em casas de repouso: menos de 1% (pacientes sem demência)
Kane e Smith (1982)	19 / 19000	Vários / Internados e ambulatoriais	5%. Prevalência é alta (>10%) em pacientes psiquiátricos ou internados em casas de repouso sem história de exposição a AP
Baldessarini (1985)	18 / ?	? / ?	5,8%, podendo chegar a 10% em idosos
Kane et al. (1985)	? / ?	? / ?	na média: 5%, as maiores taxas em idosos institucionalizados. Idosos saudáveis na comunidade: 1,2% a 4%. Em casas de repouso: 10%
Woerner et al. (1991)	19 / ?	? / ?	Amostras não tratadas: 0% a 36,7%, em média 5%. Taxas mais altas em idosos, muitos com demência ou outros achados neurológicos.
Yassa e Jeste (1992)	76 / 39187	Esquizofrenia, retardo mental e outros / Internados e ambulatoriais	Prevalência média em cinco estudos foi de 14,5% (4% a 36%). 7% em homens e 19% em mulheres, sem diferenças de idade entre os sexos.
Casey (1993a)	? / ?	? / ?	Discinesias espontâneas têm prevalência de 1% a 5% (maior em idosos com distúrbios orgânicos)

Tabela 12. Estudos de prevalência de distonia tardia

REFERÊNCIA	TIPO DE ESTUDO / LOCAL	NÚMERO DE PACIENTES	ESCALA / CRITÉRIO DIAGNÓSTICO	IDADE (ANOS)	DIAGNÓSTICO / LOCAL DE TRATAMENTO	PREVALÊNCIA DE DISTONIA TARDIA
Friedman et al. (1987)	Coorte / EUA	331	AIMS / ?	?	Doenças mentais crônicas / Internados	1,5%, a maioria homens (90%). 90% destes tinham também DT
Gureje (1989)	Coorte / Nigéria	147	AIMS / grave = quatro em uma área	38 (média)	Crônicos / Internados	1,3% grave.
Raja (1995)	Coorte / Itália	200	AIMS / critérios de Burke	41,9 (média)	Doenças mentais agudas / Internados	4% (70,5% orofacial, 15,9% tronco-membros, 13,6% em ambos, moderada em 37,5% e grave em 25%). Só 1% do total com distonia grave incapacitante.
Van Harten et al. (1996a)	Coorte / Antilhas holandesas	30	AIMS / Schooler e Kane (1982)	53,1 (média)	Maioria com esquizofrenia crônica / Internados em hospital psiquiátrico	13,4%
Burke (1992)	Revisão / ELA	?	? / ?	?	Vários / Vários	2 estudos de 1987 e 1989: 1,4% e 1,5%

Tabela 13. Estudos de incidência de DT

REFERÊNCIA	TIPO DE ESTUDO / LOCAL / DURAÇÃO	NÚMERO DE PACIENTES	ESCALAS / CRITÉRIO DIAGNÓSTICO	IDADE MÉDIA NO INÍCIO (ANOS)	DIAGNÓSTICO / LOCAL DE TRATAMENTO	INCIDÊNCIA DE DT
Barnes et al. (1983)	Prospectivo / Inglaterra / três anos	182 (99 reavaliados)	Vídeo, escala de Barnes / Duração do movimento	53,3	Vários / Internados e ambulatoriais	37% em três anos
Kane et al. (1985)	Prospectivo / EUA / ?	554	Simpson modificada / DT leve (baseada em item de julgamento global)	27	Vários / ?	Depois de quatro anos de exposição cumulativa a antipsicóticos, incidência de 14%. Com o critério de Schooler e Kane (1982), 47% destes têm DT persistente
Chouinard et al. (1988)	Prospectivo / Canadá / Cinco anos depois	256 (169 reavaliados)	ESRS / Schooler e Kane (1982)	40	Esquizofrenia / Ambulatoriais	Incidência acumulada em cinco anos: 35%, taxa anual de 8,4%. No mesmo período houve remissão em 24% dos pacientes, taxa anual de 5,5%. Taxa média de incidência corrigida para remissões: 2,9% ao ano
Kane et al. (19880	Prospectivo / EUA / em andamento	850	? / Schooler e Kane (1982)	28	Vários / Internados e ambulatoriais	Incidência cumulativa de DT: 5% após 1 ano, 10% depois de dois anos, 15% depois de três anos, 19% depois de quatro anos de tratamento contínuo com AP
Woerner et al. (1993)	Prospectivo / EUA / três a 119 semanas	160	Escala padrão / Schooler e Kane (1982)	76,3 e 77,2 (com e sem diabetes	Psicose, demência e outros / ?	Após 43 semanas 54,1% dos 24 diabéticos e 25,6% dos sem diabetes desenvolveram DT
Jeste et al. (1995)	Prospectivo / EUA / três anos	266	Instrumental, AIMS / Schooler e Kane (1982)	65,5	Vários / Ambulatoriais	Em um ano, incidência de 26,1%; em dois anos, 51,7%; e depois de três anos, 59,8%
Chakos et al. (1996)	Prospectivo / EUA / 2,5 anos em média, até 8,5 anos	118	AIMS / pelo menos dois em algum dos itens da AIMS por três meses	25	Esquizofrenia e esquizoafetivos / ?	Incidência cumulativa de 6,3% depois de um ano, 11,5% depois de dois anos, 13,7% depois de três anos e 17,5% depois de quatro anos. DT persistente: incidência cumulativa de 4,8% depois de 1 ano, 7,2% depois de dois anos e 15,6% depois de quatro anos
Tollefson et al. (1997)	Prospectivo / EUA e Europa / 14 meses	707 com olanzapina e 197 com haloperidol	AIMS / Schooler e Kane (1982)	37	Transtornos do espectro da esquizofrenia / Internados e ambulatoriais	Aparecimento de discinesia tardia em 1% dos pacientes que recebiam olanzapina e 4,5% dos pacientes que recebiam haloperidol em um ano
Caligiuri et al. (1997)	Seguimento / EUA / três anos	378	AIMS / Schooler e Kane (1982)	65	Vários / Ambulatoriais	Incidência cumulativa de DT grave (AIMS> 3): 2,5% em 1 ano, 12,1% em dois anos e 22,9% em três anos

Tabela 14. Estudos de curso da DT

REFERÊNCIA	TIPO DE ESTUDO / LOCAL / DURAÇÃO	NÚMERO DE PACIENTES (INÍCIO / FINAL)	ESCALA / CRITÉRIO DIAGNÓSTICO	IDADE MÉDIA NO INÍCIO (ANOS)	DIAGNÓSTICO / LOCAL DE TRATAMENTO	CURSO DA DT
Jeste et al. (1979)	Seguimento / EUA / sete a 10 meses	21	? / Critério próprio	62	Pacientes com DT e doenças mentais / internados	Após retirada da medicação a DT remitiu em 57% dos pacientes, na maioria em até 12 semanas. Não reapareceu em nenhum, em um período de 18 meses, mesmo com uso de antipsicóticos
Yagi; Itoh et al. (1987)	Seguimento / Japão / sete anos	22	AIMS / DT global leve	39	Pacientes DT e doenças mentais / internados	Após retirada, redução da dose ou mudança de antipsicótico, remissão da DT em todos os pacientes em até 13 meses. Reavaliaram 11 desses pacientes que recebiam doses mínimas de antipsicóticos após sete anos e havia DT persistente em dois pacientes
Robinson; MacCreadie (1986)	Longitudinal / Inglaterra / 3,5 anos	117 / 130	AIMS / DT global leve	48	Pacientes com e sem DT e esquizofrenia / ?	Pacientes recebiam antipsicóticos. Prevalência se manteve estável, por volta de 30%, 47% não tiveram discinesia em nenhuma medida, 12% com DT persistente e 41% flutuante
Chouinard et al. (1988)	Longitudinal / Canadá / cinco anos	256 / 179	ESRS / Schooler e Kane	40	Pacientes com e sem DT e esquizofrenia / ambulatoriais	Pacientes recebiam dose mínima de antipsicótico. Incidência cumulativa de 35% em cinco anos e remissão cumulativa de 24,5% em cinco anos, equivalente a 5,5% ao ano. Prevalência subiu de 22% para 44%
Gardos et al. (1987)	Longitudinal / EUA / 10 anos	19	? / DT grave	42	Pacientes com e sem DT e doenças mentais / ?	Pacientes com vários tratamentos para DT. 74% continuaram com antipsicótico, todos com dose menor. Melhora média 25%, cinco melhoraram mais que 50%. AIMS caiu de 16,6 para 12,5 pontos
Gardos et al. (1988)	Longitudinal / EUA / quatro anos	100	AIMS e Simpson / > dois na AIMS global	36,2	Pacientes com e sem DT e doenças mentais / ?	Pacientes recebiam antipsicóticos em dose baixa. Houve diminuição da prevalência de DT e diminuição da média da AIMS com o tempo (78% para 61% segundo critérios de Schooler e Kane da primeira para a última medida)
Bergen et al. (1989)	Longitudinal / Austrália / cinco anos	203 / 101	AIMS / Schooler e Kane	48,4	Pacientes com e sem DT, esquizofrênicos / ambulatorios	Pacientes com antipsicótico, 45% com DT presente na maioria das medidas, 24% com DT flutuante, 20% sem discinesia em todas medidas, 11% desenvolveram DT. Dos que tinham DT, 82% estáveis, 11% melhoraram e 7% pioraram. Prevalência aumentou um pouco no início, depois se manteve estável
Glazer et al. (1991)	Longitudinal / EUA / 13 anos	228 / 192	AIMS / Schooler e Kane	46	Pacientes com e sem DT e doenças mentais / ambulatoriais	Pacientes recebiam antipsicótico, 48% dos paciente com DT preencheram critério para DT persistente e 52% com padrão intermitente
Gardos et al. (1994)[a]	Longitudinal / Hungria / 10 anos	122 / 63	AIMS / Schooler e Kane	38,3	Pacientes ambulatorios com doenças mentais e DT	Prevalência inicial de 30,2%, após 5 anos 36,5%, e após 10 anos 31,7%

Tabela 15. Estudos de curso da distonia tardia

REFERÊNCIA	TIPO DE ESTUDO / LOCAL / DURAÇÃO	NÚMERO DE PACIENTES	ESCALA / CRITÉRIO DIAGNÓSTICO	IDADE MÉDIA NO INÍCIO (ANOS)	DIAGNÓSTICO / LOCAL DE TRATAMENTO	CURSO DA DISTONIA TARDIA
Burke et al. (1982)	Longitudinal / EUA / 11 anos	42	? / critério de Burke	34	Distonia tardia / ?	Antipsicótico foi retirado em 29 e a distonia persistiu em 24 destes e em todos os que continuaram com antipsicóticos. Portanto, ocorreram só cinco remissões, após 1 a 4 anos, mesmo com vários tratamentos
Gardos et al.(1987)	Longitudinal / EUA / 10 anos	19	? / distonia grave	42	Vários com distonia tardia / ?	Distonia tardia tem pior prognóstico
Shapleske et al. (1996)	Revisão	156	? / ?	?	Distonia tardia / ?	Só seis pacientes se recuperaram com vários tratamentos

V. FATORES DE RISCO

1. INTRODUÇÃO

Cerca de 25% dos pacientes que recebem antipsicóticos desenvolvem DT. Desse modo, a determinação dos fatores de risco para o aparecimento da doença é importante, para que o tratamento de distúrbios psiquiátricos com antipsicóticos seja feito de modo a minimizar o risco de seu aparecimento. Vários fatores de risco são descritos na literatura e muitas vezes os trabalhos são contraditórios. Achados de trabalhos mais antigos e não controlados ganharam aceitação ampla, porém alguns são contestados por estudos mais recentes e controlados, que fornecem dados mais fidedignos (Kane e Smith, 1982).

Alguns fatores de risco, como o uso prévio de antipsicóticos, são de difícil determinação, tanto em estudos retrospectivos, que são a maioria, como nos prospectivos. Os estudos retrospectivos avaliam principalmente pacientes crônicos e com longa história de tratamento, o que dificulta a obtenção de dados como época de início da DT e quantidade e duração do uso prévio de antipsicóticos. Por outro lado, os estudos prospectivos examinam pacientes que foram tratados antes do estudo por algum tempo com antipsicóticos, o que também dificulta a obtenção de dados relativos ao uso de antipsicóticos (Chakos *et al.*, 1996).

Além disso, a diferença existente entre os estudos pode ser devida à ausência de diagnóstico diferencial com discinesias por outras causas e ao uso de critérios diferentes para o diagnóstico de DT, já que alguns estudos incluem movimentos distônicos e acatisia na DT, enquanto outros tentam separar discinesia, distonia e acatisia tardias.

2. VARIÁVEIS DEMOGRÁFICAS

2.1. IDADE

A idade é o fator de risco citado de forma mais consistente na literatura. A avaliação da influência desse fator no desenvolvimento de DT pode ser complicada, porque a idade nem sempre pode ser separada da exposição total a antipsicóticos e também porque a prevalência de discinesia espontânea aumenta com o aumento de idade. Já em 1968, Crane, em revisão de literatura, constatou maior incidência de DT em pacientes com idade entre 50 e 70 anos em relação a pacientes mais jovens. Desde então, a idade tem sido considerada fator de risco para DT e foi avaliada como tal em vários estudos e revisões.

Três revisões extensas realizadas no início da década de 80 confirmaram a relação entre aumento da idade e aumento da prevalência, da gravidade e da irreversibilidade de DT. Smith e Baldessarini realizaram em 1980 revisão de literatura que aborda relação entre risco de desenvolver DT e idade. Coletaram dados de nove estudos, totalizando mais de 4.000 pacientes, nos quais a prevalência foi computada para quatro grupos etários (menor do que 40 anos, 40 a 49 anos, 50 a 59 anos, e maior do que 60 anos). Os dados agrupados revelaram maior risco de DT com aumento da idade (de 10% no primeiro grupo até 40% no último, sem aumento após 70 anos). Também observaram correlação entre gravidade de DT e idade para os pacientes entre 40 e 69 anos (atenuada para pacientes acima de 70 anos) e correlação inversa entre idade e grau de reversibilidade da DT. O grau de reversibilidade diminuiu linearmente com a idade (83% para grupo com menos de 60 anos e 36% para grupo com mais de 60 anos). Houve alto grau de concordância entre os estudos, analisados separadamente. O aumento do risco com a idade não foi devido à maior exposição a antipsicóticos e não pôde ser explicado somente pela maior freqüência de DT espontânea com a idade.

Em outra revisão de 36 estudos, concluiu-se que a prevalência em pacientes com menos de 40 anos é em média três vezes menor (varia de duas a 22 vezes nos diversos estudos) do que nos com mais de 40 anos. Seis desses estudos mostraram que há aumento da prevalência até os 70 anos, quando a prevalência atinge um platô (Jeste e Wyatt, 1981b). Kane e Smith (1982) coletaram um total de 30 estudos que apresentavam comparação entre prevalência de DT e idade corrente. Dividiram os estudos de acordo com a distribuição de idade. Encontraram 20 estudos com distribuição de idade adequada, divida em pelo menos três faixas etárias diferentes de 10 anos cada e 10 sem distribuição de idade adequada. Em 13 dos estudos com distribuição de idade adequada, foi observada associação significativa entre aumento da idade e das taxas de prevalência de DT, enquanto nos estudos sem distribuição adequada não foi observada relação entre prevalência de DT e idade.

O aumento da prevalência com a idade pode refletir maior persistência relativa e maior gravidade da DT entre indivíduos mais idosos, mesmo que a incidência não seja afetada. A maioria estudos realizados até a década de 80 confirma a associação entre idade maior e maior prevalência e gravidade da DT (Faurbye *et al.*, 1964; Brandon *et al.*, 1971; Johnson *et al.*, 1982; Chacko *et al.*, 1985; Fleischhauer *et al.*, 1985; Waddington *et al.*, 1985; Wolf *et al.*, 1985; Chouinard *et al.*, 1988; Gureje, 1988). Por outro lado, em alguns estudos não foi observada correlação entre idade e prevalência de DT (Jeste *et al.*, 1979; Waddington *et al.*, 1989; Gureje, 1989). Em outras revisões, foi observado que aumento da idade é fator de risco consistente para o aparecimento da DT, que é mais persistente e grave nos idosos (Burke, 1984; Baldessarini, 1985; Kane, 1985; Kane *et al.*, 1988; American Psychiatric Association, 1992; Jeste e Caligiuri, 1993).

Nos estudos mais recentes, os achados não são tão uniformes. Woerner *et al.* (1991) avaliaram amostra de 2.250 pessoas, expostas e não-expostas a antipsicóticos. Incluíram pacientes psiquiátricos internados e ambulatoriais e idosos saudáveis e internados, e observaram que há aumento da prevalência de DT à medida que a idade aumenta. Raja (1995) também observou correlação entre prevalência de DT e idade, avaliando 200 pacientes internados por quadro psiquiátrico agudo com idade média de 44,7 anos. Browne *et al.* (1996) avaliaram 64 pacientes com esquizofrenia em centro de reabilitação e observaram que pacientes com DT eram mais velhos (43 contra 34 anos em média). Ghadirian *et al.* (1996) fizeram estudo da freqüência de parkinsonismo e DT em pacientes ambulatoriais com transtornos do humor, e a gravidade de discinesia se associou à idade. Sachdev *et al.* (1996) selecionaram 100 pacientes esquizofrênicos crônicos, tratados com antipsicóticos, e a idade aparece como fator de risco significativo para DT.

Por outro lado, outros estudos recentes não confirmaram essa correlação. Jeste *et al.* (1995), em estudo prospectivo com 266 pacientes ambulatoriais de meia idade ou idosos, com idade média de 65 anos, usando avaliação instrumental, observaram que a idade menor do que 65 anos se relacionava com risco maior, porém, realizando análise de variância, não acharam associação de idade com incidência de DT. O maior risco de DT em pessoas mais jovens nesse estudo pode ser explicado pela maior dose de antipsicóticos usada nesses pacientes, que tinham principalmente esquizofrenia e transtornos do humor. Sweet *et al.* (1995) analisaram amostra de 386 pacientes idosos (média de 75 anos, idade mínima: 60 anos) admitidos em enfermaria psiquiátrica. Foi observada associação de menor idade com maior taxa de DT, relação não confirmada por regressão logística. Poucher *et al.* (1995) também não observaram correlação entre prevalência de DT e idade, em amostra de pacientes ambulatoriais jovens psicóticos com menos de 40 anos que recebiam doses moderadas a baixas de antipsicóticos. Chakos *et al.* (1996) seguiram 118 pacientes com idade média de 25 anos por até 8,5 anos e observaram que idade não se relacionou com incidência de DT. Caligiuri *et al.* (1997) realizaram estudo prospectivo com 378 pacientes com idade média de 65 anos, tomando antipsicóticos em dose baixa, sem DT no início. Também não observaram correlação entre incidência de DT moderada a grave e idade. Van Os *et al.* (1997), em estudo prospectivo, observaram aumento do risco de DT com a idade.

Em resumo, os estudos até a década de 80 mostram relação entre aumento da idade e maior prevalência, gravidade e persistência da DT até a sétima década de vida. Por outro lado, em seis dos estudos realizados na década de 90, cinco de coorte e um prospectivo, observou-se correlação entre prevalência de DT e idade, enquanto em dois estudos de coorte e três estudos prospectivos não foi observada correlação entre prevalência ou incidência de DT e idade (todos estudando faixas restritas de idade). Porém, esses cinco estudos foram realizados com pacientes em faixas restritas de idade e quando se compara a incidência nos diferentes estudos observa-se que nos estudos com pacientes mais velhos a incidência cumulativa é maior, de 15,3% em três anos em amostra com idade média de 25 anos (Chakos *et al.*, 1996) a 59,8% em três anos em amostra de pacientes com idade média de 65 anos (Jeste *et al.*, 1995). Portanto, há aumento da incidência e da persistência da DT com o aumento da idade, o que leva a aumento da prevalência. Após os 65 anos parece não haver aumento da incidência, mas a prevalência pode aumentar pela maior persistência.

Apesar da correlação encontrada entre risco de DT e maior idade, esta não é rara em crianças. Em avaliação sistemática de grupo heterogêneo de 41 crianças e adolescentes que foram tratados com antipsicóticos, observou-se, após retirada dos antipsicóticos, discinesia de retirada em 20% dos pacientes e DT em 7% (Gualtieri *et al.*, 1984). O risco foi maior para meninas que tomavam doses mais altas de antipsicóticos. Uma revisão confirma esse achado e aponta que a prevalência de DT é mais alta em crianças mais velhas do que em mais novas (Jeste e Caligiuri, 1993). Desse modo, o uso de antipsicóticos também deve ser feito de modo cuidadoso em crianças.

2.2. Sexo

A DT foi descrita pela primeira vez em três mulheres idosas (Schönecker, 1957). Desde então, o sexo feminino aparece como fator de risco em quase todos os estudos. Crane (1968), em revisão de literatura, estimou que para cada homem existiam três mulheres com DT. Smith *et al.* (1978), em estudo de prevalência, observaram que mulheres têm prevalência um pouco maior do que homens quando são consideradas formas moderadas ou leves, porém quando são consideradas formas mais graves a prevalência em mulheres aumentou mais do que em homens. Usando como nível de corte para diagnóstico de DT pontuação dois na escala AIMS (DT leve), mulheres tinham a mesma prevalência que homens, enquanto com nível de corte 3,5 (DT moderada) mulheres tinham chance duas vezes maior. Já com nível de corte quatro (DT grave), mulheres tinham prevalência três vezes maior.

Em revisão, Jeste e Wyatt (1981b) reuniram 19 estudos e observaram que estes tinham achados variáveis. A prevalência média em mulheres nesses estudos foi 41%, maior do que em homens. Também observaram aumento linear da prevalência com idade nas mulheres, enquanto homens têm diminuição após os 70 anos. Kane e Smith (1982), em outra revisão, coletaram dados de 31 estudos publicados, que compreenderam 33 amostras com mais de 15.000 pacientes. Em 87,9% dessas amostras, a prevalência de DT foi mais alta em mulheres e na média foi observada relação de 1,68 mulheres para cada homem com DT. A diferença entre os sexos foi maior em amostras com maior idade média. Quando foram consideradas somente formas mais graves de DT, a taxa observada foi de três a quatro mulheres para um homem. Outras revisões feitas nos anos 80 confirmam que mulheres têm maior risco, especialmente se idosas, e risco maior de formas mais graves (Burke, 1984; Baldessarini, 1985; Kane *et al.*, 1985; Kane *et al.*, 1988).

Já revisões nos anos 90 mostram resultados diferentes. Yassa e Jeste (1992), em revisão ampla de literatura (76 estudos até 1989) abordando a questão de risco de DT maior em mulheres, apontam que os estudos têm resultados heterogêneos. A relação entre a média de prevalência em mulheres e homens juntando dados de todos estudos foi de 1,34:1. Observaram também que a DT aumenta linearmente com a idade em mulheres, mas não em homens. Comparando o grupo com idade acima de 50 anos com o grupo com idade maior do que 70 anos, a prevalência foi cinco vezes maior em mulheres e só duas vezes maior em homens. A DT grave também foi mais freqüente em mulheres (3,1% contra 1,3% em homens). Jeste e Caligiuri (1993), em revisão de literatura, também mostraram prevalência maior em mulheres (26,6% contra 21,6% em homens), as quais tendiam a ter DT mais grave e maior prevalência de discinesia espontânea. Também observaram pico de prevalência entre 50 e 70 anos em homens e em mulheres aumento linear contínuo, mesmo após 70 anos. Casey (1993a), em revisão, nota que a maioria dos estudos mostra maior prevalência em mulheres (1,7:1).

Em vários estudos individuais de coorte de DT, foi observada maior prevalência em mulheres (Brandon *et al.*, 1971; Smith *et al.*, 1978; Gualtieri *et al.*, 1984; Fleischhauer *et al.*, 1985; Chacko *et al.*, 1985; Gureje, 1989). Por outro lado, Jeste *et al.* (1979) e Waddington *et al.* (1989) não observaram diferença em relação ao sexo e Van Os *et al.* (1997) observaram risco 2,5 vezes maior em homens.

Em alguns estudos mais recentes, foi observado que o efeito da idade varia com o sexo: os pacientes homens mais jovens têm maior prevalência, enquanto mulheres têm maior prevalência no grupo mais idoso, e a prevalência é igual nos dois sexos aos 40 anos (Woerner *et al.*, 1991). Sachdev *et al.* (1996) constataram que o risco só foi maior em mulheres para DT orofacial. Por outro lado, há trabalhos nos quais não se observou diferença de prevalência entre os sexos (Cole *et al.*, 1992; Sweet *et al.*, 1995; Poucher *et al.*, 1995; Browne *et al.*, 1996; Chakos *et al.*, 1996; Caligiuri *et al.*, 1997). Esses resultados estão de acordo com os de Yassa e Jeste (1992), que notaram diminuição da diferença entre os sexos nas três décadas anteriores ao estudo (relação mulheres/homens de 1,65:1 na de 60, 1,32:1 na de 70 e 1,15:1 na de 80). Essa mudança pode ser devido à restrição dos critérios diagnósticos de esquizofrenia após a publicação da terceira versão do *Diagnostic and Statistical Manual of Mental Disorders* (DSM-III, American Psychiatric Association 1980). Com esses critérios mais restritos para esquizofrenia, um menor número de pacientes com transtorno do humor, que têm maior risco de desenvolver DT, passou a receber antipsicóticos. Esse efeito pode ter sido maior em mulheres do que em homens, causando desse modo uma diminuição maior da prevalência de DT nas mulheres, diminuindo então a diferença da prevalência entre os sexos. A diminuição da diferença observada também pode refletir aperfeiçoamento metodológico dos estudos, pois, com o uso de escalas e critérios diagnósticos, a observação tende a ser mais precisa. Desse modo, há atenuação na observação do efeito de suposições prévias de que sexo feminino é fator de risco (Yassa e Jeste, 1992).

Portanto, a literatura mostra que em mulheres o risco para formas mais graves é maior e aumenta de forma contínua com a idade, enquanto em homens não há aumento da prevalência após os 70 anos.

2.3. Raça

A raça foi estudada como fator de risco por alguns autores. Yassa e Jeste (1992), em artigo de revisão, observaram prevalência semelhante em estudos europeus, do oriente médio e africanos, e menor prevalência em estudos asiáticos, o que pode se dever ao fato de que nos estudos asiáticos a maioria dos pacientes tinha menos de 40 anos. Jeste *et al.* (1995) citam entre os fatores de risco a raça africana, e Lawson (1997) estudou 152 esquizofrênicos que abusavam de drogas e observou que negros tinham maior freqüência de DT no geral e esta ocorria de forma mais grave. No entanto, essa relação não foi confirmada na maioria dos estudos (American Psychiatric Association, 1992; Sweet *et al.*, 1995; Jeste *et al.*, 1995; Caligiuri *et al.*, 1997). Bincer *et al.* (1987) examinaram 126 pacientes japoneses internados em hospitais psiquiátricos e observaram prevalência de 14,2% de DT moderada a grave e 20,6% de DT leve, similar à de estudos ocidentais. Pandurangi e Aderibigbe (1995), em revisão abordando a influência de fatores raciais na prevalência da DT, selecionaram seis artigos africanos e 13 asiáticos publicados em inglês ou francês. Observaram grande heterogeneidade de dados entre eles, mesmo entre os que estudaram as mesmas etnias. Nos estudos africanos, a prevalência estimada média foi de 24% (de 9,3% a 39%), enquanto nos estudos asiáticos foi de 17,2% (de 8,4% a 28%), ambas as taxas em torno da taxa média encontrada em estudos ocidentais.

Assim, são necessários estudos maiores, com populações claramente separadas de acordo com a etnia, para estabelecer se há correlação entre esta e risco de DT, porém os dados existentes apontam para uma ausência de relação.

3. VARIÁVEIS DE TRATAMENTO

3.1. Uso acumulado de antipsicóticos

Sendo a DT desencadeada por antipsicóticos, a exposição a eles seria um dos principais fatores de risco para o seu aparecimento, mas os achados não são uniformes. A definição de exposição cumulativa em alguns estudos é a dose total acumulada e em outros só tempo de exposição, mas, de qualquer modo, a duração do uso se relaciona com a dose total em geral. Alguns fatores, relacionados à característica retrospectiva dos dados disponíveis, dificultam a determinação da exposição cumulativa. A maioria dos estudos foi feita com pacientes psicóticos crônicos, que foram expostos tipicamente a uma grande variedade de agentes por vários anos, geralmente com documentação incompleta. Além disso, existem problemas metodológicos para obter dados precisos sobre as variáveis farmacológicas, pelas diferenças de absorção e metabolismo e pela variação na adesão ao tratamento.

Kane e Smith (1982), em revisão de 18 estudos, relataram que só quatro destes mostram relação positiva entre exposição a antipsicóticos e risco de DT. Em alguns estudos posteriores, foi observada relação entre exposição a antipsicóticos e DT, como no de Gualtieri et al. (1984), no qual observaram que a presença de discinesia em crianças e adolescentes foi relacionada com dose cumulativa de antipsicóticos. Chacko et al. (1985), estudando pacientes ambulatoriais crônicos, identificaram diferença de risco para DT quando dicotomizaram uso de antipsicóticos em maior ou menor que 1 ano, com aumento da incidência com maior tempo de exposição. Por outro lado, Owens e Johnstone (1982) analisaram 411 pacientes esquizofrênicos crônicos internados por pelo menos um ano e não observaram diferença de prevalência de DT entre pacientes que tomavam ou não antipsicóticos. Porém, em 1985 analisaram novamente os dados considerando idade e acharam alta prevalência de discinesia nos não expostos (45,2%), mas menor do que nos pacientes expostos (63%) e nos pacientes expostos a maior dose por maior tempo (70%). Chouinard et al. (1988), em estudo prospectivo, observaram que duração de tratamento maior do que cinco anos foi fator de risco significativo para desenvolvimento de DT. Gureje (1989) examinou 147 pacientes internados em um hospital, na maioria crônicos, e observou que 74% dos pacientes com DT apendicular foram corretamente classificados usando duração da internação atual e exposição cumulativa a antipsicóticos de alta potência como critérios de classificação dos pacientes, mas só 46% dos pacientes com DT orofacial foram corretamente classificados a partir dessas variáveis.

Em outros estudos, como no de Fleischhauer et al. (1985), não foi observada correlação entre exposição a antipsicóticos e DT. Nesse estudo, verificaram fatores de risco para DT em 646 pacientes internados e constataram que pacientes com maior exposição a antipsicóticos não tinham maior prevalência de DT. Outros autores observaram até correlação negativa entre exposição a antipsicóticos e prevalência da DT, como Waddington et al. (1985), que estudaram 68 pacientes esquizofrênicos internados e constataram que, enquanto a duração do tratamento com antipsicóticos era similar, os que desenvolveram DT tomaram menor dose total durante a vida. Na revisão da American Psychiatric Association, de 1992, os autores concluem que na maioria dos estudos de coorte ou de seguimento não foi encontrada correlação entre DT e variáveis dos medicamentos, como tempo de tratamento e dose total, mas alguns estudos controlados, que avaliaram pacientes com pouco tempo de exposição ou que receberam dose baixa, mostraram relação positiva entre dose cumulativa (ou duração da exposição) e DT, o que pode mostrar que a DT aumenta com maior exposição até certo limite, mas, depois, o risco não aumenta mais.

Mais recentemente, Sweet *et al.* (1995) analisaram amostra de pacientes admitidos em enfermaria psiquiátrica para idosos e observaram que duração total da exposição a antipsicóticos no decorrer da vida foi associada à maior taxa de DT e puderam predizer corretamente a presença ou ausência de DT em 67% dos casos. Observaram aumento gradual da gravidade e da prevalência de DT e do risco relativo de desenvolver DT com a maior duração do uso de antipsicóticos: nos pacientes sem uso de antipsicóticos, prevalência de 9%; nos pacientes que usaram por menos de três meses, prevalência de 16% e aumento do risco em 1,62 vez; para os que usaram entre três meses e 1 ano, prevalência de 28,5% e aumento do risco em 2,89 vezes; para os que usaram entre 1 e 10 anos, prevalência de 30,5% e aumento do risco em 3,08 vezes; e para os que usaram por mais de 10 anos, prevalência de 40,7% e aumento do risco em 4,11 vezes. Woerner *et al.* (1993) examinaram 2.250 idosos e observaram risco adicional de desenvolvimento de DT de 0,27% por mês de tratamento com antipsicóticos. Sachdev *et al.* (1996) também observaram que pacientes com DT orofacial tiveram duração maior de tratamento. Caligiuri *et al.* (1997), em estudo de seguimento em 378 pacientes com idade média de 65 anos, tomando antipsicóticos em dose baixa e sem DT no início, observaram que a maior exposição acumulada e a dose maior de antipsicóticos no início do estudo puderam predizer DT. Poucher *et al.* (1995) observaram que o grupo com mais de seis anos de exposição a antipsicóticos tinha maior incidência de DT. Jeste *et al.* (1995), usando avaliação instrumental, observaram que duração de uso de antipsicóticos maior do que 90 dias é fator de risco para DT, assim como quantidade acumulada de antipsicóticos de alta potência. Esses estudos excluem a variável "idade" como co-variável na DT, pois pode haver superposição entre idade, duração do tratamento e dose cumulativa de antipsicótico.

Concluindo, dose acumulada de antipsicóticos parece ser fator de risco para DT, pelo menos nos anos iniciais de exposição, como mostram vários estudos de incidência já citados anteriormente, que apontam relação entre tempo de exposição e incidência acumulada de DT (vide Capítulo IV). Em pacientes crônicos, essa relação entre dose acumulada e prevalência de DT pode não aparecer, dada a grande quantidade usada, provavelmente maior que a quantidade necessária para causar DT. De qualquer modo, a avaliação dessa relação é difícil pelas dificuldades metodológicas para quantificar o uso anterior de antipsicóticos.

3.2. DOSE ATUAL DE ANTIPSICÓTICO

Alguns autores tentaram relacionar a dose de antipsicóticos no momento do estudo com o risco de DT, postulando que esta seria indicativa de uso acumulado maior, porém não observaram relação entre dose atual e DT (Brandon *et al.*, 1971; Jeste *et al.*, 1979). Kane e Smith (1982), em revisão de literatura, coletaram dois estudos nos quais foi achada correlação entre dose atual de antipsicóticos e gravidade e presença de DT, e outros dois que não confirmaram essa correlação. Alguns estudos posteriores também não acharam correlação (Gualtieri *et al.*, 1984; Cole *et al.*, 1992) e outros observaram até correlação inversa (Gardos *et al.*, 1988; Gureje, 1988; Chouinard *et al.*, 1988; Gureje, 1989; Waddington *et al.*, 1989), indicando possível desmascaramento da DT com dose menor. Na revisão da American Psychiatric Association (1992), os autores mostram que a maioria dos estudos não relata diferenças, com exceção de estudos que usaram dose mais baixas, e observaram correlação entre maior prevalência de DT e dose atual mais baixa, mas quando idade foi levada em consideração tal correlação deixou de ser significativa. Browne *et al.* (1996) e Quinlan *et al.* (1997) também observaram que dose do antipsicótico no momento da avaliação não se correlacionou com DT.

Concluindo, a dose de antipsicóticos no momento da avaliação parece não ter relação com o risco de desenvolvimento de DT.

3.3. NÍVEL SÉRICO DE ANTIPSICÓTICOS

O nível sérico depende da dose de antipsicótico administrada e da capacidade de absorção e metabolização deste por parte dos pacientes. É um método efetivo de determinar a dose real de antipsicótico à qual o paciente está exposto. Estudos que avaliaram a relação entre nível sérico e risco de DT não observaram diferença no nível sérico de antipsicóticos em pacientes com e sem DT (Baldessarini, 1985). Na revisão de 1992 da American Psychiatric Association, os autores concluem que a maioria dos estudos não mostra correlação.

Por outro lado, estudos que avaliam a capacidade de metabolização de antipsicóticos pelos pacientes mostraram resultados positivos. Yesavage *et al.* (1987) estudaram nível sérico de tiotixeno depois de administrar doses fixas dessa medicação a 41 pacientes internados, 21 com DT e 20 sem DT. Pacientes com DT mostraram nível sérico maior, mesmo quando ajustado para peso e idade, e houve correlação da gravidade da DT com nível sérico. Armstrong *et al.* (1997) estudaram a relação entre distúrbios de movimento crônicos e a presença de alelos variantes do gene responsável pela síntese da enzima CYP2D6 do citocromo P450. Essa é a enzima mais importante para a metabolização oxidativa da maioria dos antipsicóticos. Os pacientes com alelos variantes produzem menos enzima e, portanto, metabolizam mais lentamente os antipsicóticos. Avaliaram 66 pacientes esquizofrênicos internados e observaram que pacientes com distúrbio de movimento crônico (DT e parkinsonismo não puderam ser separados pelo tamanho da amostra) tinham mais alelos variantes, porém não houve diferença estatística. A maioria dos pacientes com CYP2D6 inativo tinha distúrbios de movimento (80%, contra 40% nos homozigotos normais e 46% nos heterozigotos). Arthur *et al.* (1995) também estudaram a freqüência de alteração de CYP2D6 em 16 pacientes com DT e esquizofrenia e encontraram freqüência de alteração do gene CYP2D6 igual à da população em geral (6% de metabolizadores pobres, que têm os dois alelos CYP2D6 alterados e 44% de heterozigotos). As doses de antipsicóticos dadas aos heterozigotos foram mais baixas, mas sem significado estatístico. Estes apresentavam sintomas extrapiramidais agudos com maior freqüência, porém não havia diferença na prevalência e intensidade de DT. Por outro lado, o único paciente com os dois alelos alterados apresentava síndrome extrapiramidal aguda e DT graves.

Portanto, a maioria dos estudos não mostra correlação entre nível sérico atual e presença de DT (do mesmo modo, esses estudos não mostram relação com dose de antipsicótico no momento da avaliação), mas parece haver evidências de que pacientes com menor capacidade de metabolização estão expostos à maior dose total durante o tratamento, aumentando o risco de DT.

3.4. Tipo de antipsicóticos

O tratamento de psicoses com antipsicóticos sem potencial para causar DT seria ideal, porém é difícil estabelecer o risco de cada medicamento, porque geralmente os estudos são retrospectivos e os pacientes recebem vários tipos de antipsicóticos por longos períodos. Além disso, o uso de antipsicóticos nem sempre está documentado de modo acurado. Estudos prospectivos são de realização mais difícil, pois seria necessária amostra muito grande e tempo de seguimento prolongado, já que a DT demora a aparecer e ocorre em porcentagem relativamente pequena dos pacientes. A maioria dos estudos de coorte ou de seguimento não encontra relação entre tipo de antipsicótico e DT (American Psychiatric Association, 1992). A reserpina, que teria menor risco, não é usada em altas doses e a longo prazo desde a década de 50. Kane e Smith (1982) relataram que, de 15 estudos incluindo algum dado em relação ao tipo de medicação, em cinco os achados são significativos e, entre estes, em três estudos observou-se maior prevalência em pacientes que recebiam flufenazina depot. Porém, isso não implica maior risco com flufenazina, pois nesses estudos esta é administrada de modo parenteral e há certeza de ingestão, e quando se administra medicação de modo oral, não há certeza da ingestão, o que poderia diminuir a exposição total a antipsicóticos. Estima-se que até 50% dos pacientes não ingerem corretamente as medicações antipsicóticas prescritas (American Psychiatric Associaton, 1992). Klawans *et al.* (1985) fizeram estudo com ratos e observaram que tioridazina não induziu hipersensibilidade em receptores de dopamina do tipo D_2 em estriado, ao contrário de haloperidol e flufenazina. Em um estudo prospectivo mais recente, Jeste *et al.* (1995) observaram que o uso de antipsicóticos de alta potência em grande quantidade se associa com maior risco de DT do que o uso de antipsicóticos de baixa potência (35,8% contra 24,4% com antipsicóticos de baixa potência). Porém, esses achados são isolados e precisam ser replicados. Sulpiride, segundo estudos pré-clínicos revisados pela American Psychiatric Association (1992), traria menor risco de DT. Observações no mundo todo revelam número pequeno de pacientes que tomam sulpiride e desenvolvem DT, mas não há estudos controlados.

Em relação aos antipsicóticos de nova geração, existem poucos casos de DT associados à clozapina (como os relatados por Dave 1994a e 1994b). Kane *et al.* (1993) em estudo aberto prospectivo compararam incidência cumulativa de DT nos pacientes tratados com clozapina e nos que recebiam antipsicóticos clássicos e observaram menor incidência nos pacientes que recebiam clozapina, com diferença quase significativa estatisticamente (p<0,06). Mozes *et al.* (1994) relataram casos de quatro pacientes de 10 a 12 anos cujo quadro psiquiátrico melhorou com clozapina e observaram que não houve aparecimento de DT com o uso dessa medicação. Gerlach *et al.* (1996), em estudo retrospectivo abrangendo cinco anos de tratamento, observaram que 14 pacientes que não tinham DT no início do uso de clozapina desenvolveram DT, enquanto 41 pacientes no grupo que recebia antipsicóticos clássicos desenvolveram DT (p<0,001). Rosenheck *et al.* (1997) observaram menor incidência de DT no grupo de pacientes que recebeu clozapina em um estudo aleatório comparando haloperidol e clozapina em pacientes com esquizofrenia refratária. Nesses casos relatados, a clozapina poderia ter induzido a síndrome, embora ela pudesse estar presente em forma latente antes da introdução da clozapina ou não ser mencionada nos prontuários (Umbricht e Kane, 1996). A clozapina não causa sintomas extrapiramidais agudos e, pelos dados acima, tem risco pequeno ou ausente de causar DT.

Kane (1994) afirmou que a risperidona tem efeito antidiscinético. Chouinard (1995) em estudo multicêntrico duplo-cego com placebo comparando haloperidol e risperidona observou que pacientes com DT tratados com risperidona tiveram redução de média de 1,2 ponto na pontuação total de discinesia do início até a pior pontuação durante o tratamento, efeito significativo em comparação à evolução de pacientes que tomaram placebo ou haloperidol. Porém, Addington *et al.* (1995), Woerner *et al.* (1996), Daniel *et al.* (1996), Gwin e Caviness (1997) e Silberbauer (1998) descreveram casos de pacientes que desenvolveram DT persistente após exposição à risperidona 6 a 12 mg/dia por 3 semanas a 10 meses. Todos haviam sido expostos anteriormente a outros antipsicóticos sem desenvolver DT. Buzan (1996) relatou caso de paciente que apresentou recorrência de DT orofacial grave com uso de risperidona 6 mg/dia, que remitiu com a retirada dessa medicação. Desse modo, a risperidona, que causa sintomas extrapiramidais em doses acima de 8 mg/dia, pode induzir, ou possivelmente piorar, discinesia tardia em pacientes com exposição prévia a antipsicóticos (Gwin e Caviness, 1997). São necessários estudos controlados para estabelecer se risperidona traz menor risco de DT que os antipsicóticos clássicos.

Tollefson *et al.* (1997), em estudo prospectivo, compararam a incidência de DT em pacientes que receberam olanzapina e haloperidol e observaram taxa de aparecimento de DT (em um ano) de 1% nos pacientes que recebiam olanzapina contra 4,6% nos que recebiam haloperidol.

Quanto a outros antipsicóticos de nova geração, como sertindole, ziprasidona e quetiapina, ainda não existem dados disponíveis (Casey, 1997).

Estudos com animais também mostram menor risco de movimentos involuntários anormais agudos e crônicos com antipsicóticos de nova geração. A inibição de complexo I da cadeia respiratória mitocondrial foi associada a várias síndromes extrapiramidais, como doença de Parkinson, doença de Huntington e outros distúrbios de movimento. Burkhyardt *et al.* (1993) isolaram mitocôndrias cerebrais de rato e analisaram a atividade dos complexos I, III e IV após contato com vários antipsicóticos (haloperidol, clorpromazina, tiotixeno e clozapina). A clozapina inibiu atividade só com dose mais alta que a terapêutica, enquanto os outros inibiram com dose terapêutica. Casey (1996), em estudo com macacos Cebus, observou que a clozapina não produziu distonia aguda, enquanto sulpiride, remoxipride, risperidona e sertindole só causaram distonia com dose muito acima da terapêutica, e haloperidol e flufenazina produziram distonia com doses terapêuticas. Esse potencial para causar sintomas extrapiramidais agudos pode se relacionar com o potencial para causar DT (vide item 6.2). Gao *et al.* (1997) observaram que 60% dos ratos tratados com haloperidol apresentavam aumento da freqüência de VCM em relação aos ratos controle, enquanto os ratos tratados com clozapina tinham uma freqüência de VCM igual à dos ratos controle. Entre 0% e 10% dos ratos que receberam sertindole e olanzapina apresentavam aumento da freqüência de VCM, dependendo da dose. Esse achado se relaciona com a baixa incidência de efeitos colaterais nos estudos clínicos e poderá se relacionar com ausência de efeitos motores tardios. Um estudo de Tamminga *et al.* (1994) com ratos também mostrou que a clozapina causa menos VCM do que haloperidol, porém mais do que placebo (vide Capítulo III).

Tais achados em estudos com animais e estudos abertos e controlados apontam para um menor risco de DT com uso clozapina e de outros antipsicóticos de nova geração. O risco menor de DT com uso de clozapina pode ser devido à sua afinidade fraca pelos receptores de DA do tipo D_2, o que impede que se ligue fortemente aos receptores de DA do tipo D_2 estriatais (Seeman e Tallerico, 1998), mecanismo que parece ser necessário para o desenvolvimento de DT (vide Capítulo III). Um mecanismo pelo qual os demais antipsicóticos de nova geração causariam menos sintomas extrapiramidais seria o bloqueio de receptores de serotonina tipo 2 ($5HT_2$) que eles promovem. Esse bloqueio aumenta a função dopaminérgica no estriado e faria com que a dose de antipsicótico necessária para causar sintomas extrapiramidais seja bem maior do que a dose antipsicótica, propiciando aumento da margem terapêutica (Kapur e Remington, 1996; Kapur, 1988). De qualquer modo, estudos prospectivos e controlados são necessários para confirmar tal hipótese, já que existem raros relatos de casos com o uso de clozapina e relatos mais numerosos com o uso de risperidona.

3.5. Modo de administração

Kane e Smith (1982) observam que alguns estudos apontam maior prevalência em pacientes que recebiam flufenazina depot. Esse aumento de risco é decorrente da maior exposição total à medicação, quando esta é aplicada de modo parenteral, já que na administração por via oral há o risco dos pacientes não a ingerirem.

Já que a maior exposição cumulativa a antipsicóticos se correlaciona com maior risco de DT, vários autores tentaram estabelecer se a instituição de períodos sem antipsicóticos durante o tratamento faria diminuir o risco de DT. Jeste *et al.* (1979) retiraram medicação de 20 pacientes com DT e observaram que o número de intervalos sem a medicação e o período total sem medicação foram maiores nos pacientes com DT persistente do que nos com DT reversível, achado confirmado por Gardos et al. (1988). Poucher et al. (1995) também observaram que o grupo com DT tinha tido no passado mais interrupções de tratamento do que pacientes sem DT, do mesmo modo que Van Harten et al. (1998) observaram aumento de três vezes do risco de desenvolver DT em pacientes com mais de duas interrupções de tratamento.

Por outro lado, Cole et al. (1992) observaram que períodos sem antipsicóticos não se relacionaram com o risco de DT. Gualtieri et al. (1984), avaliando crianças e adolescentes, também observaram que férias de antipsicóticos não foram associadas à discinesia de retirada ou tardia. Belmaker et al. (1985) fizeram estudo com ratos administrando haloperidol e droperidol de forma contínua e intermitente. Não observaram diferença no desenvolvimento de supersensibilidade entre os dois grupos.

Kane e Smith (1982), em revisão, encontraram dois estudos que mostraram relação positiva entre risco maior de DT e interrupções, e outro que mostrou que não há essa relação. Alguns estudos com animais mostram diferenças entre tratamento intermitente e contínuo, e outros não. Estudos clínicos retrospectivos e prospectivos também tiveram resultados variados quanto à correlação entre modo de administração e presença de DT ou sua gravidade (American Psychiatric Association, 1992). Os resultados não são uniformes, alguns estudos observaram maior risco de DT quando há mais interrupções de tratamento, enquanto outros não observaram correlação entre risco de DT e interrupções do uso de antipsicóticos. Nenhum estudo apontou relação entre menor risco de DT e mais interrupções de tratamento.

Desse modo, as interrupções não são recomendadas, pois, além de não ter efeito protetor para DT e poder aumentar risco de DT persistente, trazem risco de recaída dos sintomas psicóticos (American Psychiatric Association, 1992).

3.6. Duração da internação

A duração da internação está relacionada intimamente com a exposição a antipsicóticos e com a gravidade do transtorno mental e esses fatores podem explicar a relação da internação com DT, porém variáveis ligadas à institucionalização crônica (inatividade, desnutrição) podem ter papel na prevalência de DT. Alguns autores observaram que pacientes com DT são internados por períodos maiores, como Wolf *et al.* (1985) que, estudando 99 pacientes masculinos, contabilizaram 16,7 anos de hospitalização para pacientes com DT contra 12 anos de hospitalização para pacientes sem DT. Em outro estudo, no qual foram avaliados 147 pacientes crônicos internados, a duração da internação atual classificou corretamente 72% dos pacientes com DT orofacial (Gureje, 1989). Além disso, pacientes internados em hospitais para crônicos têm maior prevalência de DT (2,09 vezes maior do que em hospital para agudos, onde as internações são voluntárias), mesmo quando controlados para idade, sexo e duração de tratamento, talvez pela gravidade do transtorno mental que apresentam (Woerner *et al.*, 1991). Porém Browne *et al.* (1996), estudando pacientes ambulatoriais, que apresentam geralmente transtornos mentais menos graves, não observaram diferença em relação à duração cumulativa de hospitalizações.

A correlação entre DT e duração da internação parece ser devido à gravidade do transtorno psiquiátrico, que leva ao uso de maiores doses de antipsicóticos e não a fatores intrínsecos das internações.

3.7. Eletroconvulsoterapia (ECT)

O papel de ECT no aparecimento de DT foi sugerido na década de 60. Faurbye *et al.* (1964) encontraram prevalência de DT de 44% em pacientes submetidos à ECT contra 22% em pacientes não submetidos à ECT. Crane (1968), em revisão de literatura, observou que o número excessivo de ECT era apontado como fator de risco em vários estudos. Porém, logo esse achado foi contestado: Brandon (1971), em estudo de coorte, verificou que a realização de ECT não teve relação com a prevalência de DT. Em outras revisões, foi constatado que raros estudos confirmam a correlação entre ECT e DT, porém não há evidência controlada para dar suporte a essa associação (Kane e Smith, 1982; Burke, 1984). Um estudo amplo (2.250 pacientes) constatou maior prevalência de DT nos pacientes que fizeram ECT, porém o efeito foi eliminado na análise de multivariância com idade, sexo, duração do tratamento e local do estudo (Woerner *et al.*, 1991). Outro grupo seguiu 100 pacientes com discinesia de início recente por 1 a 10 anos e observou que ECT, em vez de ser fator de risco, protegeu contra DT, pois pacientes que receberam ECT desenvolveram discinesia após maior tempo desde início do tratamento e tempo maior de exposição a antipsicóticos (Cole *et al.*, 1992).

Assim, não há base na literatura que aponte para associação entre ECT e risco maior de DT.

3.8. ANTICOLINÉRGICOS

O papel dos anticolinérgicos como fator de risco para DT é bastante discutido pela sua ação antagônica aos bloqueadores dopaminérgicos no parkinsonismo e na DT. Kane e Smith (1982), em revisão, relataram que os anticolinérgicos quase sempre exacerbavam a DT existente e agentes colinérgicos melhoravam. Reuniram pacientes de 18 estudos e observaram que em 72% deles o uso de anticolinérgicos não estava correlacionado com gravidade ou presença de DT e concluíram que não existem dados suficientes para implicar uso de anticolinérgicos como fator de risco para DT. A exposição a anticolinérgicos piora a DT estabelecida, porque aumenta a função dopaminérgica, mas não há relação causal (Baldessarini, 1985). Fleischhauer *et al.* (1985) observaram em estudo de coorte que a DT era mais grave com anticolinérgicos só quando esta atingia membros inferiores. Chouinard *et al.* (1988), em estudo prospectivo em pacientes ambulatoriais esquizofrênicos, observaram que pacientes com possibilidade de dano cerebral (pela história de trauma craniano, epilepsia, retardo mental e pela presença de sinais de comprometimento frontal), que receberam anticolinérgicos, tinham risco maior de desenvolver DT. Gureje (1989), em estudo de coorte, não achou correlação entre presença de DT e uso de anticolinérgicos. A maior prevalência de DT em pacientes que receberam medicações anticolinérgicas pode decorrer da freqüência maior de sintomas extrapiramidais nesses pacientes, e a presença de sintomas extrapiramidais no início do uso de antipsicóticos pode ser fator de risco para o desenvolvimento de DT (American Psychiatric Association, 1992).

Estudos que comparam pacientes com e sem DT em relação ao uso de anticolinérgicos são conflitantes. Há relatos de piora de DT já existente ou desmascaramento reversível, mas a maioria tende a não observar associação significativa entre uso de anticolinérgicos e presença de DT. Cole *et al.* (1992), em estudo de coorte, observaram que anticolinérgicos retardaram aparecimento de DT, pois os pacientes tratados por mais tempo com anticolinérgicos tinham mais meses de uso de antipsicóticos e recebiam maior dose de antipsicóticos antes do desenvolvimento de DT. Jeste e Caligiuri (1993) e Casey (1993a), em revisões, concluíram que anticolinérgicos pioram DT agudamente e sua retirada melhora, mas não tem papel na etiologia. Jeste *et al.* (1995), em estudo usando avaliação instrumental, observaram que o uso de anticolinérgicos não foi considerado preditor de DT. Browne *et al.* (1996) observaram que não há diferença entre grupos com e sem DT em relação à dose atual de anticolinérgico.

Concluindo, os anticolinérgicos não pareceram ter papel na etiologia da DT, mas podem se associar a maior risco indiretamente, pois permitem uso de doses mais elevadas de antipsicóticos por diminuir os sintomas extrapiramidais. Também se associam à DT por agravar temporariamente ou desmascarar DT. Em pacientes com distonia tardia, têm efeito benéfico (vide Capítulo X).

3.9. LÍTIO

O lítio pode causar vários sintomas semelhantes a síndromes extrapiramidais, como tremor, rigidez, crise oculógira, discinesia, acatisia e exacerbação ou emergência de DT. Porém, a falta de resposta da rigidez desencadeada por lítio aos anticolinérgicos trouxe dúvidas sobre a natureza extrapiramidal desse sintoma. O possível efeito do lítio na DT não é claro, porque pacientes que o receberam, especialmente aqueles com múltiplas recaídas, freqüentemente necessitaram de tratamento por curtos períodos com altas doses de antipsicóticos. Desse modo, não fica claro se a DT é causada pela farmacoterapia intermitente com altas doses de antipsicóticos, pelo uso isolado de lítio ou por uma combinação de ambos.

Os resultados da literatura são conflitantes. Enquanto Baldessarini (1985) concluiu que o lítio reduz risco de DT, a American Psychiatric Association (1992) verificou que há dois estudos que relacionaram lítio à menor exposição a antipsicóticos; outros autores relacionaram uso de lítio a maior risco de DT. Sternbach e Jordan (1990) relataram caso de paciente que fez tratamento com lítio por 16 anos que desenvolveu DT em língua, lábios e mandíbula, revertida com o ajuste da dose recebida. Cole *et al.* (1992), seguindo 100 pacientes com discinesia de início recente, observaram que pacientes que tomavam lítio desenvolviam DT após menor tempo de uso de antipsicóticos. Wolf *et al.* (1985), estudando pacientes masculinos crônicos internados, observaram maior vulnerabilidade à DT em pacientes com maior exposição ao lítio. Ghadirian *et al.* (1996) estudaram a freqüência de parkinsonismo e DT em 130 pacientes ambulatoriais bipolares. A prevalência de DT em pacientes com lítio que não tomavam antipsicóticos há mais de seis meses era de 13,75% e a gravidade da discinesia se associou com o tratamento com lítio de modo significativo estatisticamente.

Assim, de acordo com os recentes achados da literatura, o uso de lítio associado ao uso de antipsicóticos parece potencializar risco de DT, e talvez contribua para a persistência desta, mesmo na ausência de antipsicóticos. Desse modo, se a DT é muito grave e incapacitante, pode-se considerar a retirada do lítio para a sua melhora, substituindo por outro estabilizador do humor.

4. VARIÁVEIS LIGADAS AOS TRANSTORNOS MENTAIS

4.1. Diagnóstico

Existem evidências de que a DT ocorre com o uso de antipsicóticos independente do transtorno mental que levou à sua indicação. Essa discussão é importante, pois, se a DT aparece em pacientes com outros transtornos mentais além da esquizofrenia, fica mais clara a relação da DT com o uso de antipsicóticos (vide Capítulo VII). Por outro lado, a indicação de uso de antipsicóticos em outros transtornos mentais fica mais restrita. Baldessarini (1985), em revisão, notou que a DT aparece em pacientes com outros transtornos mentais além da esquizofrenia, como demência, retardo mental, transtornos do humor, neuroses e distúrbios de personalidade. Lohr e Wisniewski (1987), em revisão, afirmaram que a DT ocorre em pacientes com vários diagnósticos psiquiátricos. Casey (1993a) relatou que também pacientes sem diagnóstico psiquiátrico que recebem tratamento prolongado com antagonistas de DA têm risco para DT e isso inclui pacientes recebendo tratamento crônico com agentes antagonistas de DA, como a metoclopramida e amoxapina.

Em vários estudos, não foi observada correlação entre risco de DT e diagnóstico psiquiátrico. Brandon *et al.* (1971) observaram freqüência igual nos vários diagnósticos para homens. Kane e Smith (1982), em ampla revisão de literatura, constataram que a DT ocorre com uso de antipsicóticos em pacientes com vários transtornos mentais e outras doenças. Fleischhauer *et al.* (1985), em estudo de coorte com 646 pacientes internados, também não observaram influência do diagnóstico na prevalência de DT, assim como Sweet *et al.* (1995) e Gureje (1989). Por outro lado, em vários outros estudos, foi estabelecido fator de risco maior quando os pacientes apresentavam determinados transtornos mentais.

4.1.1. Esquizofrenia

Pacientes com esquizofrenia têm menor risco do que pacientes com outros distúrbios tratados com antipsicóticos (Jeste e Caligiuri, 1993). Jeste *et al.* (1995), usando avaliação instrumental, observaram incidência maior de DT em pacientes com esquizofrenia, provavelmente decorrente de maior uso de antipsicóticos e Woerner *et al.* (1991) também observaram maior risco em pacientes com doenças do espectro da esquizofrenia e transtornos do humor.

4.1.2. Transtornos do humor

Nasrallah *et al.* (1988), em estudo retrospectivo, encontraram maior freqüência de distonia aguda em pacientes com mania comparados com esquizofrênicos (26,1% contra 5,9%), o que pode indicar maior vulnerabilidade desses pacientes a sintomas extrapiramidais em geral. Vários autores identificaram risco maior de DT em pacientes com transtornos do humor. Kane e Smith (1982), em revisão de literatura, constataram que alguns relatos esporádicos sugerem que pacientes com transtornos do humor têm maior risco para DT. Wegner *et al.* (1985) identificaram maior número de parentes com distúrbio bipolar em pacientes com esquizofrenia e DT. Kane *et al.* (1985) verificaram que a incidência de DT após seis anos de uso de antipsicóticos é de 23% em pacientes com transtornos do humor e transtornos esquizoafetivos e de 18% em pacientes com esquizofrenia. Lohr e Wisniewski (1987), em revisão, observaram que os pacientes com maior risco parecem ser os que têm transtornos do humor e os deficientes mentais. Kane *et al.* (1988), em estudo prospectivo, observaram que pacientes com transtornos do humor que recebem antipsicóticos pelo mesmo período que esquizofrênicos têm maior vulnerabilidade à DT. Jeste e Caligiuri (1993), em revisão, concluem que pacientes com transtornos do humor têm maior risco para o desenvolvimento de DT e, além disso, história de transtorno do humor em parentes de esquizofrênicos pode aumentar o risco de desenvolver a DT.

Cole *et al.* (1992) seguiram 100 pacientes com discinesia de início recente por 1 a 10 anos. Os pacientes com transtornos do humor desenvolveram DT após período de uso de antipsicóticos menor do que o de pacientes com esquizofrenia. No entanto, a dose total média usada foi igual, provavelmente porque pacientes com transtorno do humor receberam altas doses quando em mania. Os pacientes com depressão foram os mais vulneráveis (desenvolvem DT com menor dose e menor tempo de exposição a antipsicóticos). Vários estudos mostraram risco maior de DT em pacientes com transtorno do humor que tomam antipsicóticos (American Psychiatric Association, 1992). Casey (1993a), em revisão, notou que pacientes com transtornos do humor, principalmente depressão, desenvolvem DT após menor tempo de exposição a antipsicóticos. Scappa *et al.* (1993) observaram que pacientes com transtornos do humor e esquizofrênicos com antecedentes hereditários de transtornos do humor têm mais DT. Gardos *et al.* (1994b), em estudo de coorte, notaram que a DT aparecia após prazo mais curto de exposição e menor dose total de antipsicóticos em pacientes com transtornos do humor do que em pacientes com esquizofrenia ou transtorno esquizoafetivo. Os pacientes com transtorno depressivo recorrente foram os que apresentaram DT com menor dose total de antipsicóticos recebida. Yassa *et al.* (1983) observaram prevalência de DT em 83 pacientes com transtorno do humor acompanhados em ambulatório, com idade média de 50 anos, e encontraram 41% deles com DT, porcentagem maior do que a média de 25% em doentes mentais que usam antipsicóticos.

Porém, alguns autores não confirmam esses achados, como Woerner *et al.* (1991), que examinaram 2.250 pacientes idosos e observaram risco em pacientes com transtorno esquizoafetivo maior do que em pacientes com transtornos do humor e esquizofrênicos.

Um estudo que sugere associação entre transtornos do humor e distonia tardia é o de Lauterbach *et al.* (1992), que observaram prevalência de 14,3% desses transtornos em pacientes com distonia idiopática, prevalência maior do que em população normal pareada para idade (0,3%) e sexo (0,9%). Se essa associação for confirmada, poderia indicar um substrato neurobiológico ou genético comum.

Uma observação interessante é a melhora da DT quando pacientes com transtorno do humor estão em mania. Lal *et al.* (1988) relataram caso de paciente em que a distonia tardia desaparecia quando ele estava em mania, e Scappa et al. (1993) relataram três casos de cicladores rápidos nos quais a DT piora com depressão e melhora com mania. Essa variação pode ser devido ao uso de antipsicóticos na mania, que mascarariam a DT.

Concluindo, existem evidências de que pacientes com transtornos do humor têm maior risco de desenvolver DT, quando expostos aos antipsicóticos. Esse risco pode ser devido à maior sensibilidade aos efeitos colaterais e à predisposição para apresentar movimentos anormais, por alterações estruturais e funcionais geradas pelo transtorno mental no cérebro (o que explicaria também o maior risco observado em pacientes que têm parentes com transtornos do humor). Por outro lado, pode também ser devido a fatores relacionados ao tratamento desse transtorno, como o uso intermitente de antipsicóticos em altas doses e o uso concomitante de lítio, fatores que aumentam o risco e a persistência da DT. Portanto, o uso de antipsicóticos deve ser feito de forma cautelosa nesses pacientes, e o controle dos sintomas psicóticos durante as fases maníacas deve ser feito com estabilizadores do humor e medicações adjuvantes, como os benzodiazepínicos, e a menor dose efetiva de antipsicóticos, que devem ser retirados assim que possível. Nas depressões com sintomas psicóticos, principalmente quando há risco de suicídio, a eletroconvulsoterapia é uma alternativa segura e eficaz, e o uso de antipsicóticos junto com antidepressivos só deve ocorrer quando imprescindível.

4.1.3. Transtornos esquizoafetivos

O risco de DT em pacientes com transtornos esquizoafetivos, síndrome com características intermediárias entre transtornos do humor e esquizofrenia, também foi estabelecido por alguns autores. Woerner *et al.* (1991) examinaram 2.250 pacientes idosos e observaram risco maior de DT em pacientes com transtornos esquizoafetivos do em pacientes com outros diagnósticos. Por outro lado, Cole *et al.* (1992) seguiram 100 pacientes com DT e observaram que esquizofrênicos e pacientes com transtornos esquizoafetivos tinham risco igual de DT. Já Gardos *et al.* (1994b) observaram que o total de antipsicóticos recebido antes da DT era maior em pacientes esquizofrênicos e pacientes com transtornos esquizoafetivos do que em pacientes com transtornos do humor.

Em relação aos transtornos esquizoafetivos, os achados variam e são até contraditórios, mesmo porque o diagnóstico desse distúrbio nem sempre é feito da mesma forma e as características clínicas não são homogêneas.

4.1.4. Transtornos mentais orgânicos

Os transtornos mentais orgânicos têm sido apontados como fator de risco para DT desde sua descrição, porém o uso do termo lesão ou transtorno mental orgânico nem sempre é claro. É usado para denominar transtornos mentais como demência e retardo mental, para designar possível dano cerebral causado por álcool ou drogas, pacientes que sofreram trauma crânio-encefálico e também para pacientes que têm alguns sinais neurológicos indicativos de possível lesão estrutural. Nos estudos, nem sempre se explica em qual acepção o termo está sendo usado. São descritos, a seguir, estudos que avaliaram a relação entre DT e demência, epilepsia e retardo mental. No item 4.3. deste Capítulo, são descritos estudos que avaliam relação entre aparecimento de DT em pacientes com transtornos psiquiátricos (excluindo transtornos mentais orgânicos e retardo mental) e alterações estruturais, sintomas negativos e alterações neurológicas.

Brandon *et al.* (1971) observaram freqüência igual nos vários diagnósticos para homens, mas mulheres com transtorno mental orgânico abaixo de 50 anos tinham maior prevalência (46% contra 7%). Kane e Smith (1982), em revisão, observaram que existem poucos dados consistentes, controlados, para dar suporte à associação entre DT e transtornos mentais orgânicos, e a maioria dos estudos não mostra correlação. Fleischhauer *et al.* (1985) verificaram fatores de risco para DT em 646 pacientes internados e observaram que a presença de transtornos mentais orgânicos se correlacionava com maior gravidade da DT. Lohr e Wisniewski (1987), em revisão, observaram que pacientes com retardo mental parecem ter maior risco de DT. Woerner *et al.* (1991), em estudo de coorte, observaram que pacientes com transtorno mental orgânico tinham maior prevalência de DT e para esses pacientes a discinesia poderia ser devido à doença neurológica (que é a base da doença psiquiátrica orgânica). Jeste e Caligiuri (1993), em revisão, concluíram que estudos recentes tiveram resultados variados. Por outro lado, Jeste *et al.* (1995), usando avaliação instrumental, observaram maior risco em pacientes com esquizofrenia e transtornos do humor em relação ao outro grupo, de pacientes mais velhos, com transtornos mentais orgânicos e atribuem isso ao uso de maior dose de antipsicóticos nesses pacientes. Casey (1993a) concluiu que, nos estudos mais antigos, transtorno mental orgânico era considerado fator de risco para DT, mas revisões posteriores questionaram tal associação.

Assim, como afirmaram Waddington *et al.* (1989), a vulnerabilidade para o desenvolvimento de DT parece estar relacionada com algum fator neurológico ligado ao transtorno mental, não só nas psicoses funcionais, mas também em pacientes com deficiência mental e epilepsia, que têm déficit de desenvolvimento neurológico evidente. Como conseqüência, o uso de antipsicóticos deve ser cuidadoso nesses pacientes.

4.2. Duração e gravidade do transtorno mental

A duração e a gravidade do transtorno mental foram relacionadas por alguns autores com o risco de aparecimento e persistência de DT, e relacionam-se intimamente com a exposição a antipsicóticos. Jeste *et al.* (1979) observaram que pacientes com discinesia persistente tinham maior duração do transtorno mental, mas não observaram relação com gravidade da transtorno mental. Gureje (1988) observou maior risco de DT em pacientes com idade de início de esquizofrenia maior e que a intensidade dos sintomas positivos se relacionou de forma inversa com DT orofacial. Já Chouinard *et al.* (1988), em estudo longitudinal, observaram que um fator de risco para desenvolvimento de DT foi o prognóstico da esquizofrenia, confirmando achados anteriores dos mesmos autores, que observaram associação entre resposta pobre a antipsicóticos e prevalência de DT. Sweet *et al.* (1985), observando idosos com transtornos mentais, constataram que menor nível global de funcionamento no dia da internação foi associado à maior prevalência de DT. Browne *et al.* (1996) não notaram diferença entre prevalência de DT e idade de início e duração do transtorno mental, mas notaram relação desses fatores com gravidade da DT. Por outro lado, Waddington *et al.* (1989), avaliando pacientes bipolares ambulatoriais mais jovens observaram que a menor duração de transtorno mental se correlacionou positivamente com maior risco de DT e que número maior de episódios de doença e menor duração de doença se relacionaram positivamente com gravidade maior da DT.

Assim, a maioria dos estudos observam correlação positiva entre gravidade e duração do transtorno mental (que levam à maior exposição a antipsicóticos) e o risco de desenvolvimento de DT.

4.3. Alterações estruturais, sintomas negativos e alterações neurológicas

Além de ser associada com transtornos mentais orgânicos, a DT também foi associada a alterações estruturais, sintomas negativos e alterações neurológicas, que seriam sinais de lesão orgânica em pacientes com psicoses funcionais. Essas alterações estariam presentes na forma de esquizofrenia chamada tipo II por Crow (1980), caracterizada por curso crônico deteriorante, prejuízo cognitivo e sintomas negativos. Nesse subtipo de esquizofrenia, apareceriam alterações estruturais na tomografia computadorizada de crânio, principalmente alargamento ventricular. Essas alterações tornariam o indivíduo mais vulnerável ao efeito tóxico dos antipsicóticos. Vários autores abordam esse aspecto, porém os parâmetros para avaliar "organicidade" variam muito entre os grupos, o que torna difícil conclusão consistente. Os autores procuram determinar a presença dessas alterações através de exames neurológicos, testes neuropsicológicos e exames de neuroimagem, como a tomografia computadorizada e a ressonância magnética.

Em 1968, Crane, em revisão, concluiu que DT parece ser associada a distúrbio cerebral orgânico, pois vários pacientes receberam terapias físicas, como a leucotomia, o que leva à idéia de que lesão cerebral predispõe a DT, porém aponta o autor que muitos pacientes não tinham história de dano cerebral. Jeste *et al.* (1979) observaram que geralmente pacientes sem sinais de lesão orgânica tinham maior reversibilidade. Já Burke (1984), em revisão, afirmou que dano cerebral preexistente não está claramente associado à DT.

Nos estudos que se seguiram, vários autores acharam correlação positiva entre prevalência de DT e alterações em testes neuropsicológicos, alterações estruturais e sintomas negativos. Wegner *et al.* (1985) observaram correlação entre presença de DT e número de sinais neurológicos (50% do grupo com DT e 13%

do grupo-controle tinham dois ou mais sinais neurológicos leves). Usaram a escala de Gittelman-Klein e Klein (1969) para avaliar ajustamento pré-mórbido e observaram que 22% dos pacientes com DT apresentavam mau ajustamento, enquanto nenhum dos pacientes sem DT apresentava mau ajustamento. Os pacientes com DT também tinham pior ajustamento pré-mórbido do que os sem DT (44% dos pacientes com DT e 25% dos controles). Outra correlação observada foi entre a presença de DT e o pior desempenho em testes cognitivos. Não houve correlação da gravidade de DT com as variáveis acima. Wolf *et al.* (1985) estudaram 99 pacientes masculinos internados. Nos pacientes com transtornos do humor (mas não nos esquizofrênicos), a pontuação baixa em exame que avalia nível cognitivo global se relacionou com DT. Yarden e Discipio (1983) observaram que pacientes com DT tinham maior freqüência de distúrbio de pensamento grave, atividade sem objetivo, negativismo e descuido da higiene pessoal. Owens *et al.* (1985) fizeram tomografia computadorizada em 110 pacientes esquizofrênicos crônicos internados e observaram que pacientes com DT grave tinham maior relação ventrículo/cérebro (VBR). Waddington *et al.* (1985) estudaram 68 pacientes esquizofrênicos internados e observaram que pacientes com DT tinham três vezes mais mutismo e comprometimento cognitivo. Chouinard *et al.* (1988) seguiram 169 pacientes ambulatoriais esquizofrênicos recebendo antipsicóticos e observaram que pacientes com dano cerebral e que recebiam dose maior de anticolinérgicos apresentaram maior prevalência de DT. Waddington *et al.* (1989) avaliaram 40 pacientes bipolares ambulatoriais com idade média de 41,6 anos e notaram que desempenho ruim em teste neuropsicológico distinguiu os pacientes com e sem DT e também se relacionou com gravidade da DT. Van Os *et al.* (1997) observaram também correlação entre risco de DT e presença de sintomas negativos.

Alguns autores observaram correlação entre alterações estruturais e neurológicas e sintomas negativos apenas com DT atingindo região orofacial. Waddington *et al.* (1987) avaliaram 88 pacientes crônicos internados com esquizofrenia. Pobreza de discurso, déficit cognitivo e embotamento afetivo foram os sintomas que mais se associaram à DT orofacial e se relacionaram com a gravidade da DT. A DT de membros e tronco não mostrou associação com esses parâmetros.

Outros autores observaram correlação entre alterações estruturais e neurológicas e sintomas negativos e DT de membros e tronco. Brown e White (1992) selecionaram 84 pacientes internados com esquizofrenia e observaram que o grupo com DT de membros e tronco tinha maior comprometimento cognitivo e mais sintomas negativos do que os paciente do grupo-controle, além de tendência a ter maior comprometimento do que o grupo orofacial, que não apresentou muita diferença em relação ao grupo-controle.

No entanto, Gureje (1988), estudando esquizofrênicos jovens internados, não observou correlação entre DT e qualquer medida neuropsicológica ou sintomas negativos. Na revisão de 1992 da American Psychiatric Association, os autores observaram que, na maioria dos estudos nos quais se usaram mais testes neuropsicológicos, falhou em achar diferenças entre pacientes com e sem DT. Em alguns estudos, porém, foram achadas correlações significativas quando variáveis como idade, nível educacional e diagnóstico foram excluídas. Nessa revisão, os autores também concluíram que estudos *post-mortem* apresentam resultados inconsistentes, assim como os estudos de imagem.

Trabalhos recentes mostram associação positiva entre DT e gravidade de sintomas negativos e maior déficit cognitivo. Waddington *et al.* (1995) estudaram pacientes ambulatoriais que recebiam antipsicóticos, com idade média de 53 anos e não observaram diferenças de atrofia cortical, sinais de intensidade, volume ventricular ou assimetria ventricular observados em ressonância magnética nos dois grupos. Porém, os pacientes com DT apresentaram pior desempenho no teste Wiscosin Card Sorting, e o rendimento no teste foi pior quanto pior a discinesia. Os pacientes com DT tinham mais anormalidades físicas mínimas, principalmente na cabeça. Browne *et al.* (1996), estudando 64 pacientes com esquizofrenia, observaram que pacientes com DT tinham mais sintomas negativos. Sachdev *et al.* (1996) selecionaram 100 pacientes esquizofrênicos crônicos. Os pacientes com acatisia tardia tiveram mais sintomas negativos que os do grupo-controle, porém pacientes com DT não diferiram dos controles nos sintomas negativos e foram pior em testes neuropsicológicos, mas não de modo significativo. Assim, acatisia tardia mostrou maior correlação com índices de disfunção orgânica do que a síndrome de DT orofacial. Quinlan *et al.* (1997) observaram que pacientes com mais sintomas negativos na medida inicial e com menor fluência verbal tiveram maior risco para DT. Caligiuri *et al.* (1997) realizaram estudo de seguimento em 378 pacientes idosos recebendo antipsicóticos e observaram que presença de sintomas negativos podia predizer DT. Goldman *et al.* (1997) analisaram 27 pacientes com DT e constataram que o pior funcionamento acadêmico e em testes realizados nas escolas estava relacionado a risco maior de DT. Desse modo, as alterações que levariam à maior vulnerabilidade à DT existiriam antes do início da esquizofrenia, precedendo, portanto, a emergência de DT.

Os estudos apontam, na sua maioria, para uma correlação entre DT e sinais de lesão orgânica, mesmo em pacientes jovens. Porém, a grande maioria é de estudos de coorte, que não permitem separar alterações neuropsicológicas e sintomas negativos induzidos por antipsicóticos das alterações já existentes antes do uso destes. O estudo de Goldman *et al.* (1997) é interessante porque mostra correlação entre alterações prévias e DT. Mais estudos prospectivos são necessários para confirmar tal relação.

5. VARIÁVEIS LIGADAS À DT

5.1. Gravidade e persistência da DT

Na maioria dos casos, a DT é leve e flutuante, mas em alguns pacientes é grave e persistente, causando incapacidade funcional. Assim, é importante conhecer fatores de risco para essas formas mais graves. Jeste *et al.* (1979) realizaram estudo bastante citado para verificar fatores relacionados com DT persistente. Foi retirada a medicação de 20 pacientes com DT e a DT foi classificada em persistente ou reversível (se desapareceu após três meses). A variável que separou maximamente os pacientes com DT persistente e reversível foi o número de intervalos de pelo menos dois meses sem medicamento antes do início da DT, que foi maior nos pacientes com DT persistente. A variável seguinte mais importante foi a duração do tratamento; as duas variáveis juntas separaram corretamente 85% dos pacientes. Ambos os fatores dão contribuição independente para a persistência, e o poder do primeiro de predizer DT persistente não se deve primariamente à duração do tratamento. Os autores citam dois outros estudos que não acharam diferença entre continuidade de tratamento ou número de interrupções. Mais recentemente, Glazer *et al.* (1991) seguiram 192 pacientes que recebiam antipsicóticos continuamente por três a cinco anos. Os seguintes fatores de risco para DT persistente foram identificados: aumento da idade em 20 anos aumenta o risco em duas vezes, e pacientes com DT não orofacial têm risco 3,6 vezes maior.

Assim, a idade é uma variável bastante citada como risco para DT persistente (vide item 2.1 deste Capítulo) e a interrupção do uso de antipsicóticos também (vide item 3.5 deste Capítulo).

Já a avaliação de fatores de risco para DT grave é complicada porque as definições de gravidade não são padronizadas e variam muito entre os estudos.

Brandon *et al.* (1971) associaram DT grave a idade e sexo feminino. Já Kane *et al.* (1988) não identificaram fatores de risco para formas mais graves. Fleischhauer *et al.* (1985), em estudo prospectivo com 646 pacientes internados, observaram que diagnóstico de síndrome cerebral orgânica relacionou-se com gravidade da DT. Gureje (1989) examinou 147 pacientes internados em um hospital, a maioria crônicos. Em relação à DT grave, a dose atual de antipsicóticos mostrou tendência à correlação negativa. Waddington *et al.* (1989), avaliando pacientes bipolares ambulatoriais mais jovens, observaram que número maior de episódios agudos e menor duração do transtorno se relacionaram com gravidade da DT. Caligiuri *et al.* (1997), em estudo de seguimento em 378 pacientes com idade média de 65 anos, não acharam correlação entre variáveis demográfica ou clínica e DT grave.

Assim, vários fatores parecem associados com o aparecimento de DT grave, mas nenhum é citado de forma consistente, o que dificulta uma conclusão.

5.2. Localização da DT

Alguns autores tentaram determinar fatores de risco para diferentes tipos e localizações dos movimentos da DT. De acordo com Kidger *et al.* (1980), os movimentos discinéticos podem ser agrupados em dois subtipos, de acordo com localização do movimento: movimentos da cabeça e pescoço, e de tronco e membros, que teriam fisiopatologia e fatores de risco diferentes. Desde então, vários autores separaram DT orofacial e a que atinge membros e tronco na análise.

Foi observado que a DT de membros e tronco se relacionava mais a variáveis ligadas ao tratamento, enquanto DT orofacial se relacionava mais a variáveis ligadas ao transtorno mental e ao paciente (Fleischhauer *et al.*, 1985). Gureje (1988), em estudo de coorte, observou que a DT orofacial se relacionou negativamente com a intensidade de sintomas positivos, enquanto a DT de membros e tronco só se relacionou, negativamente também, com dose de antipsicóticos no dia do exame. Waddington *et al.* (1987) avaliaram 88 pacientes crônicos internados com esquizofrenia e observaram que mutismo, déficit cognitivo grave e embotamento afetivo foram os critérios mais associados com DT orofacial e se relacionaram com gravidade da DT, enquanto DT de membros e tronco não mostrou associação com esses parâmetros. Gureje (1989), examinando 147 pacientes crônicos internados, observou que DT orofacial se associou com duração da internação, que reflete a maior gravidade do transtorno mental subjacente. A DT de membros e tronco se relacionou com duração cumulativa de uso de antipsicóticos de alta potência e número de ECT recebidos.

Brown e White (1992) observaram maior comprometimento cognitivo e sintomas negativos na DT de membros e tronco do que na orofacial. Sachdev *et al.* (1996) selecionaram 100 pacientes esquizofrênicos crônicos, tratados com antipsicóticos, e os pacientes com DT orofacial eram mais velhos, com pontuação maior de sintomas extrapiramidais e com duração maior de tratamento do que controles. Já a presença de DT em membros e tronco apresentou correlação menos significativa com idade, sintomas negativos e pontuação em alguns testes neuropsicológicos.

Assim, na maioria desses estudos, DT orofacial se relacionou com variáveis ligadas aos pacientes e a transtorno mental, enquanto DT de membros e tronco se relacionou com variáveis ligadas ao tratamento com antipsicóticos, mostrando diferentes fatores de risco para os dois subtipos. Porém, estudos mais recentes não confirmam esses achados e a maioria dos estudos de fatores de risco não faz essa análise em separado, que é de difícil execução, porque em grande número de pacientes os movimentos atingem ambas as áreas.

5.3. Tipos de movimentos da DT

Outra separação possível é a de tipos de movimentos tardios, quando se consideram os fatores de risco para cada tipo de movimento de aparecimento tardio (acatisia tardia, distonia tardia e discinesia tardia). Na maioria dos estudos, não há essa separação e todos os movimentos involuntários de aparecimento tardios são chamados de DT.

Em relação à acatisia tardia, Sachdev *et al.* (1996) selecionaram 100 pacientes esquizofrênicos crônicos, tratados com antipsicóticos. Na análise estatística, sintomas extrapiramidais, sintomas negativos, pontuação em alguns testes neuropsicológicos e condição social correlacionaram-se com acatisia tardia, mas não com DT orofacial. Assim, acatisia tardia mostrou maior correlação com índices de disfunção orgânica do que a síndrome de DT orofacial, com padrão semelhante à DT de membros e tronco.

Já em relação à distonia tardia, Burke *et al.* (1982) e Burke (1984) descreveram que lesões de parto podem ser fator de risco para o aparecimento de distonia tardia. Crianças e pacientes mais jovens parecem ter maior risco de distonia tardia do que DT. Idade de início precoce e sexo masculino são associados com distonia mais generalizada e grave. Início em idade tardia é associada mais com mulheres e restrita à face e ao pescoço (chamada síndrome de Meige tardia). Ananth *et al.* (1988) descreveram dois casos de síndrome de Meige tardia, que ocorre mais em mulheres (relação de dois casos em mulheres para cada caso em homens), entre 30 e 70 anos. Não observaram relação com variáveis de tratamento. Raja (1995) comparou pacientes com DT coréica, distonia tardia e controles. Pacientes com distonia eram mais jovens (37,8 anos contra 50,1 anos), tinham menor tempo de tratamento (6,6 anos contra 15 anos) e maior pontuação na AIMS do que pacientes com DT coréica. Não houve diferença em relação a idade, nível educacional, nível de sintomas psicóticos, dose de antipsicóticos ou anticolinérgicos e idade de início de tratamento entre pacientes controles e com distonia. Chiu e Lee (1989), em revisão de literatura, notaram que distonia tardia afeta mais homens que mulheres (2,5 a 1,2/1) e que a idade de início é menor na distonia tardia do que na DT. Friedman *et al.* (1987), em estudo de coorte em pacientes internados, observaram que a maioria dos pacientes com distonia tardia eram homens e que retardo mental e ECT foram os fatores de risco encontrados.

Portanto, a distonia tardia tem fatores de risco diferentes da DT coréica, ocorre com maior freqüência e de modo mais grave em pacientes mais jovens, aparece mais precocemente e afeta mais homens, o que indica possível diferença na fisiopatologia. Essa diferença ainda precisa ser confirmada, o que também é difícil (como na localização da DT), porque os movimentos coréicos e distônicos podem coexistir em um mesmo paciente.

6. OUTROS

6.1. Uso de álcool, drogas e fumo

O uso de fumo foi sugerido como fator de risco pela ação da nicotina nos sistemas dopaminérgicos. Em revisão dos estudos que sugerem relação entre fumo e DT, Lohr e Flynn (1992) observaram que dois estudos mostraram maior prevalência de DT em fumantes e um estudo não encontrou diferença, mas relatam que, de modo geral, os resultados são contraditórios e não se pode chegar à conclusão definitiva.

Além do fumo, o uso de álcool e/ou drogas também já foi implicado como fator de risco para DT, já que o álcool e as drogas podem causar distúrbios orgânicos que poderiam agravar as mudanças induzidas por antipsicóticos no sistema nervoso central. Vários autores confirmaram tal correlação. Wolf *et al.* (1985), estudando pacientes masculinos internados, constataram que nos pacientes com transtornos do humor (mas não nos esquizofrênicos) alcoolismo foi fator de risco para DT. Alguns estudos sugerem que há maior risco para pacientes com psicose por álcool (American Psychiatric Association, 1992). Jeste *et al.* (1995), usando avaliação instrumental, observaram que história definida de abuso ou dependência de álcool foi fator de risco significativo para o desenvolvimento de DT. Já Woerner *et al.* (1991) observaram que abuso de drogas estava relacionado com menor prevalência de DT, porém o efeito foi eliminado após na análise de multivariância com idade, sexo, duração do tratamento e local do estudo. Lawson (1997) estudou 152 esquizofrênicos e observou que a pontuação na escala AIMS era mais alta nos que abusavam de estimulantes e era maior quanto maior o tempo de abuso de estimulantes.

Portanto, a maioria dos estudos aponta para uma correlação entre risco de DT e uso de álcool e/ou drogas, e esse risco aumentado pode ser intermediado pelas lesões orgânicas causadas por eles.

6.2. Sintomas extrapiramidais agudos

Crane (1972) observou correlação entre sintomas extrapiramidais agudos e DT posterior em estudo prospectivo de um ano de duração, no qual foram avaliados 467 pacientes com transtornos psiquiátricos internados e recebendo antipsicóticos. Kane e Smith (1982), em uma revisão ampla, não conseguiram chegar a uma conclusão, já que os resultados dos estudos revisados foram contraditórios e propõem que a variação na habilidade de diagnosticar sintomas extrapiramidais (principalmente acinesia e acatisia) e as falhas de anotação em prontuários podem contribuir para a variação nos resultados. Na revisão da American Psychiatric Association (1992), observa-se que na maioria dos estudos foi notada correlação entre sintomas extrapiramidais agudos, principalmente movimentos hipercinéticos, e prevalência de DT. Andrew (1994), em revisão, concluiu que aparecimento de sintomas extrapiramidais agudos está associado a risco três vezes maior de desenvolvimento de DT, mas esse risco não implica necessariamente em relação causa e efeito. Wolf *et al.* (1985) estudaram 99 pacientes masculinos ambulatoriais e observaram que nos pacientes com transtornos do humor (mas não nos esquizofrênicos) parkinsonismo induzido por antipsicóticos se relacionou com DT. Kane *et al.* (1988)

observaram que o desenvolvimento agudo de sintomas extrapiramidais parece ser fator de risco, particularmente para quem desenvolve DT em até dois anos, e o risco seria até duas vezes maior. Jeste *et al.* (1995), usando avaliação instrumental, observaram que a tendência para tremor e velocidade de movimento na avaliação instrumental são maiores nos pacientes com DT. Chouinard *et al.* (1988), em estudo longitudinal com duração de cinco anos, constataram que a pontuação de parkinsonismo na medida inicial se correlacionou com DT na última medida e o aumento da pontuação de parkinsonismo se mostrou o melhor preditor de desenvolvimento de DT. Barnes *et al.* (1983), em estudo com 202 esquizofrênicos, observaram que DT e acatisia coexistem em muitos pacientes. Kane (1993), com dados obtidos de estudos prospectivos com adultos jovens e idosos, mostra que indivíduos que têm mais sintomas extrapiramidais agudamente apresentam maior risco para desenvolver DT. Casey (1993b) tratou 11 macacos Cebus com haloperidol por três meses, seguido por 1 mês sem antipsicóticos, procedimento repetido por oito anos, e observou associação entre sintomas extrapiramidais agudos e DT. No entanto, Chatterjee *et al.* (1995), em estudo prospectivo, examinaram grupo de 89 pacientes com esquizofrenia ou transtornos esquizoafetivos, virgens de tratamento, e não houve diferença no desenvolvimento de DT entre grupo com e sem sintomas extrapiramidais no início. Já que DT e parkinsonismo coexistem com freqüência, a DT não deve ser evolução natural de parkinsonismo (Waddington e Youssef, 1993). Porém, fatores que levam à vulnerabilidade a parkinsonismo podem levar à vulnerabilidade à DT posteriormente, já que ambos os distúrbios de movimento são causados por alterações no funcionamento dos gânglios da base.

Concluindo, os achados, no geral, apontam para associação entre o aparecimento de sintomas extrapiramidais agudos, principalmente movimentos hipercinéticos (tremor, acatisia) durante o uso de antipsicóticos, e o surgimento de DT posteriormente. Desse modo, os novos antipsicóticos, que praticamente não induzem sintomas extrapiramidais em doses terapêuticas, teriam potencial menor de causar DT.

6.3. DIABETES MELLITUS

Jeste e Caligiuri (1993), em revisão, levantaram dois trabalhos em que foi observada maior prevalência de DT em pacientes com diabetes. Ganzini *et al.* (1991), em estudo de coorte, observaram prevalência de 45% de DT moderada ou grave em 38 diabéticos (com idade média de 62,3 anos) tratados com antipsicóticos, maior do que a observada em grupo sem diabetes (21%), pareado de acordo com idade, sexo, duração de tratamento, dose atual do antipsicótico e diagnóstico psiquiátrico.

Woerner *et al.* (1993) observaram incidência seis vezes maior de DT em pacientes expostos a antipsicóticos acima de 55 anos do que em pacientes abaixo de 55 anos. Apesar de a incidência de DT espontânea ser maior nessa faixa etária (5% contra 1% a 3%), isso não seria suficiente para explicar a maior incidência de movimentos anormais. Desse modo, procuraram determinar se esse risco aumentado seria decorrente da presença maior de diabetes em tal faixa etária, estudando a incidência de DT em pacientes com e sem diabetes (com idade média de 76 anos no grupo com diabetes e 77 no grupo sem). Após 43 semanas, 54,1% dos diabéticos e 25,6% dos pacientes sem diabetes desenvolveram DT. Após controle para sexo e idade, a associação entre risco de DT e presença de diabetes ficou mais intensa, e o risco de DT foi 2,38 vezes maior nos pacientes com diabetes. Esses resultados mostram que diabetes pode contribuir para a maior taxa de DT em idosos. Por outro lado, Sweet *et al.* (1995), em estudo de prevalência de DT em pacientes idosos (com idade média de 75 anos) com transtornos mentais, não observaram diferença de prevalência entre pacientes com e sem diabetes.

Existem evidências que apontam para associação entre diabetes e risco maior de DT com uso de antipsicóticos, principalmente em idosos. Essa maior vulnerabilidade pode ocorrer em decorrência das lesões cerebrais causadas pelo comprometimento vascular da diabetes. De qualquer modo, os antipsicóticos devem ser usados de forma cautelosa nessa população, que já tais pacientes apresentam maior risco de desenvolver DT pela faixa etária em que se encontram. O uso prolongado de bloqueadores dopaminérgicos para distúrbios não-psiquiátricos, como flufenazina em neuropatia diabética e metoclopramida para gastroparese, deve ser evitado.

6.4. Alterações dentárias

Dentes em mau estado ou próteses malfixadas são com freqüência associados à DT orofacial. Brandon *et al.* (1971), em estudo de coorte, acharam associação entre falta de dentes e DT, especialmente acima de 50 anos. Lohr e Wisniewski (1987), em revisão, descreveram uso de próteses dentárias e problemas dentários como fator de risco para DT. Waddington *et al.* (1989) avaliaram 88 pacientes crônicos com esquizofrenia internados e observaram que falta de dentes se relacionou com DT orofacial e de membros e tronco. Sweet *et al.* (1985) analisaram amostra de pacientes admitidos em enfermaria psiquiátrica para idosos. Presença de problemas dentários foi associada com maior taxa de DT, porém a sua contribuição para DT foi mínima em comparação com a duração do uso de antipsicóticos. Woerner *et al.* (1991), em estudo de coorte, observaram que os pacientes que tinham próteses dentárias mas não a estavam usando no exame tiveram risco 3,5 vezes maior de DT do que os que nunca usaram prótese. O risco entre os que estavam usando prótese dentária foi 1,28 vez maior do que nos que nunca a usaram.

Concluindo, há uma associação entre risco de discinesia oral e dentição alterada ou próteses malfixadas. Esse risco aumentado pode decorrer em parte das alterações dentárias e de próteses. Porém, mais provavelmente, DT e alterações dentárias são decorrentes do processo de deterioração geral que caracteriza muitos pacientes esquizofrênicos crônicos mais velhos. Estes têm mais sintomas negativos e alterações cognitivas que contribuem para um mau cuidado dos dentes e próteses dentárias e também são fatores de risco para o aparecimento de DT com uso de antipsicóticos. Isso explica o fato de dentes em mau estado também se relacionarem com maior risco de DT fora da área orofacial (Waddington *et al.*, 1989).

6.5. Genética

O papel da genética como fator de risco para DT foi levantado algumas vezes. Brandon *et al.* (1971) observaram maior prevalência de olhos azuis em homens com DT (não em mulheres), indicando possível influência genética. Yassa e Ananth (1981) analisaram pacientes com parentes de primeiro grau que também estavam internados entre os 500 internos que tomaram antipsicóticos por mais de dois anos. Foram encontrados oito pares de parentes internados, examinados com a AIMS para detectar DT. Todos os oito pares mostraram concordância para a presença ou ausência de DT. Mais recentemente, autores observaram relação entre presença de alelos variantes de gene que produz CYP2D6 e sintomas extrapiramidais (vide acima no item 3.3). Arthur *et al.* (1995) não observaram maior freqüência de genes alterados nos pacientes com DT, porém Armstrong *et al.* (1997) observaram essa relação. Em ratos, ocorrem diferenças entre linhagens e entre indivíduos na velocidade e intensidade de desenvolvimento de VCM com uso prolongado de antipsicóticos, o que sugere que pode haver diferenças determinadas geneticamente no desenvolvimento destes. Já que os ratos são modelos animais da DT, essas diferenças também ocorreriam no desenvolvimento da doença (Tamminga *et al.*, 1990).

Assim existem evidências que indicam que fatores genéticos ligados ao metabolismo das drogas estão envolvidos na gênese de DT e a identificação do genótipo vulnerável poderia levar à administração de menor dose de antipsicóticos a esses pacientes, diminuindo a incidência de efeitos colaterais.

6.6. LATERALIDADE

Gureje (1988), em estudo de coorte de esquizofrênicos jovens internados, não observou correlação entre DT e dominância de mão, assim como Waddington *et al.* (1995). Morgenstern *et al.* (1996) relatam cinco estudos que observaram relação entre DT e dominância de mão. Dois deles mostraram maior prevalência de DT em pacientes canhotos e três em destros. Nesse estudo, examinaram 362 pacientes ambulatoriais que tomavam antipsicóticos durante cinco anos. Observaram um gradiente consistente de incidência de DT em relação à dominância de mão. A incidência foi maior (6,87% ao ano) em destros puros, 4,97% ao ano em pacientes com dominância do lado direito, 2,25% ao ano nos sem dominância e 0% nos canhotos. Esses autores observam que pacientes destros têm cérebro mais lateralizado, o que aumentaria a sensibilidade à DT. São necessários mais estudos para confirmar tal correlação.

6.7. FENILCETONÚRIA

Pacientes com retardo mental devido à fenilcetonúria, caracterizada por aumento da fenilalanina, têm maior prevalência de DT. Foi observado que o metabolismo da fenilalanina, substância que pode ter ação tóxica direta no cérebro, é mais lento em pacientes com DT. Esses achados são sugestivos, mas precisam ser replicados (Richardson *et al.*, 1989 e 1997).

7. CONCLUSÃO

O conhecimento dos fatores de risco para o aparecimento de DT é importante para sua prevenção. Foram pesquisadas na literatura variáveis ligadas aos pacientes, como idade, sexo e raça, ao transtorno mental subjacente, como diagnóstico psiquiátrico e características de transtorno mental, e variáveis de tratamento.

Alguns fatores de risco para o desenvolvimento de DT são apontados de modo consistente na literatura, como idade maior e sexo feminino. A exposição maior a antipsicóticos aumenta o risco até determinada dose, após a qual não há mais aumento do risco. A exposição ao lítio também aumenta o risco. Diagnóstico de transtorno do humor também aumenta, talvez por causa do modo de tratamento (intermitente, associação com lítio). Presença de lesão orgânica cerebral, diabetes e sintomas negativos são outros fatores de risco. Finalmente, uso de álcool e drogas e alterações na capacidade de metabolização de antipsicóticos são fatores de risco. Outros fatores de risco que eram aceitos anteriormente não foram confirmados por estudos mais recentes, como raça, duração de internação, ECT, uso de anticolinérgicos e lateralidade. O menor risco observado com antipsicóticos de nova geração é de grande importância, pois, se confirmado, possibilitaria tratar de modo eficiente distúrbios psiquiátricos, principalmente esquizofrenia, com risco muito pequeno de aparecimento de DT (Tabela 16).

Tabela 16. Associação de DT com variáveis

VARIÁVEIS	C*	OBSERVAÇÕES
VARIÁVEIS DEMOGRÁFICAS		
Idade	+++	Acima de 65 anos não há aumento da incidência, mas prevalência é maior pela maior persistência
Sexo	++	Sexo feminino apresenta maior risco acima de 65 anos
Raça	±	
VARIÁVEIS DE TRATAMENTO		
Uso acumulado de antipsicóticos	++	Existe relação até um limite, acima de determinada dose acumulada não há mais aumento de risco
Nível sérico de antipsicóticos	0	
Tipo de antipsicóticos	++	Nova geração traz menor risco
Modo de administração	±	Tratamento intermitente parece aumentar risco de DT persistente
Duração da internação	0	
Eletroconvulsoterapia	0	
Anticolinérgicos	0	
Lítio	++	
VARIÁVEIS LIGADAS AOS TRANSTORNOS MENTAIS		
Diagnóstico de:		
– Esquizofrenia	+	
– Transtornos do humor	++	Pode ser mediada pelo uso intermitente de antipsicóticos e pelo uso de lítio
– Transtorno esquizoafetivo	±	
– Transtornos mentais orgânicos	++	
Duração e gravidade da doença mental	+	Mediada pelo tratamento com antipsicóticos
Alterações estruturais, sintomas negativos e alterações neurológicas	++	
OUTRAS		
Uso de álcool, drogas e fumo	++	
Sintomas extrapiramidais agudos	+++	
Diabetes Mellitus	++	
Alterações dentárias	+	Pela ação local e pela relação com alterações estruturais e neurológicas e sintomas negativos
Genética	++	
Lateralidade	±	

Legenda:
*C: consistência dos achados: +++: alta, ++: média, +: baixa, ±: dados inconsistentes, 0: sem relação

VI. QUADRO CLÍNICO

1. INTRODUÇÃO

A palavra discinesia deriva do grego *dys* (anomalia) e *kinesis* (movimento) (Cunha, 1982). A discinesia tardia é um efeito colateral decorrente do uso prolongado de antipsicóticos, caracterizado por movimentos involuntários anormais (Klawans, 1985). A síndrome característica consiste em movimentos coreoatetóicos repetitivos, involuntários, hipercinéticos, principalmente no terço inferior da face, na região orofacial (Jeste e Wyatt, 1982a, *apud* Kane e Lieberman, 1992). Praticamente todos os músculos esqueléticos podem ser afetados; os movimentos ocorrem em pálpebras e músculos da mímica, na musculatura da laringe, diafragma, pescoço, tronco e extremidades.

Além dos movimentos coréicos são descritos outros movimentos de início tardio associados ao uso prolongado de antipsicóticos, como a distonia tardia, a síndrome de Tourette tardia e a acatisia tardia, que podem ocorrer isolados ou associados aos movimentos discinéticos. Vários autores separam essas síndromes e identificam fatores de risco, epidemiologia e resposta a tratamento diferentes para os diversos tipos de movimentos, porém tal separação nem sempre é possível pela coexistência dos movimentos. O termo discinesia tardia (DT) será utilizado para descrever movimentos coréicos e atetóicos, enquanto os outros subtipos de movimento involuntários de início tardio serão descritos em separado.

2. DISCINESIA TARDIA

2.1. Quadro Clínico

Os movimentos que caracterizam a DT clássica geralmente são de natureza coréica, mas podem ser atetóicos ou balísticos. São involuntários, mas podem ser suprimidos temporariamente de forma voluntária.

O termo coréia deriva da palavra grega *chorea*, que significa dança (Cunha, 1982) e era aplicado inicialmente para a marcha que parecia dança acompanhada de movimentos contínuos dos membros, observados na coréia de Sydenham. O uso do termo posteriormente foi alterado, passando a incluir uma classe inteira de movimentos espontâneos anormais. Um movimento coréico é uma ação muscular única, isolada, produzindo um espasmo curto, rápido, descoordenado da face, tronco ou extremidades. Os movimentos que afetam os membros geralmente são distais, mas músculos proximais podem estar envolvidos. Dois ou mais movimentos sucessivos ou simultâneos podem produzir padrões de movimento complexos e, quando superpostos ao andar, resultam em marcha dançante.

Movimentos atetóicos são movimentos involuntários lentos, de torção, amplos, de uma ou mais articulações, com freqüência envolvendo partes inteiras do corpo. Movimentos coréicos mais finos são superpostos com freqüência e o quadro clínico é descrito como coreoatetose.

Balismo é um movimento involuntário anormal raro, caracterizado por movimentos amplos, bruscos, das extremidades de um lado do corpo, geralmente nos braços. Esse distúrbio geralmente se apresenta com movimentos repentinos, violentos da parte proximal da extremidade, lembrando forma grave de coreoatetose. Geralmente faz parte do hemibalismo, síndrome de etiologia vascular, mas pode ocorrer raramente como componente de distúrbio coreiforme.

As descrições iniciais de DT enfatizaram movimentos involuntários anormais afetando musculatura orofacial (síndrome buco-língüo-mastigatória). Sigwald *et al.* (1959) os descreveram de forma precisa e detalhada:

> "A língua se projeta para frente e para trás continuamente em ritmo rápido, algumas vezes a projeção é para os lados e pode haver torção ou rotação no próprio eixo (chamada 'língua papa-moscas'). A boca fica parcialmente aberta e movimentos labiais acompanham esta discinesia contínua. O paciente fica levemente incomodado com isso, seu discurso fica comprometido, mas permanece compreensível. Além disso, falar ou deglutir suspende temporariamente os movimentos que reiniciam logo após. Pedir que o paciente movimente as mãos piora os movimentos. Os lábios fazem movimentos de sugar, franzir e beijar em sinergia com os movimentos da mandíbula. Algumas vezes há abertura da boca que facilita a protusão da língua."

Mais tarde, a partir do momento em que a condição foi mais estudada, a descrição dos movimentos bucais foi ampliada e passou a incluir franzir de lábios, beijar, ofegar, mascar e movimentos vermiculares da língua dentro da boca.

Foram descritos posteriormente movimentos nos outros grupos musculares. Na face são descritos paroxismos de piscar rápido de olhos, fazer caretas ou franzir sobrancelhas. Em musculatura axial, ocorrem hipercinesias, movimentos de torção e balançar de tronco e pescoço. Também ocorrem espasmos de diafragma, dos músculos intercostais, dos músculos abdominais e da glote, resultando em grunhidos e respiração irregular ou rápida, aerofagia e dificuldades de deglutição. Chiang *et al.* (1985) descreveram dois casos com discinesia atingindo músculos da respiração, que chamaram de discinesia respiratória. Nesses pacientes ocorre hiperventilação, que quase não é notada, pontuada por suspiros, grunhidos, engasgos, resultando em padrão respiratório bizarro. A alteração está presente também nas situações sem estresse, ao contrário da hiperventilação psicogênica, e pode produzir alcalose respiratória. Outros movimentos descritos são andar peculiar e movimentos coréicos, balísticos e atetóicos de extremidades. É comum coreoatetose de dedos, mãos, braços e pés, e movimentos balísticos nos braços; ocorrem ainda bater de pés, inversão, eversão e movimentos laterais dos pés, além de movimentos atetóicos dos dedos dos pés e das mãos, que podem parecer como tocar piano invisível (Lohr e Wisniewski, 1987).

Em um mesmo paciente, os grupos musculares afetados e os tipos de movimento são geralmente os mesmos, variando apenas de intensidade, porém entre pacientes há extrema variabilidade, com acometimento de vários grupos musculares e vários tipos de movimento.

2.2. INTENSIDADE DOS MOVIMENTOS

A intensidade dos movimentos é variável. A forma mais leve é mais freqüente, acomete geralmente região orofacial e não é fonte de incômodo para os pacientes. Gardos *et al.* (1987), em um estudo sobre formas clínicas de DT grave, propuseram que DT grave é diferente de DT leve, já que pacientes diferentes desenvolvem as duas formas (a primeira não seria evolução natural da segunda). Descreveram quatro subtipos de DT grave: DT coreoatetóide, distonia tardia, acatisia tardia e blefaroespasmo. Porém, esses subtipos não são claros e distintos, pois geralmente os pacientes apresentam mais de um tipo de movimento. Observaram que os pacientes tinham alguns sinais que precediam o aparecimento da discinesia, como piscar de olhos com freqüência aumentada, torcer de face e extremidades, beijar e movimentos de pescoço. Como esses movimentos continuaram com o aparecimento da DT, foram considerados sinais prodrômicos desta.

2.3. VARIAÇÃO DA INTENSIDADE

Os movimentos discinéticos variam muito de intensidade ao longo do dia. Hyde *et al.* (1995) examinaram 10 pacientes internados, que recebiam dose fixa de antipsicóticos e tinham DT estável por, pelo menos, quatro semanas, logo depois de acordar e à tarde no mesmo dia. Observaram aumento da intensidade da DT à tarde. A flutuação foi maior para DT atingindo membros e tronco, enquanto a DT orofacial se manteve quase estável.

A intensidade da DT também varia com o correr dos dias e essa variação na intensidade é um problema clínico e de pesquisa importante (Richardson *et al.*, 1982). Existem alguns fatores conhecidos que afetam a intensidade dos movimentos, como a dose de antipsicóticos administrada: os movimentos pioram logo após retirada ou diminuição da dose e melhoram com aumento dela. Os movimentos também pioram com administração de anticolinérgicos e melhoram com a retirada. Porém, mesmo com dose fixa de medicação, variam de intensidade, de acordo com o nível de vigilância. São exacerbados por estresse, melhoram com relaxamento e estão ausentes durante o sono. Além disso, podem ser suprimidos de forma voluntária, temporariamente, e ser dissimulados com ato voluntário, como cruzar as pernas para dissimular um movimento espontâneo da extremidade inferior da perna. Também foram descritos casos nos quais a discinesia é relacionada com alterações do humor, com piora nas fases depressivas e melhora na fase maníaca, mesmo sem mudança da medicação (Weiner e Werner, 1982).

Fleischhauer *et al.* (1985) observaram aumento da intensidade da DT em 66% dos pacientes quando estes eram vigiados, provavelmente por aumento da tensão, porém outros autores descrevem capacidade de supressão voluntária dos sintomas por parte dos pacientes, pelo menos por curtos períodos, o que diminuiria a intensidade desta quando o paciente é observado (Caligiuri *et al.*, 1997). Além disso, a DT também flutua sem motivo aparente e essa variação pode ser decorrente de flutuação dos processos subjacentes à DT, como variações diurnas na síntese e liberação de neurotransmissores (Hyde *et al.*, 1995), ou de viés do observador ou de inconsistência da escala usada (Caligiuri *et al.*, 1997).

Para avaliar de forma mais precisa a variabilidade da DT e minimizar alterações causadas pelo avaliador, podem ser usadas avaliações instrumentais (vide Capítulo VIII para descrição dos métodos de avaliação instrumental).

Em estudo de 1996, Stanilla *et al*., usando DMA (*digital movement analyzer*, vide descrição no Capítulo VIII), fizeram medição da DT várias vezes por dia e semanal, sempre na mesma hora, em 10 pacientes com DT persistente, e observaram em um período de 12 horas variação da intensidade da DT de até seis vezes em alguns pacientes, mas não significativa para o grupo como um todo. Também observaram variação semanal muito grande, de até 10 vezes, em alguns pacientes, mas o grupo como um todo não teve mudanças significativas estatisticamente. Os pacientes que tiveram mudança de medicação durante estudo ou uma semana antes apresentaram variações maiores.

Caligiuri *et al*. (1995) estudaram 23 pacientes com DT, que recebiam dose constante de antipsicóticos e anticolinérgicos. Avaliaram DT em mãos, usando um parâmetro de duração e outro de amplitude, e também mediram a DT com instrumento de medida de estabilidade de força. Testaram duas vezes, com intervalo de 50 dias. A diferença entre as médias da primeira e da segunda medida não foi significativa estatisticamente para a medida instrumental e para a medida de duração da discinesia, mas foi diferente para a de amplitude da DT. Concluem que a variação da DT observada seria decorrente da supressão dos movimentos feita pelos pacientes. Estes seriam capazes de diminuir a amplitude da DT, mas não conseguiriam diminuir a duração dos movimentos; desse modo, a medida instrumental minimizaria o controle dos pacientes sobre os movimentos e poderia refletir de forma mais acurada o processo biológico subjacente.

Portanto, a DT varia de acordo com vários fatores, como dose de antipsicóticos, nível de vigilância dos pacientes e supressão voluntária feita por estes. As variações no processo subjacente à DT ocorrem, mas este parece ser mais estável do que sugerem as observações clínicas baseadas na amplitude dos movimentos.

2.4. Percepção dos movimentos

Apesar de os movimentos da DT serem facilmente observados por outras pessoas, 50% a 80% dos pacientes não têm consciência dos movimentos anormais, e a maioria não se importa com isso. Crane (1968) já observava que mesmo movimentos grotescos em língua e lábios não são preocupação para pacientes, especialmente se os mesmos apresentam comprometimento cognitivo importante. Mais recentemente, Fleischhauer *et al.* (1985) observaram que 86% dos pacientes com DT não se importavam com ela, em amostra de 646 pacientes com doença psiquiátrica crônica internados. Trémeau *et al.* (1997) selecionaram 31 pacientes com esquizofrenia e 9 esquizoafetivos com DT e mediram a percepção de cada movimento. Observaram anosognosia para 66% dos movimentos, que se correlacionou com crítica pobre de sintomas psiquiátricos e foi maior nos pacientes destros. Assim, os movimentos da DT, que, por serem involuntários, podem não ser percebidos, o são menos ainda nos pacientes com doença mental crônica, que têm comprometimento importante da iniciativa e afetividade e são indiferentes a alterações no mundo externo e em si mesmos.

2.5. Complicações

Casos mais leves podem não ter complicações físicas, porém a DT orofacial grave pode causar problemas dentários e com as próteses dentárias, que podem progredir para hipertrofia, ulceração e até infecção em língua, lábios e bochechas, assim como levar a discurso disártrico, abafado ou incompreensível. Pode provocar também dificuldade de deglutição e alimentação, podendo trazer perda de peso e problemas de saúde significativos. Quando a DT atinge glote e diafragma, pode levar a distúrbios respiratórios. Chiang *et al.* (1985) relataram que discinesia respiratória pode levar à dificuldade de alimentação, deglutição e de fala. Distúrbios de marcha por discinesia de membros deixam os pacientes vulneráveis a quedas e ferimentos, e DT grave pode limitar a mobilidade e dificultar a volta ao trabalho, além de causar dificuldades no cuidado próprio (Baldessarini, 1985). Quanto à mortalidade, Mehta *et al.* (1978) seguiram por cinco anos 178 pacientes com doença mental crônica internados em hospital psiquiátrico. Parearam os 40 pacientes com DT com outros sem DT, de acordo com idade, sexo e diagnóstico psiquiátrico. Observaram que pacientes com DT apresentaram maior mortalidade dos que os pacientes sem DT (54% contra 34%). Porém, Kucharski *et al.* (1979) avaliaram 377 pacientes durante 16 a 18 meses, período no qual ocorreram 19 mortes. Parearam estes com pacientes de mesmo sexo, idade e diagnóstico, duração da internação e dose de antipsicóticos. Comparando a pontuação média de DT entre os dois grupos, não observaram diferença.

Concluindo, as complicações somáticas graves ou fatais da DT podem ocorrer, mas não são freqüentes.

As complicações mais freqüentes, e por isso mais importantes, da DT estão relacionadas não a distúrbios no funcionamento físico, mas ao fato de que a condição é visível para os outros, causa embaraço à família e apreensão nos empregadores potenciais, diminuindo a aceitação social dos pacientes (Crane, 1968). Boumans *et al*. (1994) mediram a aceitação de pacientes com DT, simulando seleção para emprego usando vídeos de pacientes com e sem DT, e observaram maior aceitação dos pacientes sem DT em detrimento dos pacientes com DT. Além disso, a DT leva pacientes menos comprometidos pela doença mental a ter culpa e vergonha, sendo fonte de estresse e podendo levar à depressão (Caligiuri *et al*., 1997). Como conseqüência, a qualidade de vida como um todo é prejudicada pela DT. Browne *et al*. (1996) avaliaram 64 pacientes com esquizofrenia e observaram que pacientes com DT eram mais velhos, tinham mais sintomas negativos e pior qualidade de vida. Portanto, a DT, que pode ser irreversível, mina esforços de reabilitação e aceitação social em pacientes que já apresentam dificuldades nessa área pela doença mental.

2.6. SUBTIPOS TOPOGRÁFICOS

Barnes *et al*. (1980) (*apud* Lohr e Wisniewski, 1987) propuseram divisão da DT baseada na distribuição dos movimentos: central (orofacial) e de membros e tronco, que seria mais comum em jovens, enquanto a primeira seria mais comum em idosos, mas a validade desse esquema não foi estabelecida. Depois deles, alguns autores tentaram estabelecer diferenças entre esses subtipos topográficos, que teriam fatores de risco, resposta a medicamentos e prevalência diferente nas várias faixas etárias (vide Capítulo V).

2.7. IDADE E SEXO

A DT pode ocorrer em qualquer faixa etária, porém a prevalência aumenta com a idade, de modo quase linear (vide Capítulo V). A idade de início é de difícil determinação em estudos de coorte, pois os pacientes geralmente não percebem os movimentos, e esse dado geralmente não é citado nos estudos. No entanto, Gardos *et al*. (1988), em estudo de seguimento de 100 pacientes com DT, determinaram que a idade média de início da DT foi de 36,2 anos. Quanto ao tempo de exposição necessário para o aparecimento de DT, Gardos *et al*. (1987) observaram que em pacientes com DT grave ela se inicia em média 70,1 meses após início do uso de antipsicóticos. Em idosos, predomina a DT forma orofacial, enquanto em crianças e jovens esta ocorre, mas o comprometimento de membros e tronco é mais comum. Quanto ao sexo, mulheres, principalmente se idosas, têm maior risco (vide Capítulo V).

2.8. DISCINESIA DE RETIRADA

A discinesia de retirada é caracterizada por movimentos coréicos, contínuos, não repetitivos, que ocorrem após a retirada de antipsicóticos e desaparecem até três meses depois. Acomete tronco, membros e até boca, e é bastante comum em crianças (Burke, 1984).

3. OUTRAS SÍNDROMES DE MOVIMENTOS INVOLUNTÁRIOS DE APARECIMENTO TARDIO

3.1. DISTONIA TARDIA

A distonia tardia é a forma de movimento tardio mais comum depois da DT clássica. Os primeiros relatos ocorreram na década de 60. Em 1973, Keegan e Rajput (*apud* Chiu e Lee, 1989) deram o nome de distonia tardia aos movimentos distônicos que aparecem tardiamente com o uso de antipsicóticos. A primeira série grande de pacientes foi descrita por Burke *et al*. (1982), que avaliaram 42 pacientes com distonia tardia e, mais recentemente, por Wojcik *et al*. (1991), que examinaram 32 pacientes. Existem ainda vários relatos de caso (Shapleske *et al*., 1996; Thorburn, 1995; Cooper *et al*., 1989). A distonia tardia, como as outras formas de movimento involuntário de início tardio, aparece com freqüência associada à DT. Wojcik *et al*. (1991) observaram que 84% dos pacientes com distonia tardia apresentavam também DT.

3.1.1. Quadro clínico

Caracterizada por movimentos involuntários sustentados, de torção ou espasmos, geralmente lentos, nem sempre padronizados, que afetam face, pescoço, tronco e membros, levando a contorções axiais, movimentos de torção repetitivos, posturas bizarras em membros e distúrbios da marcha. O termo espasmo de torção também pode ser usado (Klawans, 1985). Os movimentos também podem ser rápidos, caracterizados por contrações breves, involuntárias e movimentos espasmódicos (distonia mioclônica ou mioclonia tardia, descrita por Wojcik *et al*., 1991). Podem ocorrer somente quando a área afetada é movimentada (distonia de ação) ou continuamente, mesmo em repouso (distonia persistente, segundo Raja, 1995). Ao contrário da DT, incomodam o paciente e geralmente são dolorosos (Shapleske *et al.*, 1996). Quanto à localização, tendem a ser mais proximais do que distais e atingem com freqüência região orofacial (Raja, 1995) e pescoço (Burke, 1992; Kane e Lieberman, 1992; Chiu e Lee, 1989). Geralmente membros não são acometidos sem que pescoço ou face também o sejam (Burke, 1992). A DT pode ser dividida em forma focal (um local atingido), segmentar (mais de um local) e generalizada (todos os membros e estruturas axiais, cujas freqüências são, respectivamente, 21%, 64% e 14% em amostra de 42 pacientes com distonia tardia, segundo Burke *et al.*, 1982). No início, geralmente acomete só uma região, usualmente pescoço e face, porém pode iniciar como forma segmentar e generalizada.

No terço superior da face, quando atinge a musculatura das pálpebras, causa blefaroespasmo, que aparece como piscar freqüente na forma mais leve e espasmos sustentados de fechamento de olhos na forma mais grave (Wojcik *et al.*, 1991) e também pode se apresentar como crise oculógira (Lee, 1985). Ananth *et al.* (1988) relataram que o acometimento em pálpebras vai de piscar mais freqüente a espasmos incontroláveis, que podem assumir forma tônica (blefarotônus), que dura até minutos. Na parte inferior da face, ocorrem caretas, abertura ou fechamento sustentados da mandíbula e também protusão sustentada da língua. Atinge também musculatura da faringe e laringe, levando à disfonia e à disfagia (Thorburn, 1995). O envolvimento do pescoço aparece como torcicolo, retrocolo e anterocolo. Os braços com freqüência se estendem e o tronco pode ser envolvido na forma de lordose, chegando até a opistótomo, flexão ou escoliose.

São descritos dois subtipos de distonia tardia de acordo com a musculatura atingida: Yassa (1985) descreveu um paciente com síndrome de Pisa, que consiste em flexão tônica do tronco para um lado, acompanhada por rotação leve no plano sagital, na ausência de outros sintomas distônicos e associada com DT orofacial. Glazer *et al.* (1983) descreveram duas pacientes com associação de blefaroespasmo e distonia em lábios e mandíbula, chamada de síndrome de Meige tardia.

3.1.2. Complicações/Gravidade

A distonia tardia é mais grave e incapacitante do que a DT (Shapleske *et al.*, 1996; Cooper *et al.*, 1989). Wojcik *et al.* (1991) examinaram 32 pacientes e observaram que 69% tinham comprometimento moderado ou grave da visão, fala, postura ou marcha decorrente da distonia tardia, que interferia nas atividades da vida diária. Além disso, 15% apresentavam postura fixa decorrente de atrofia muscular. Essa taxa é muito maior do que na DT (vide item 2.5 neste Capítulo). Por outro lado, Raja (1995), apesar de ter observado que pacientes com distonia apresentavam pontuação na AIMS maior do que pacientes com DT, refere que só 1% da amostra total de pacientes tinha distonia grave e Burke *et al*. (1982) relataram que apenas um entre 42 pacientes era acamado.

Quando a distonia tardia é generalizada, além de impedir a marcha e outras atividades motoras, geralmente é acompanhada de sudorese e perda de peso e pode até ser fatal por exaustão. Apesar de a forma incapacitante não ser muito prevalente, algum prejuízo motor e incomodo são bastante comuns, já que a distonia tardia geralmente é dolorosa. Outras complicações que podem ocorrer são obstrução da visão em pacientes com blefaroespasmo, prejudicando atividades que dependem desta (Ananth *et al*., 1988), dificuldades na alimentação quando afeta a musculatura da faringe e disfonia espasmódica quando atinge laringe (Thorburn, 1995).

3.1.3. Variação da intensidade

A distonia tardia varia muito de intensidade com o correr do tempo na maioria dos pacientes, mas pode ser persistente. Geralmente, há piora com estresse, melhora com relaxamento e desaparecimento com o sono. Muitos movimentos ocorrem só com determinadas ações (por exemplo, conseguir dançar e correr, mas não andar) e podem ser controlados por manobras táteis, como tocar o queixo para controlar torcicolo ou a sobrancelha para controlar o blefaroespasmo (Wojcik *et al*., 1991; Klawans, 1985). Na síndrome de Meige tardia, um esforço voluntário ou movimento voluntário facial levam à abertura das pálpebras por período de tempo variável e descanso ou escuridão podem melhorar a condição temporariamente (Ananth *et al*., 1988).

3.1.4. Idade e sexo

Os primeiros casos foram relatados em crianças, porém existem relatos em pacientes de 5 a 83 anos (Jeste *et al*., 1986). Geralmente, ocorre com maior freqüência em adultos jovens, a idade de início é menor do que a da DT e o início do quadro após começo do uso de antipsicóticos também é mais precoce do que nesta, ocorrendo até 3 dias após exposição a antipsicóticos, em média 3,7 anos (Burke *et al*., 1982). Cooper *et al*. (1989) encontraram idade média de início de 42 anos, Wojcik *et al.* (1991) observaram idade de início mediana de 32 anos e Burke (1992) observou início em média aos 39 anos, mais precoce em homens. Raja (1995) também observou que pacientes com distonia tardia eram mais jovens do que pacientes com DT (37,8 anos contra 50,1 anos). A forma generalizada tende a ocorrer em pacientes mais jovens, enquanto as segmentares ou focais restritas a face, pescoço ou braços tendem a ocorrer em indivíduos mais velhos (Burke *et al.*, 1982).

Há predominância em homens, nos quais o início é mais precoce, de 34 anos em média em homens e 44 anos em mulheres (Burke, 1992; Cooper *et al.*, 1989). Wojcik *et al.* (1991), avaliando seus pacientes e os de outros estudos (total de 156), contabilizaram 97 homens e 59 mulheres. Já Friedman *et al.* (1987) observaram que a maioria dos pacientes com distonia eram homens, e Burke *et al.* (1982) observaram proporção de 1,6 homem para cada mulher.

3.2. Acatisia tardia

É acatisia que persiste com o uso crônico de antipsicóticos e após retirada deles (Burke *et al.*, 1989). Na maioria dos casos, associa-se à distonia ou DT e ao parkinsonismo (Braude e Barnes, 1983; Burke *et al.*, 1989; Kane e Lieberman, 1992), mas pode ocorrer isolada. A coexistência com DT dificulta o diagnóstico de ambas. Fica mais grave ou aparece após retirada ou redução da dose do antipsicótico e melhora temporariamente com aumento da dose, e também pode ser suprimida de forma voluntária por certos períodos em alguns pacientes, do mesmo modo que a DT (Barnes e Braude, 1985). O distúrbio varia de incapacidade de ficar sentado até distúrbio de movimento que lembra a DT, afetando principalmente membros inferiores (Jeste *et al.*, 1986). Há sensação subjetiva de desconforto nas pernas e inquietação que leva à freqüência aumentada, anormal, de movimentos espontâneos que são estereotipados ou complexos, assemelhando-se a movimentos com objetivo. Nos braços, manifesta-se como alisar cabelo com a palma da mão, coçar, cruzar e descruzar braços e esfregar a face anterior de objetos. Quando sentados, os pacientes aduzem e abduzem as pernas rapidamente, cruzam e descruzam e/ou colocam-nas para cima e para baixo. Quando em pé, andam ou marcham no lugar. Movimentos de tronco incluem balançar para frente e para trás. Muitos pacientes grunhem, mas não produzem palavras. Alguns, durante agitação grave, gritam.

No geral, movimentos que afetam as pernas são mais freqüentes, particularmente marchar no lugar e cruzar e descruzar pernas. Em seguida, movimentos afetando o tronco são os mais freqüentes. Além da presença desses movimentos, é necessária para o diagnóstico a presença de desconforto subjetivo, com queixas de inquietação, inabilidade de sentar e ficar de pé parado. O desconforto provocado pela acatisia pode levar a sofrimento intenso, disfunção social, não adesão a tratamento e até impulsos homicidas e suicidas (Levin *et al.*, 1992). A idade de início de acatisia tardia é maior que a de DT (58,4 anos em média, segundo Burke *et al.*, 1989) e não há diferença entre sexos.

3.3. SÍNDROME DE TOURETTE TARDIA

É uma síndrome semelhante à síndrome de Tourette que aparece após tratamento prolongado com antipsicóticos em adultos (Jeste *et al.*, 1986). Os pacientes desenvolvem durante tratamento com antipsicóticos ou após sua retirada tiques motores (que podem ser estereotipias compulsivas e organizadas, como pular, piscar, fazer caretas, tocar) e vocais (grunhir, tossir, latir, ranger dentes) e também coprolalia. Ocorre com freqüência associada à DT, e a resposta aos tratamentos é igual à dada a esta, pois, com aumento da dose de antipsicóticos, pode haver supressão temporária dos tiques, e a diminuição da dose de antipsicóticos aumenta a intensidade dos sintomas. Pode remitir espontaneamente algum tempo após a retirada do antipsicótico (Seeman *et al.*, 1981). Lohr e Wisniewski (1987) coletaram relato de 7 pacientes, de 22 a 60 anos, que receberam vários tipos de antipsicóticos e desenvolveram síndrome de Tourette tardia. Essa síndrome pode ser mais comum que o relatado, já que estereotipias e sons emitidos vocalmente vistos em esquizofrênicos após tratamento com antipsicóticos podem representar distúrbios de tique tardios simples e complexos.

VII. DIAGNÓSTICO DIFERENCIAL

A DT, distonia tardia e acatisia tardia são distúrbios de movimento decorrentes do uso prolongado de antipsicóticos. O diagnóstico diferencial desses distúrbios deve ser feito em relação a outros distúrbios de movimento que fazem parte de certas patologias e são causados por antipsicóticos ou outros medicamentos. Também devem ser diferenciados de distúrbios de movimento idênticos à DT, distonia ou acatisia tardias, mas resultantes de outras etiologias (vide Tabela 17, no final deste Capítulo).

1. DISTÚRBIOS DE MOVIMENTO DE OUTRO TIPO

1.1. Distúrbios de movimento não induzidos por medicações

Em primeiro lugar, o diagnóstico diferencial de DT, distonia tardia e acatisia tardia (movimentos involuntários anormais de início tardio) deve ser feito com outros tipos de movimentos anormais não induzidos por medicações, os quais têm características clínicas diferentes, que podem ser detectadas no exame físico. Esses movimentos ocorrem como expressão de distúrbios psiquiátricos (compulsões, estereotipias, tiques, maneirismos, hiperventilação psicogênica), clínicos (convulsões, mioclonus), ou características da personalidade (maneirismos). Muitas vezes esses movimentos podem estar presentes simultaneamente em pacientes com DT, distonia tardia e acatisia tardia, dificultando o diagnóstico.

1.1.1. Compulsões

São atos motores irresistíveis, algumas vezes complexos, que ocorrem apesar de um esforço consciente para suprimi-los. São característicos do transtorno obsessivo-compulsivo e da síndrome de Tourette, mas podem ocorrer em pessoas normais e após encefalite. Geralmente não são rítmicos; são lentos e envolvem membros superiores e inferiores (American Psychiatric Association, 1992).

1.1.2. Estereotipias

Movimentos repetitivos uniformes sem sentido em membros e tronco. Vistas em pacientes com esquizofrenia, principalmente catatônica e crônica, e em pacientes com retardo mental. Foram descritas e observadas antes do uso de antipsicóticos por Kraepelin (1919, *apud* American Psychiatric Association, 1992) que definiu estereotipia como persistência do mesmo movimento ou ação, posição contínua ou repetição do mesmo movimento sem sentido. Eram observadas com maior freqüência do que hoje, pois antes esquizofrenia catatônica era mais comum e hoje é relativamente rara (Kaplan e Sadock, 1994).

1.1.3. Tiques

Contrações breves, súbitas, intermitentes, algumas vezes seguidas, recorrentes, de músculos produzindo movimentos aparentemente sem sentido. Podem atingir membros, região orofacial e ser generalizados. Ocorrem em pessoas normais, principalmente quando estão ansiosas. Os tiques podem ser clinicamente iguais à distonia, mas os paciente são capazes de suprimi-los por períodos longos, ao contrário da distonia (Burke, 1982). Em crianças e jovens, tiques múltiplos vocais e motores sugerem síndrome de Tourette, síndrome crônica, de início na infância, mais freqüente em homens e na qual há geralmente história familiar de tiques. Consiste em tiques motores e verbais e coprolalia, e o tratamento é feito com haloperidol ou clonidina. A DT pode ocorrer concomitantemente pelo uso de antipsicóticos; assim, movimentos anormais devem ser descritos cuidadosamente antes do início do uso desses medicamentos (Kane e Lieberman, 1992).

1.1.4. Maneirismos

São movimentos repetidos de forma irregular, de certo modo com objetivo, peculiares a um indivíduo e que atingem membros, região orofacial e músculos axiais. São vistos em pessoas sadias, mas os bizarros são mais comuns em esquizofrênicos e psicóticos em geral (American Psychiatric Association, 1992). Foram descritos por Kraepelin (1919, *apud* American Psychiatric Association, 1992), que definiu maneirismo como adorno de ação volicional, causando expressões artificiais e afetadas.

1.1.5. Hiperventilação psicogênica

O estresse excessivo pode causar hiperventilação. Quando esta ocorre, a respiração fica quase imperceptível e pontuada por suspiros não obstrutivos. Pode confundir-se com discinesia respiratória, mas nesse caso o paciente exibe engasgos e grunhidos e padrão respiratório bizarro que o envergonha, e esse padrão permanece mesmo sem estresse, ao contrário da hiperventilação. Ambos podem produzir alcalose respiratória (Chiang *et al.*, 1985).

1.1.6. Epilepsia parcial complexa

Manifesta-se com movimentos repetitivos involuntários anormais de um ou mais membros sem perda de consciência, que podem continuar durante o sono, ao contrário da DT. A epilepsia pode ser primária ou decorrente de lesões estruturais, como tumores, ou de alterações metabólicas, como a hiperglicemia não cetótica (American Psychiatric Association, 1992).

1.1.7. Mioclonia

É uma contração muscular abrupta e irregular que produz movimentos súbitos e espasmódicos de membros. Várias patologias podem produzi-la, tais como: epilepsia, encefalite e tumores ou AVC atingindo triângulo de Mollaret, formado pelo núcleo olivar inferior, núcleo vermelho e núcleo cerebelar dentado (American Psychiatric Association, 1992).

1.1.8. Tremor

Movimento rítmico, regular, oscilatório, com freqüência de 3 a 20 Hz. Pode ocorrer em repouso (em doença de Parkinson ou em parkinsonismo secundário ao uso de antipsicóticos, vide item 1.2.1) ou com ativação (em distúrbios cerebelares). Outras causas comuns são: ansiedade, hipertireoidismo, alcoolismo, uso de lítio ou intoxicações por substâncias como o mercúrio (American Psychiatric Association, 1992).

1.2. Distúrbios de movimento induzidos por antipsicóticos

Os movimentos anormais de início tardio, também chamados de síndromes extrapiramidais tardias (que incluem DT, distonia tardia e acatisia tardia), aparecem, por definição, após pelo menos 3 meses de uso de antipsicóticos, pioram com a retirada destes e são suprimidos pelo aumento da dose dos mesmos. Devem ser diferenciados de síndromes extrapiramidais agudas, que se iniciam logo após o início do tratamento com antipsicóticos ou após o aumento da dose destes e melhoram com a retirada ou diminuição da dose dos mesmos. As síndromes extrapiramidais agudas ou precoces incluem parkinsonismo e síndrome do coelho, distonia, acatisia e discinesia agudas, os três últimos com apresentação clínica idêntica à das síndromes extrapiramidais de aparecimento tardio. Outro efeito colateral extrapiramidal resultante do uso de antipsicóticos, que deve ser diferenciado de DT, é a discinesia de retirada. Do mesmo modo que os movimentos descritos no item anterior, esses movimentos podem estar presentes simultaneamente em pacientes com DT, distonia tardia e acatisia tardia, dificultando o diagnóstico.

1.2.1. Síndromes extrapiramidais agudas

O parkinsonismo é clinicamente igual à doença de Parkinson idiopática e caracteriza-se por rigidez, acinesia e tremores. Ocorre logo após início do uso dos antipsicóticos, mas pode persistir ao longo do uso. Até 1/3 dos pacientes com DT apresentam também parkinsonismo. Com o uso de anticolinérgicos, há melhora (Casey, 1993a).

A síndrome do coelho é caracterizada por tremor fino e rápido, de 5 Hz, que acomete lábios e pode envolver a língua. Ocorre agudamente em até 4% dos pacientes tratados com antipsicóticos e melhora com uso de anticolinérgicos. Pode coexistir com DT e, nesse caso, tratamento é difícil (Lohr e Wisniewski, 1987).

A discinesia aguda é clinicamente igual à DT. Aparece logo após início do tratamento e a prevalência é de 2,3% (Kane e Lieberman, 1992). Remite rapidamente após a diminuição da dose ou retirada de antipsicóticos e melhora com uso de anticolinérgicos e anti-histamínicos. Pode associar-se à distonia aguda.

A distonia aguda caracteriza-se por contração muscular sustentada e dolorosa que geralmente se manifesta como crise oculógira ou torcicolo, mas pode ocorrer opistótomo, protusão de língua, deslocamento lateral de mandíbula e espasmo laríngeo. É comum em homens mais jovens e surge logo no início do tratamento com antipsicóticos, ou após aumento de dose destes em 2% a 25% dos pacientes. Melhora com uso de anticolinérgicos e anti-histamínicos.

A acatisia é caracterizada por inquietação motora e incapacidade de manter posições, acompanhada de movimentos rítmicos de membros inferiores, como cruzar as pernas e bater pés, e movimentos de balançar de tronco quando sentado e andar no lugar quando de pé. Causa muito estresse e sensação subjetiva de desconforto, inquietação e ansiedade. Ocorre no início do tratamento, principalmente com antipsicóticos de alta potência, em 20% dos pacientes, e pode se manter por longo tempo e evoluir para acatisia tardia. O tratamento é difícil. Pode responder à diminuição de dose do antipsicótico ou ao uso de anticolinérgicos, benzodiazepínicos ou beta-bloqueadores. Pode coexistir com DT, do mesmo modo que o parkinsonismo.

1.2.2. Discinesia de retirada

É clinicamente igual à DT. Aparece após a retirada de antipsicóticos, remite em até 3 meses e é suprimida pela reintrodução desses medicamentos. Mais freqüente em crianças (20%, segundo Gualtieri *et al.*, 1984) do que em adultos (10%, segundo Kane *et al.*, 1988). A relação desta com aparecimento posterior de DT persistente não está confirmada (American Psychiatric Association, 1992), mas é observada em estudo de Yagi e Itoh (1987).

1.3. DISTÚRBIOS DE MOVIMENTO INDUZIDOS POR OUTRAS MEDICAÇÕES E SUBSTÂNCIAS

Algumas medicações e substâncias também podem causar movimentos involuntários discinéticos e distônicos, no início do tratamento e também após tratamento prolongado.

A metoclopramida, um antiemético que bloqueia receptores dopaminérgico tipo D_2, pode causar distonia aguda, especialmente em crianças (American Psychiatric Association, 1992).

O tratamento da doença de Parkinson com levodopa (L-DOPA), um precursor de dopamina, também pode produzir movimentos iguais aos da DT. Após o uso por 5 anos pelo menos 50% dos pacientes desenvolvem tais movimentos (Cardoso e Jankovic, 1997). Estes afetam face, pescoço e tronco, mas também membros, geralmente são unilaterais e assimétricos e afetam mais o lado já lesado. São distônicos, balísticos, coreoatetóicos e podem ser incapacitantes ou leves. Duas caraterísticas diferenciam a discinesia por L-DOPA e a DT. Em primeiro lugar, indivíduos normais que recebem L-DOPA não desenvolvem discinesia. Esta aparece apenas em pacientes com doença de Parkinson grave, com depleção de DA e lesões grandes em substância negra (Agid *et al.*, 1985). Em segundo lugar, o curso é diferente do curso da DT, pois é um fenômeno transitório que não dura mais do que horas, variando de acordo com a ação dopaminérgica da L-DOPA no cérebro. Melhora com a retirada da L-DOPA e piora com o aumento da dose, e o curso a longo prazo é de piora progressiva. Existem dois subtipos de discinesia por L-DOPA: a discinesia de pico de dose, uma distonia cervical indolor, associada a altos níveis de L-DOPA;

e a distonia bifásica, associada a baixos níveis de L-DOPA, que atinge membros inferiores e é dolorosa (Lohr e Wisniewski, 1987).

Outras substâncias, como cafeína, fenitoína, estrógenos, cloroquina e lítio podem induzir discinesias agudas, rapidamente reversíveis com a retirada da medicação causadora (American Psychiatric Association, 1992).

2. MOVIMENTOS INVOLUNTÁRIOS DO TIPO DT, DISTONIA OU ACATISIA TARDIAS

2.1. INDUZIDOS POR OUTRAS MEDICAÇÕES

Swell e Jeste (1992), em revisão de literatura, reuniram relatos de 67 casos de DT em pacientes que usaram metoclopramida por longo tempo (média de 20 meses) por doenças clínicas, como vômitos, refluxo gastroesofágico e estase gástrica pós-vagotomia ou por diabetes. Em 71% dos pacientes seguidos por longo tempo, a discinesia permaneceu por, pelo menos, 6 meses.

Várias substâncias tóxicas, como manganês, dissulfito de carbono e monóxido de carbono, também podem levar à coréia e à distonia (Chiu e Lee, 1989; Burke, 1992). Geralmente são acompanhadas de outros sinais e sintomas de anormalidade neurológica, como convulsões, alterações oculares, cognitivas e da marcha.

Existem relatos esparsos de discinesia tardia com uso prolongado de outras medicações, como L-DOPA, anfetaminas, antidepressivos tricíclicos, anticolinérgicos e anti-histamínicos, mas não se confirmou relação causal entre o uso dessas medicações e os movimentos (Jeste e Caligiuri, 1993).

2.2. RELACIONADOS A TRANSTORNOS MENTAIS

Em diversos transtornos mentais, são descritos movimentos involuntários, não estando clara a relação entre ambos.

2.2.1. Esquizofrenia

Movimentos espontâneos associados às psicoses foram reconhecidos e descritos por autores clássicos antes do início do uso de antipsicóticos para tratar transtornos mentais. Além de maneirismos e estereotipias, os autores clássicos descreveram movimentos que parecem ser iguais aos da discinesia coreiforme orofacial, o que pode levar a pensar que a discinesia poderia ser parte da esquizofrenia e não ser decorrente do uso de antipsicóticos. Estudos mais recentes também demostram que pacientes com esquizofrenia não medicados com antipsicóticos podem apresentar movimentos coréicos com maior freqüência que a população em geral. A maioria dos autores se refere a esses movimentos como discinesia espontânea, em contraposição à discinesia tardia, secundária ao uso de antipsicóticos. O uso desse termo confunde-se com a síndrome mastigatória espontânea do idoso, que ocorre em idosos sem outras patologias concomitantes (descrita no item 2.4.3).

Em 1857, Griesinger (*apud* Owens, 1985), ao descrever doença mental grave em adultos, incluiu movimentos como fazer caretas persistentes, automático e movimentos de coréia, que prediziam mau prognóstico. Kraepelin (1919, *apud* American Psychiatric Association, 1992) descreveu vários movimentos involuntários anormais como parte integral da manifestação clínica da demência precoce, sob vários nomes. Sua descrições de maneirismos acompanhando discurso incluem piscar de olhos, balançar de cabeça sem sentido, grunhidos, movimentos de beijar, distorção da face por fenômenos espasmódicos de músculos da face e movimentos de torção finos e rítmicos e tremor nos lábios. Descreveu também movimentos que lembram os movimentos da expressão, franzir da testa, distorção de cantos da boca, movimentos irregulares da língua e lábios, torcer dos olhos, abrir e fechar de olhos, ou seja, movimentos que são chamados de caretas e também outros movimentos, como nistagmo, beijos e estalos com a língua e risos e limpar de garganta súbitos. Também mencionou movimentos de espreguiçar peculiares, irregulares, desajeitados, coreiformes, de expansão, que ele classifica como ataxia atetóide. Apesar de alguns movimentos lembrarem DT, como beijar e movimentos coreiformes dos membros, a maioria dos movimentos pode ser considerada parte de síndrome da esquizofrenia e eles podem ser diferenciados de DT por sua aparência, que é estereotipada e de maneirismo, em contraste com os movimentos não repetitivos, irregulares, espasmódicos, quase intencionais, característicos da DT. A combinação de tantos sinais heterogêneos e não relacionados sugere que Kraepelin pode ter agrupado sob a demência precoce distúrbios heterogêneos, como esquizofrenia e quadros orgânicos neurológicos, que podem causar distúrbio esquizofreniforme e distúrbios de movimento. Esses quadros orgânicos incluem doenças de origem infecciosa (como encefalite letárgica, neurossífilis), traumática ou degenerativa hereditária, como a doença de Huntington (Rogers, 1985).

Já Bleuler (1950, *apud* Casey, 1985a) escreveu que nunca observou coréia em esquizofrênicos e era céptico a respeito de descrições de alta incidência, atribuindo-as a diferenças nas definições do termo. Descreveu maneirismos e estereotipias como sintomas acessórios da psicose e incluiu nesta categoria caretas de todos os tipos, modos peculiares de encolher os ombros, movimentos extraordinários de língua e lábios, tocar com os dedos, gestos involuntários súbitos. Diferenciou-os de movimentos coréicos, atetóicos, tetânicos e atribuiu os movimentos presentes na esquizofrenia à origem psíquica.

Alguns autores procuraram estabelecer, de modo retrospectivo, a prevalência de movimentos involuntários anormais em pacientes com transtornos mentais, principalmente esquizofrenia. Rogers (1985) observou que estavam registradas anormalidades motoras variadas (antes do uso de antipsicóticos) em prontuários de 98% dos pacientes crônicos internados, mas não especifica freqüência de movimentos discinéticos. Fenton *et al.* (1997) compararam de modo cego os registros de movimentos involuntários em prontuários de 94 pacientes com esquizofrenia e 179 com outros transtornos mentais antes do uso de antipsicóticos. Observaram prevalência maior de movimentos anormais em face, olhos, boca e extremidades superiores em pacientes com esquizofrenia do que em pacientes com outras doenças. Porém, dada a confusão de terminologia nesse campo e a semelhança dos movimentos, fica difícil determinar com clareza se os movimentos descritos em prontuários correspondem aos movimentos involuntários de aparecimento tardio e, desse modo, não se pode concluir que movimentos involuntários fazem parte dos transtornos mentais, especialmente esquizofrenia.

Estudos de coorte são mais apropriados para estabelecer relação entre presença de movimentos involuntários anormais e transtornos mentais na ausência do uso de antipsicóticos. Movimentos coreiformes e coreoatetóicos descritos de forma precisa parecem ter sido relativamente raros antes da introdução dos antipsicóticos, e essa conclusão é confirmada por achados de Mettler e Crandell (1959), que fizeram estudo de coorte procurando anormalidades neurológicas em população de pacientes psicóticos crônicos, não demenciados, antes do uso disseminado de antipsicóticos, e observaram prevalência de coréia e atetose só de 0,5%.

Estudos mais recentes procuram estabelecer prevalência de discinesia espontânea em pacientes com esquizofrenia que não receberam medicação, usando critérios e escalas padronizados para evitar confusão diagnóstica. Esses estudos são difíceis de ser executados, dado o uso disseminado de antipsicóticos. Owens e Johnstone (1982) encontraram uma amostra de 47 pacientes crônicos internados com idade média de 66,7 anos com esquizofrenia que nunca foram expostos a antipsicóticos e, com o uso da AIMS, observaram prevalência de discinesia moderada de 45,2% e grave em 8%, principalmente em região orofacial. Rogers (1985) examinou 8 pacientes, na maioria esquizofrênicos crônicos, internados, com idade média de 71,5 anos que nunca receberam antipsicóticos. Procurou anormalidades de marcha, postura, fala e presença de movimentos anormais. Todos os pacientes tinham pelo menos uma anormalidade ao exame. McCreadie *et al.* (1996) procuraram estabelecer a prevalência de discinesia segundo critérios de Schooler e Kane (1982) em pessoas sem doenças mentais ou clínicas, esquizofrênicos medicados e não medicados e parentes em primeiro grau de esquizofrênicos A prevalência de discinesia em pacientes acima de 60 anos não medicados foi de 43%, igual à dos pacientes medicados, e bem maior do que a de parentes (28%) e controles (21%).

Em resumo, nos estudos com pacientes esquizofrênicos crônicos e idosos, foi observada prevalência alta de discinesia espontânea, de 43% a 45,2%, principalmente orofacial, bem maior do que a prevalência encontrada em idosos normais, de 0,8% entre 50 e 59 anos, e de 6% entre 60 e 69 anos (Klawans e Barr, 1982).

Outros estudos, usando critérios Schooler e Kane (1982) para DT, procuraram estabelecer prevalência de discinesia espontânea em pacientes jovens, no início da doença, que não usaram antipsicóticos, com esquizofrenia, transtorno esquizoafetivo ou transtornos de personalidade do espectro da esquizofrenia. Chatterjee *et al.* (1995) examinaram grupo de 89 pacientes com esquizofrenia ou transtorno esquizoafetivo, com idade média de 25 anos, e observaram apenas um paciente (1,1% da amostra) com discinesia espontânea leve (mastigação leve e movimentos coréicos em dedos). Fenn *et al.* (1996) identificaram 22 pacientes esquizofrênicos sem tratamento, com idade média de 28 anos, e 14% deles preencheram critérios de discinesia espontânea. Foram mais freqüentemente observados movimentos em dedos e pés, e a gravidade em todos os pacientes foi leve. Barnes *et al.* (1997) examinaram a prevalência e a natureza de movimentos anormais em esquizofrênicos virgens de medicações em um estudo de primeiro episódio de esquizofrenia, com idade média de 29 anos. Nos 23 pacientes não tratados, foi observada discinesia em 9% (1 com orofacial e outro em tronco e membros). Gervin *et al.* (1997) examinaram 61 pacientes com primeiro episódio de esquizofrenia ou episódio esquizofreniforme sem tratamento, com idade média de 27,9 anos, e observaram que 4,9% destes apresentavam discinesia. A forma orofacial ocorreu na maioria, mas dois pacientes também tinham movimentos em membros superiores. Já Cassady *et al.* (1997) fizeram estudo controlado, comparando prevalência de discinesia espontânea em 34 pacientes com transtornos de personalidade do espectro da esquizofrenia (paranóide, esquizotípico e esquizóide) que nunca receberam antipsicóticos com controles normais. Discinesia espontânea ocorreu em 12% dos pacientes e em nenhum dos controles. Nos estudos acima citados, foi encontrada prevalência de discinesia espontânea de 1,1% a 14%, atingindo região orofacial e membros, maior do que a prevalência de discinesia espontânea achada em amostra de pessoas normais, que varia de 0% em amostra na mesma faixa etária (Cassady *et al.*, 1997) a 0,8% em pessoas saudáveis entre 50 e 59 anos (Klawans e Barr, 1982). A presença de esquizofrenia seria fator de risco para a discinesia espontânea, e a fisiopatologia de ambas pode estar relacionada (vide Capítulos I e III).

2.2.2. Transtornos mentais orgânicos

Discinesias espontâneas são mais comum em idosos com transtornos mentais orgânicos. Woerner *et al.* (1991) observaram, em pacientes internados em hospital geriátrico com idade média de 83 anos, prevalência de 4,8% de discinesia espontânea, mas quando excluíram pacientes com possível doença neurológica a prevalência foi reduzida para 2%. Waddington *et al.* (1985) também afirmam que discinesia orofacial é raramente proeminente em pacientes idosos normais, nos quais transtornos mentais orgânicos, incluindo demência, foram excluídos.

2.2.3. Transtornos mentais psicogênicos

As conversões aparecem com situação estressante e desaparecem quando paciente supõe que não está sendo observado. Os movimentos são mais lentos e inconsistentes do que na DT, o início é abrupto e os pacientes raramente caem ou se machucam com os movimentos. Geralmente são acompanhados de outros sinais de somatizações e outros sinais neurológicos psicogênicos e ocorrem com mais freqüência em pessoas com personalidade histriônica. O diagnóstico diferencial é difícil, já que não há marcador biológico para a distonia, e deve ser feito só por neurologistas com prática em distúrbios de movimento ou por psiquiatras com experiência em diagnosticar distúrbios conversivos. Há melhora com psicoterapia e placebo (Cardoso e Jankovic, 1997).

Já a simulação ocorre quando pacientes simulam movimentos discinéticos e distônicos com motivação consciente. Pode ser difícil de distinguir de conversões (American Psychiatric Association, 1992).

2.3. Devidos a doenças neurológicas e clínicas

Movimentos coreoatetóicos e distônicos podem aparecer como conseqüência de lesões nos gânglios da base por trauma, acidentes vasculares cerebrais (AVC) ou intoxicações, em decorrência de várias doenças clínicas ou de problemas dentários.

2.3.1. Distúrbios neurológicos

Lesões em gânglios da base podem causar movimentos coreoatetóicos e distônicos. Essas lesões podem ter várias etiologias, como acidente vascular cerebral, encefalite, trauma, tumores, icterícia neonatal e anóxia perinatal (Chiu e Lee, 1989; Burke et al., 1982). Os movimentos geralmente são acompanhados de outros sinais e sintomas de anormalidade neurológica, como convulsões, alterações oculares, cognitivas e da marcha. Exames laboratoriais e de imagem também auxiliam no diagnóstico. As distonias secundárias geralmente ocorrem por lesões em putâmen, que podem ser detectadas em tomografia de crânio e em ressonância magnética (Burton et al., 1984). Geralmente são hemidistonias, que iniciam na região cranial na infância e em pés nos adultos, e aparecem como distonia de repouso desde o início, ao contrário das distonias primárias (Cardoso e Jankovic, 1997).

A doença de Huntington é uma doença degenerativa autossômica dominante, ligada a gene no cromossomo 4, caracterizada por atrofia do estriado. Aparece na meia-idade e a prevalência varia de 5 a 10/100.000 pessoas. As manifestações clínicas principais incluem movimentos involuntários anormais e distúrbios psiquiátricos. A doença inicia-se geralmente com instabilidade postural e movimentos coreoatetóicos em face e dedos dos pés e mãos, que depois se generalizam e são substituídos por movimentos distônicos. Com a evolução da doença, instala-se demência e podem aparecer depressão e psicose. Porém, pode iniciar com psicose, e nesse caso o diagnóstico diferencial com psicose acompanhada de DT é feito por outros sinais neurológicos, como instabilidade postural e hipotonia, e pela tomografia de crânio, que mostra atrofia de caudato (American Psychiatric Association, 1992; Jankovic, 1996a; Haddad e Cummings, 1997).

A síndrome de Fahr é uma doença hereditária rara caracterizada por calcificações anormais no cérebro, principalmente nos gânglios da base. Essas calcificações podem também ser causadas por distúrbios de paratireóide, infecções, intoxicações e outros distúrbios hereditários de movimento. O quadro clínico é caracterizado por sintomas psiquiátricos, como demência, depressão e distúrbio esquizofreniforme e sintomas neurológicos, incluindo movimentos involuntários anormais (coreoatetose), ataxia cerebelar e paralisia.

A doença de Parkinson é uma doença de causa desconhecida, na qual há perda de neurônios na substância negra. Geralmente se inicia na sexta década de vida. O quadro clínico é caracterizado por tremor de repouso, bradicinesia, rigidez e instabilidade postural. Quando de início precoce, pode aparecer posteriormente distonia em pé.

A paralisia supranuclear progressiva é uma doença de causa desconhecida, na qual há perda de neurônios em vários locais do mesencéfalo, incluindo gânglios da base. Inicia-se na sétima década de vida. Os sintomas iniciais são instabilidade postural e incapacidade de olhar para baixo, seguida de paresia dos outros músculos oculares. Com freqüência, pacientes apresentam rigidez axial, distonia nucal e expressão facial rígida e distônica, incluindo blefaroespasmo. Demência ocorre tardiamente. Não há resposta a medicações antiparkinsonianas (Jankovic, 1996b).

2.3.2. Distúrbios endócrinos e do sistema imunológico

A coréia em membros pode ser parte de quadro clínico do hipertireoidismo. Este pode ser causado por doença de Graves, adenoma tóxico, bócio tóxico multinodular e tumores de hipófise. Acomete geralmente mulheres jovens e de meia-idade e o quadro clínico é caracterizado por sinais de tireotoxicose, como nervosismo e labilidade emocional, tremores, alterações cardiovasculares (palpitações, taquicardia, aumento do diferencial da pressão arterial), aumento do trânsito intestinal, sudorese excessiva, intolerância ao calor e perda de peso. Outros sinais são exoftalmo, aumento da tireóide ou aparecimento de nódulos. Nos exames laboratoriais, aparece aumento de triiodotironia/tiroxina e diminuição de hormônio estimulador da tireóide (Dillmann, 1996).

O hipoparatireoidismo é uma doença rara, na qual a destruição das glândulas paratireóides por várias causas (retirada cirúrgica e destruição por radiação da tireóide e outros) leva à diminuição da secreção de paratormônio. A apresentação clínica inclui câimbras, espasmo laríngeo, dormência nos membros e convulsões, além de depressão e psicose. O diagnóstico é confirmado por exames laboratoriais e de imagem, que mostram hipocalcemia, hiperfosfatemia, ausência de cálcio na urina e calcificação aumentada no cérebro, especialmente em gânglios da base (Spiegel, 1996).

A coréia de Sydenham é caracterizada por movimentos coréicos de início abrupto em face, membros e tronco. É uma doença auto-imune, desencadeada por infecções por estreptococos do grupo A, na qual ocorre produção de auto-anticorpos e, entre estes, anticorpos antineuronais, dirigidos contra células dos gânglios da base. A ligação desses anticorpos com os neurônios dos gânglios da base provoca os movimentos coréicos. Estes geralmente cessam com o fim do ataque auto-imune, porém alguns movimentos coréicos mínimos podem durar por até 10 anos. Além disso, alguns desses pacientes podem desenvolver coréia gravídica ou induzida por anticoncepcionais orais, posteriormente. Ocorre na infância, e pode ser acompanhada de fraqueza dos músculos voluntários, descoordenação motora e marcha anormal, além de labilidade emocional e, em casos graves, agitação, confusão, delírios e alucinações. Geralmente há associação com poliartrite reumática e cardite. O exame neurológico mostra flexão do punho e extensão de falanges e braços, além de reflexos pendulares e reflexos protelados, bloqueados em extensão por um curto período (Bisno, 1996; Marques-Dias *et al.*, 1997).

O lúpus eritematoso sistêmico é uma doença auto-imune, que cursa com remissões e recaídas. Acomete mais mulheres jovens e produz alterações em pele, mucosas, articulações, rins, sangue e sistema nervoso central, incluindo distúrbios afetivos ou esquizofreniformes e coréia. O diagnóstico é feito pela presença de acometimento de outros órgãos e pela presença de auto-anticorpos (Schur, 1996).

A coréia da gravidez é uma patologia rara, mais comum em pacientes que tiveram coréia de Sydenham, e tem provável base auto-imune (Kane e Lieberman, 1992).

2.3.3. Distúrbios metabólicos

A doença de Wilson é uma doença autossômica recessiva, na qual há mutação no cromossomo 13, responsável pela produção de ceruloplasmina, proteína responsável pelo transporte de cobre. Caracterizada por lesões em vários órgãos, principalmente cérebro, fígado, rins e córnea, decorrente de depósito de cobre nesses órgãos. A prevalência é de 1/50.000 e inicia-se em adultos jovens. Ocorrem alterações hepáticas (que levam a icterícia e aumento do nível sérico de enzimas hepáticas) e alterações neurológicas (movimentos coreiformes, tremores, rigidez, diminuição da destreza, distonia oromandibular e disartria). Pode ser semelhante inicialmente com psicoses com várias apresentações (esquizofreniformes, com alterações do humor e com impulsividade). Outros sinais clínicos incluem anel de

Kayser-Fleischer na córnea e luas azuis nas unhas dos dedos. O tratamento é feito com dieta sem cobre e administração de quelantes de cobre, como a penicilamina ou o hidroclorido de tietilnetramina. Quando há comprometimento hepático, pode ser feito transplante de fígado. Pacientes não tratados têm curso degenerativo progressivo que leva à morte (Deiss, 1996).

A doença de Hallervorden-Spatz é uma doença autossômica recessiva rara, na qual há depósito de ferro no globo pálido, substância nigra pars reticulata e núcleo rubro. Sintomas começam aos 10-15 anos e sinais precoces incluem rigidez, distonia, coreoatetose, espasticidade, hiperreflexia, convulsões e retinite pigmentosa. Progride para demência, e a morte ocorre em 20 anos. Não há tratamento efetivo (American Psychiatric Association, 1992; Jankovic, 1996).

2.3.4. Outras doenças e condições clínicas

A policitemia vera é uma doença com pico de incidência aos 60 anos, caracterizada por aumento da hemoglobina e do hematócrito, que pode levar a complicações trombo-hemorrágicas e que também pode ser complicada por coréia (Silverstein e Tefferi, 1996).

Próteses dentárias malfixadas e problemas dentários também podem desencadear discinesia oral leve (American Psychiatric Association, 1992).

2.4. Movimentos involuntários primários

A DT, distonia tardia e acatisia tardia também devem ser diferenciadas de movimentos involuntários anormais primários ou idiopáticos.

2.4.1. Distonias idiopáticas ou primárias

Geralmente no início se apresentam como distonia de ação, que só aparece junto com movimentação da área afetada ou de área adjacente, mas depois ficam evidentes no repouso e podem até progredir para postura fixa ou contratura, com conseqüente atrofia. Os movimentos são fonte de incômodo e dolorosos e geralmente podem ser suprimidos com algumas manobras, como o toque na área afetada ou em área adjacente.

As generalizadas iniciam-se na infância e atingem corpo todo. A distonia idiopática generalizada é uma doença autossômica dominante, ligada ao cromossomo 9, com prevalência de 3,4/100.000, que ocorre com maior freqüência em judeus Askenazi. Inicia-se na infância, entre 6 e 10 anos de idade, acometendo membros inferiores (há inversão dos pés e espasmos de músculos proximais dos membros inferiores levando a anormalidades da marcha). Em seguida, geralmente antes da adolescência, generaliza-se, envolvendo musculatura axial, com o aparecimento de escoliose, torcicolo e torcipelvis. Com esses movimentos, as atividades diárias e a marcha dos pacientes ficam limitadas. Os sintomas são variáveis, bizarros e exacerbados por situações estressantes. Alguns pacientes melhoraram com altas doses de anticolinérgicos, baclofen ou agonistas GABA. Um subtipo dessa distonia é a distonia generalizada DOPA-responsiva, que é semelhante clinicamente à distonia idiopática, mas com piora com o correr do dia e com exercícios e acompanhada de parkinsonismo. A distonia tardia pode ter apresentação clínica idêntica a estas.

A síndrome de Meige ou distonia cranial é uma distonia segmentar, que atinge um grupo muscular e áreas adjacentes. Foi descrita por Meige, em 1910 (*apud* Glazer *et al.*, 1983). Afeta mais mulheres, acima de 40 anos, e a prevalência é desconhecida. Caracteriza-se por movimentos distônicos em face, blefaroespasmo e espasmos de músculos da mandíbula e pescoço, que podem ter padrão de abertura ou fechamento mantido de mandíbula ou desvio lateral, além de distonia lingual. É dolorosa e traz perturbação para a vida diária e geralmente é grave. Em alguns casos, há associação com tremor essencial, sintomas parkinsonianos, mioclonus palatal, coréia leve e acatisia. O tratamento de primeira escolha é a aplicação de toxina botulínica. Se esta não é possível, é indicada a administração de doses altas de anticolinérgicos, bezodiazepínicos, baclofen ou depletores de DA. (Glazer *et al.*, 1983; Kane e Lieberman, 1992; Cardoso e Jankovic, 1997).

As distonias focais se iniciam também na idade adulta e atingem uma área do corpo. A prevalência geral é de 30/100.000 e a aplicação de toxina botulínica é a primeira escolha no tratamento de todas. A distonia cervical tem incidência anual de 10,9/1.000.000, inicia-se na quinta década de vida, afeta mais mulheres do que homens e pode ser familiar. Consiste em espasmos no escaleno, esternocleidomastoideo e trapézio, produzindo torcicolo, anterocolo ou retrocolo; dor é característica marcante. Geralmente permanece focal e pode haver remissão em alguns casos (Kane e Lieberman, 1992). O blefaroespasmo tem incidência anual de 4,6/1.000.000, inicia-se na quinta década de vida e afeta mais mulheres do que homens. Inicia-se com aumento da freqüência de piscar de olhos, seguido de fechamento mais sustentado das pálpebras, resultando em cegueira funcional em 15% dos pacientes. A distonia oromandibular tem incidência anual de 3,3/1.000.000. Caracterizada por abertura ou fechamento sustentado de mandíbula, pode ter desvio lateral de mandíbula e distonia lingual. Pacientes apresentam como conseqüência disartria, dificuldade de mastigação e podem ficar reclusos por embaraço social. A disfonia espasmódica tem incidência de 2,7/1.000.000. Caracteriza-se por adução das cordas vocais que levam à voz estrangulada com pausas sem voz e, não raramente, à dispnéia, pela contração total do adutor. Poucos pacientes produzem voz sussurrada, como resultado da abdução das cordas vocais. A câimbra do escritor tem incidência de 2,7/1.000.000 e é caracterizada por contrações dos músculos da mão que dificultam a escrita. Pode ser desencadeada pela escrita ou por qualquer movimento do braço, às vezes acompanhada de postura anormal de articulações distais dos braços (Klawans, 1985; Cardoso e Jankovic, 1997).

2.4.2. Síndrome de Ekbom

Também chamada de síndrome das pernas inquietas, é um distúrbio de movimento que envolve quase exclusivamente as pernas, caracterizado por sensação desagradável nas pernas nas extremidades inferiores, aliviada com movimentação e marcha. Ocorre predominantemente à noite e pode causar insônia inicial. É associada com freqüência à deficiência de ferro e à insuficiência renal crônica, mas pode ser idiopática (Folks e Fuller, 1997; Burke et al., 1989).

2.4.3. Discinesias espontâneas

A apresentação de discinesias espontâneas é idêntica à DT e sua incidência também aumenta com o aumento da idade. Assim, o diagnóstico de DT deve ser cuidadoso nos idosos, só deve ser feito se o distúrbio inicia-se enquanto o antipsicótico é administrado ou até um mês após sua retirada.

A coréia senil é uma síndrome de movimentos coreiformes generalizados e simétricos, de início progressivo e gradual que surge em pacientes de idade avançada que não exibem evidência de deterioração mental. É rara e foi associada com degeneração em pálido, denteado e estriado (Klawans, 1985).

A discinesia línguo-facial-bucal do idoso (ou síndrome oral mastigatória espontânea) é caracterizada pela presença de movimentos repetitivos, incontroláveis, não-intencionais, em região orofacial. Os movimentos lentos e complexos de língua e lábios variam de movimentos leves laterais a protusões completas e rápidas da língua. A língua se torce dentro da boca, e também são vistos movimentos de sugar e beijar, assim como piscar e mudança de expressões faciais. É mais comum do que coréia senil e ocorre em 6% dos idosos acima de 60 anos. Pode ser manifestação inicial desta e pode representar a degeneração mínima, porém freqüente do estriado no idoso, que atinge mais a área do estriado que controla a face (Klawans, 1985). Klawans e Barr (1982) estudaram a relação entre aumento da prevalência de discinesia línguo-facial-bucal do idoso e aumento da idade, pesquisando população de pacientes sem doença neurológica, psiquiátrica ou clínica, sem uso de antipsicóticos ou anticonvulsivantes. Observaram aumento da prevalência de acordo com aumento da idade: 0,8% entre 50 e 59 anos, 6% entre 60 e 69 anos, e 7% entre 70 e 79 anos. Na faixa entre 60 e 79 anos, a prevalência foi de 6,8%, maior em mulheres (8,4% contra 4,6%). Casey (1985c) estudou a prevalência de discinesias espontâneas orais em macacos Rhesus e observou prevalência de movimentos discinéticos orais (protusão de língua e mastigação) em 0,4% da amostra usando critérios estritos e de 12,8% usando critérios menos restritos. Os macacos idosos, com mais de 21 anos, tinham, respectivamente, taxa de 2,4% e 24,4%, enquanto os jovens (<15 anos) tinham taxa de 0% e 4,3%.

3. CONCLUSÃO

A lista de diagnósticos diferenciais é bastante extensa, pois existem várias doenças que podem causar movimentos anormais (Tabela 17). O primeiro passo para o diagnóstico de DT é uma história precisa, juntamente com um exame físico cuidadoso, os quais permitem descartar várias doenças. Quando a discinesia é grave e rapidamente progressiva ou existem indícios de doenças clínicas ou neurológicas, exames laboratoriais devem ser solicitados para confirmar o diagnóstico e possibilitar tratamento da possível doença de base. Hemograma pode descartar policitemia vera, dosagem de eletrólitos descarta anormalidades no metabolismo de sódio e cálcio, exames de função hepática, cobre sérico, ceruloplasmina, cobre urinário e aminoácidos podem descartar a doença de Wilson. Dosagens de triiodotironina, tiroxina e de hormônio estimulador da tireóide descartam doenças da tireóide e dosagens de autoanticorpos descartam doenças auto-imunes do tecido conectivo. A tomografia de crânio e a ressonância magnética nuclear podem mostrar tumores, acidentes vasculares cerebrais, calcificações na síndrome de Fahr, atrofia de núcleo caudado na doença de Huntington ou atrofia de gânglios da base na doença de Wilson.

O diagnóstico diferencial mais difícil, se não impossível, ocorre com as discinesias espontâneas, idiopáticas ou relacionadas à doença mental, que são idênticas clinicamente à DT. O único modo de diferenciá-las é examinar os pacientes antes do uso de antipsicóticos; porém, em pacientes crônicos, com longo uso de antipsicóticos, esse diferencial não é possível. De modo geral, a grande maioria dos movimentos anormais discinéticos, distônicos e acatísicos que aparecem após uso prolongado de antipsicóticos são decorrentes destes.

Tabela 17. Diagnóstico diferencial de distúrbios do movimento

1. DISTÚRBIOS DE MOVIMENTO DE OUTRO TIPO		
1.1 Não induzidos por medicações	**1.2 Induzidos por antipsicóticos**	**1.3 Induzidos por outras medicações e substâncias**
Compulsões	Síndromes extrapiramidais agudas	Metoclopramida
Estereotipias	Parkinsonismo	L-DOPA
Tiques	Síndrome do coelho	Outras
Maneirismos	Discinesia aguda	
Hiperventilação psicogênica	Distonia aguda	
Epilepsia parcial complexa	Acatisia	
Mioclonia	Discinesia de retirada	
Tremores		
2. MOVIMENTOS INVOLUNTÁRIOS DO TIPO DT, DISTONIAS OU ACATISIAS TARDIAS		
2.1 Induzidos por outras medicações	**2.2 Relacionados a transtornos mentais**	
Metoclopramida	Esquizofrenia	
Substâncias tóxicas	Transtornos mentais orgânicos	
Outras	Transtornos mentais psicogênicos	
2.3 Devidos a doenças neurológicas e clínicas	**2.4 Movimentos involuntários primários**	
Distúrbios neurológicos	Distonias idiopáticas ou primárias	
Lesões dos gânglios da base	Distonia idiopática generalizada	
Doença de Huntington	Síndrome de Meige	
Síndrome de Fahr	Distonia cervical	
Doença de Parkinson	Blefaroespasmo	
Paralisia supranuclear progressiva	Distonia oromandibular	
Distúrbios endócrinos e do sistema imune	Disfonia espasmódica	
Hipertireoidismo	Câimbra do escritor	
Hipoparatireoidismo	Síndrome de Ekbom	
Coréia de Sydenham	Discinesias espontâneas	
Lúpus eritematoso sistêmico	Coréia senil	
Coréia da gravidez	Discinesia língua-facial-bucal do idoso	
Distúrbios metabólicos		
Doença de Wilson		
Doença de Hallervorden-Spatz		
Outras condições clínicas		
Policitemia vera		
Problemas dentários		

VIII. DIAGNÓSTICO E AVALIAÇÃO

1. INTRODUÇÃO

A avaliação e o diagnóstico dos distúrbios de movimento tardios são importantes para se tratar corretamente a DT e para a pesquisa epidemiológica, fisiopatológica e de tratamento. O diagnóstico desses distúrbios é clínico, feito a partir da história, na qual deve ser confirmado o uso anterior de antipsicóticos por pelo menos três meses e do exame físico, no qual se observam e especificam os movimentos involuntários anormais, descritos no Capítulo VI. O diagnóstico diferencial é feito inicialmente através da história e do exame físico. A investigação laboratorial é indicada se o distúrbio de movimento é grave ou rapidamente progressivo, se há antecedente familiar ou se há história sugestiva de lesão cerebral, demência ou outros sinais e sintomas neurológicos (vide Capítulo VII).

O diagnóstico dos distúrbios de movimento tardios pode ser dificultado por vários fatores. Os movimentos nem sempre são de fácil caracterização e podem ser confundidos com outros movimentos anormais, presentes em pacientes com doenças mentais, principalmente em tronco e membros (coréia, distonia e acatisia agudos, estereotipias, maneirismos). Por isso, é importante fazer exame físico cuidadoso antes do uso de antipsicóticos, para detectar a existência previa desses movimentos. O diagnóstico torna-se por vezes difícil, porque a DT pode coexistir com vários distúrbios de movimento, como o tremor do parkinsonismo, tiques e mioclonias (American Psychiatric Association, 1992). Além dessas dificuldades de caracterização clínica dos movimentos, que dificultam o diagnóstico, esses distúrbios podem ser difíceis de diagnosticar, porque variam muito de intensidade com o correr do tempo. São exacerbados por estresse, melhoram com relaxamento e estão ausentes no sono (vide Capítulo VI).

Gardos *et al.* (1977) creditaram à falta de métodos diagnósticos satisfatórios parte dos problemas que envolveram a pesquisa de DT até aquela data. Os principais problemas são: variação de prevalência muito grande em populações similares (0,5% a 50%); relatos inconsistentes e até contraditórios de efeitos de medicações; e hipóteses fisiopatológicas confusas e supostas.

Desse modo, para auxiliar o diagnóstico, foram estabelecidos critérios operacionais; e para auxiliar na avaliação, foram criados métodos de contagem de freqüência de movimentos, de avaliação com vídeo, escalas e métodos instrumentais de medição dos distúrbios de movimento.

2. CRITÉRIOS DIAGNÓSTICOS

2.1. DISCINESIA TARDIA

Em 1982, Schooler e Kane propuseram critérios diagnósticos definidos para DT, que têm sido usados desde então na maioria dos estudos (vide Tabela 18).

Tabela 18. Critérios diagnósticos de Schooler e Kane (1982)

PRÉ-REQUISITOS:

1. História de uso de antipsicóticos, contínuo ou não, por pelo menos 3 meses. Se for menor que 3 meses, especificar no diagnóstico.
2. Presença de movimentos anormais involuntários coreiformes, atetóicos ou rítmicos moderados em uma área ou leve em duas ou mais áreas (face, lábios, mandíbula, língua, extremidades superiores, inferiores e tronco). Repetir o exame em uma semana se movimentos forem leves ou mínimos em uma só área. Usar escala padronizada, como a AIMS ou a de Simpson.
3. Ausência de outras causas de movimentos involuntários anormais.

Os diagnósticos dados são progressivos. Na primeira avaliação, o único diagnóstico possível é DT provável. Em uma segunda avaliação, devem ser avaliados a intensidade da discinesia, a dose da medicação e o tempo sem medicação ou discinesia:

DT provável: o paciente preenche os critérios. Marcar se o paciente recebe ou não antipsicótico.

DT provável mascarada: duas semanas após aumento da dose ou reinício do tratamento com antipsicóticos os movimentos não preenchem mais o pré-requisito 2.

DT transitória: o paciente preenche critérios para DT provável, mas em exame posterior, dentro de 3 meses, os movimentos preenchendo o pré-requisito 2 não estão mais presentes e o antipsicótico não foi iniciado ou aumentado.

DT de retirada: o paciente não tem DT enquanto recebe antipsicótico, mas quando é retirado dentro de duas semanas (ou após 5 semanas com medicação de depósito) a DT aparece. Se após 3 meses de retirada a DT desaparece, o diagnóstico permanece o mesmo.

DT persistente: o paciente continua tendo DT 3 meses após a primeira avaliação. Anotar se toma antipsicóticos ou não por todo o período.

DT persistente mascarada: o paciente tem DT persistente, mas dentro de 3 semanas, após aumento ou reinício dos antipsicóticos, os movimentos desaparecem.

Kane e Lieberman (1992) sugeriram que para o diagnóstico de DT sejam seguidos os critérios diagnóstico, de Schooler e Kane (1982), acrescidos dos de Jeste e Wyatt (1982a, *apud* Kane e Lieberman, 1992):

1. Os movimentos da DT são reduzidos por movimentos voluntários das áreas afetadas e aumentados por movimentos voluntários de áreas não afetadas, podem aumentar com aumento do estresse e diminuir com relaxamento ou esforço volicional e são ausentes durante o sono.
2. A resposta a medicações é também levada em conta para o diagnóstico: antiparkinsonianos não têm efeito ou pioram DT, enquanto o aumento da dose de antipsicótico suprime os movimentos da DT e a redução ou retirada do antipsicótico piora os sintomas temporariamente.
3. O início da discinesia deve acontecer na vigência do tratamento ou dentro de semanas após a descontinuação (a não ser quando se usa medicação de depósito).
4. Dada a variabilidade da intensidade, sugerem repetir exame em uma semana se não preencher critério de intensidade.

No entanto, essas características não foram validadas para todos os tipos de movimentos descritos e são raramente empregadas como critério diagnóstico (American Psychiatric Association, 1992).

Gualtieri *et al.* (1984) usaram critérios menos estritos para o diagnóstico de DT em crianças. Segundo esses critérios, existe DT se estão presentes movimentos pelo menos leves em um item da AIMS por 16 semanas. Já discinesia de retirada é a que permanece por pelo menos uma semana após a retirada dos antipsicóticos, mas remite completamente em até 16 semanas.

2.2. DISTONIA TARDIA

Os critérios diagnósticos para distonia tardia incluem presença de distonia crônica, que se desenvolveu durante tratamento com antipsicóticos ou até 3 meses após. Devem ser excluídas outras doenças que causam distonia, como doença de Wilson e outras doenças neurológicas e, também, as distonias idiopáticas, através de história familiar negativa para distonia, exame físico e neurológico e dosagem de ceruloplasmina sérica (Burke *et al.*, 1982).

2.3. ACATISIA TARDIA

Os critérios propostos para a acatisia tardia são a presença de acatisia crônica, persistente por pelo menos um mês, que se desenvolveu durante uso de antipsicótico ou até 3 meses após. O paciente deve relatar sensação subjetiva de inquietação, e devem existir movimentos espontâneos, com freqüência aumentada, que são estereotipados ou complexos (movimentos que parecem ter objetivo). Devem ser excluídos pacientes com distúrbios de movimento previamente ao uso de antipsicóticos. Não se distingue acatisia aguda persistente da tardia, porque é difícil precisar início da acatisia. Assim, denomina-se acatisia tardia a todas as acatisias persistentes induzidas por antipsicóticos (Burke et al., 1989).

3. AVALIAÇÃO

Os instrumentos de medição de uma doença devem ter *validade* e *confiabilidade*. A *validade de face* indica a relevância do método em relação ao que está sendo medido. As medidas instrumentais têm pouca validade de face, já que não indicam discinesia, enquanto as escalas têm validade de face moderada a boa, maior se as escalas descrevem bem o que está sendo medido. A *confiabilidade* reflete o quanto o instrumento é eficiente e consistente na medição daquilo que quer avaliar. Pode-se examinar a *confiabilidade* entre avaliadores, que analisam o mesmo paciente ao mesmo tempo, e entre medidas de um mesmo avaliador (confiabilidade teste-reteste). No caso da DT, a *confiabiliade* não pode ser aferida pelo teste-reteste, usando-se o exame clínico, pois há muita flutuação do quadro. Uma possibilidade é fazer a aferição por teste-reteste usando-se vídeo (Gardos *et al.*, 1997).

3.1. CONTAGEM DE FREQÜÊNCIA

A contagem de freqüência de movimentos anormais foi usada pela primeira vez por Kazamatsuri *et al.* (1972a), em estudo de tratamento de DT e, depois, em outros estudos (Gardos *et al.*, 1977), mas nunca foi usada em larga escala (Nilsson *et al.*, 1996).

É um método simples, fácil de efetuar e de lidar estatisticamente, porém nem todos os movimentos podem ser contados com facilidade, e existem outras desvantagens e dificuldades. A contagem também não dá informações sobre amplitude, magnitude e natureza incapacitante de todos movimentos anormais presentes. Além disso, é difícil contar todas as áreas ao mesmo tempo e os movimentos podem mudar de área e, então, deixar de ser detectados. Outro problema é a possibilidade de os movimentos escolhidos para a contagem não corresponderem à gravidade global da condição. Essa dificuldade pode ser contornada através de avaliação de vídeo, que possibilita contagem de todos os movimentos visíveis (American Psychiatric Association, 1992). No entanto, Richardson et al. (1982) não observaram correlação entre contagem de movimentos e pontuação total em escala padronizada. Desse modo, a relevância clínica e validade da contagem de freqüência para o diagnóstico de DT continua em dúvida (American Psychiatric Association, 1992).

3.2. Escalas

As escalas são o método mais usado para avaliar DT. Existem várias escalas criadas para medir DT. Na revisão da American Psychiatric Association de 1992, são citadas 14, a primeira de 1969 (Crane, 1969, *apud* American Psychiatric Association, 1992). Uma das últimas escalas desenvolvidas é a de Sprague *et al.* em 1989, usada para avaliação de DT em pacientes com retardo mental.

3.2.1. Abnormal involuntary movement scale (AIMS)

É a escala mais usada, desenvolvida pelo National Institute of Mental Health (Guy, 1976). Constituída por 10 itens com gradação de zero (ausente) a quatro (grave). O escore total é obtido pela soma dos itens. A avaliação deve levar em conta a presença de prótese dentária e as condições da dentição do paciente, as quais poderiam acarretar movimentos bucais involuntários. Vem acompanhada dos procedimentos de exame, que dura de 5 a 10 minutos, e inclui manobras de ativação, mas não vem acompanhada de descrição dos movimentos para caracterização da gravidade do sintoma. Tem alta taxa de confiabilidade teste-reteste e entre avaliadores, mas podem ocorrer variações mesmo com avaliadores treinados (American Psychiatric Association, 1992) (vide Apêndice).

3.2.2. Saint Hans

Foi desenvolvida na década de 70 e a versão final foi publicada em 1979 por Gerlach. É uma escala que avalia vários tipos de sintomas extrapiramidais induzidos por antipsicóticos: discinesia, parkinsonismo, acatisia e distonia, com escores que variam de zero (ausente) a seis (grave). A subescala hipercinesia tem 8 itens, que devem ser avaliados com o paciente sentado ("passivo") e em movimento ("ativo"). A subescala de parkinsonismo tem oito itens; a de distonia consiste em um escore global; e a de acatisia, em dois escores globais, um para manifestação motora e outro para manifestação psíquica. Além desses, há escores globais para discinesia e parkinsonismo. É usada junto com vídeos, que oferecem como vantagem avaliação cega de estudos abertos, documentação confiável e avaliação repetida por vários avaliadores para aumentar a confiabilidade.

É aplicada com avaliação padronizada, que inclui manobras de ativação e vem acompanhada de instruções específicas para os escores. Tem bons índices de confiabilidade entre os avaliadores (0,57 a 0,89) e nas medidas repetidas pelos mesmos avaliadores foi achada boa confiabilidade entre avaliação ao vivo e com vídeo (0,56 a 0,98). Tem validade convergente de 0,81 a 0,90 com a AIMS nos itens que avaliam hipercinesia (Gerlach *et al.*, 1993).

3.2.3. Tardive Dyskinesia Rating Scale (Rockand)

Desenvolvida por Simpson *et al.* (1979). A confiabilidade interavaliadores é de 0,98 para o escore total, com variação de 0,55 a 0,99 para os itens individuais. Constituída por 33 itens, agrupados em quatro áreas corporais (face, 14 itens; pescoço e tronco, membros e postura do corpo), avaliados de zero (ausente) a cinco (muito grave). Tem instruções para aplicação e definições dos escores. Foi revisada e aumentada para 34 itens. Podem ser colocados adendos (movimentos próprios do paciente).

3.2.4. Extrapiramidal Symptoms Rating Scale (ESRS)

A ESRS foi criada por Chouinard em 1979 (Chouinard *et al.*, 1979 e 1980). É composta de quatro partes: avaliação subjetiva de parkinsonismo, com nove itens; avaliação objetiva de sintomas/sinais extrapiramidais, com nove itens; avaliação objetiva de movimentos discinéticos (sete itens); e impressão clínica global de discinesia tardia. Os escores variam em suas diferentes partes. A pontuação em vários itens é dada de acordo com descrição de amplitude e freqüência dos movimentos, o que aumenta a confiabilidade. Não tem instruções detalhadas para aplicação, embora dependa apenas de um exame neurológico usual. Não existem estudos de confiabilidade para essa escala (vide Apêndice).

3.2.5. Tardive Dyskinesia Videotape Rating Scale

A *Tardive Dyskinesia Videotape Rating Scale* foi projetada para ser usada com vídeo. Para avaliação, é usada gravação por um minuto dos pacientes relaxados e, depois, fazendo atividades. Os movimentos são pontuados de 0 a 3, de acordo com a porcentagem de tempo que eles aparecem, em oito áreas corporais. A confiabilidade entre avaliadores observada no estudo é de 0,83 a 0,98, e a correlação com pontuação efetuada pela AIMS de 0,63 (p<0,01)(Barnes e Trauer, 1982).

3.2.6. Vantagens e desvantagens das escalas

As escalas permitem avaliação melhor do que a pontuação global ou contagem de movimentos. Abordam os sintomas de modo global, são de fácil aplicação e refletem a gravidade da DT (Nilsson *et al.*, 1996). Muitas incorporam avaliação padronizada do paciente, tornando possível comparação entre dados dos diferentes estudos e centros (American Psychiatric Association, 1992). São baratas, não invasivas, feitas em período curto e podem ser aplicadas em quase todos os pacientes. São úteis para procurar DT em determinadas populações e boas para avaliações de variações ao longo do tempo (Jeste e Caligiuri, 1993). Além disso, os dados gerados por essas escalas são geralmente ordinais ou de intervalos, adequados para manipulação com técnicas estatísticas padrão. De modo geral, a confiabilidade entre avaliadores é boa, pois níveis satisfatórios foram obtidos para várias escalas, como a AIMS (Guy, 1976), a escala de Simpson *et al.* (1979) e a de Saint Hans (Gerlach, 1979).

Escalas, porém, têm algumas limitações. Apesar de a confiabilidade das escalas ser boa, pode haver variações entre avaliadores, o que dificulta a comparação entre os resultados dos estudos. Essas limitações ficam especialmente críticas na avaliação longitudinal por longos períodos, como em estudos clínicos longos (Gattaz e Büchel, 1993). A variação entre avaliadores ocorre porque a pontuação depende da experiência do examinador, já que os critérios de gravidade nem sempre são especificados e podem ser pontuados baseados em qualidade, freqüência, duração, amplitude ou velocidade do movimento (Jeste e Caligiuri, 1993). Se a escala usa avaliações para áreas do corpo, sem separar por áreas específicas (como a AIMS), pode haver dificuldade para pontuar movimentos que comprometem uma parte ou mais dessa área. Para terem boa confiabilidade e validade, as escalas devem ter os itens definidos claramente, o exame deve ser padronizado e deve ser feito treinamento dos avaliadores (Gardos *et al.*, 1977).

3.3. Vídeo

A avaliação de filmagens de pacientes com escalas é útil para treinamento de avaliadores e também para aumentar a validade e confiabilidade da avaliação (Gardos et al., 1977; Jeste e Caligiuri, 1993). Além disso, os vídeos têm outras vantagens: podem ser estocados e permitem avaliações aleatórias, e todos os pacientes podem ser submetidos a exame padrão. A avaliação mais longa não incomoda o paciente, e podem ser visualizados movimentos mais sutis com "close". Por outro lado, tem algumas desvantagens. A avaliação é limitada pela qualidade e duração da gravação, e alguns movimentos podem ser mais difíceis de serem visualizados. Além do mais, os pacientes podem limitar os movimentos anormais na frente de câmeras (American Psychiatric Association, 1992).

A escala de Saint Hans (Gerlach, 1979) foi feita para ser usada com uma gravação de vídeo de 5-7 minutos. Outra escala projetada para ser usada com vídeo é a Tardive Dyskinesia Videotape Rating Scale (Barnes e Trauer, 1982), usada com gravação dos pacientes por dois minutos, um com eles relaxados e outro com eles fazendo atividades.

3.4. Instrumental

Os métodos instrumentais para a medição de DT foram criados para quantificar de modo mais preciso e objetivo os movimentos e eliminar influência de preconceitos do avaliador nas medidas (Gattaz e Büchel, 1993; Stanilla et al., 1996). As avaliações instrumentais são antigas; já em 1889, Peterson (apud Jeste e Caligiuri, 1993) descrevia método instrumental para medir tremor.

3.4.1. Fotografia

Klawans (1973, apud Gardos et al., 1977) mediu amplitude da coréia em braços, após uso de medicações, usando fotografias. Os pacientes seguravam lâmpadas e os autores tiravam fotografias com exposição de 20 segundos. As fotografias mostraram menor amplitude de movimento após uso de fisostigmina e maior com anticolinérgicos.

3.4.2. Eletromiografia

Consiste na gravação de atividade muscular através de eletrodos. Jus et al. (1973) obtiveram gravações poligráficas de movimentos bucolinguais de pacientes com DT e síndrome do coelho. Conseguiram diferenciar as duas síndromes durante o sono, pois a DT desapareceu, enquanto a síndrome do coelho persistiu. Além disso, conseguiram registrar movimentos não-visíveis clinicamente e separaram componentes dos movimentos complexos. Esse método também foi usado para medir DT em dedos (American Psychiatric Association, 1992). Porém, esse método e os dois descritos em seguida interferem nos movimentos, são incômodos, precisam de muita cooperação dos pacientes, que nem sempre os aceitam, demoram para ser feitos e é necessário levar pacientes ao laboratório (Resek *et al.*, 1981).

3.4.3. Acelerômetro

Acelerômetro é um instrumento que responde à aceleração em plano único. Usado por Fann *et al.* (1977) para detectar características de movimento de partes específicas do corpo. O aparelho deve ser acoplado ao dedo, mão, pé ou perna, sem interferir no movimento natural (Jeste e Caligiuri, 1993). Possibilita diferenciação entre tremor e DT em dedos, pela freqüência, amplitude e picos registrados pelo aparelho. Tem alta sensibilidade para detecção de DT (100%) e diagnostica tremor mesmo quando não é visível e tem alta validade concorrente com observações de escalas. Porém, a especificidade do método é pequena e a abordagem é quantitativa e não qualitativa, pois irregularidades são vistas em pacientes normais e essas características são exacerbadas até que ficaram clinicamente reconhecíveis como sintomas. Para se ter avaliação mais global é indicada medição bilateral dos membros superiores e também da boca (Tryon e Pologe, 1987).

3.4.4. Transdutor eletromecânico

Denney e Casey (1975) desenvolveram aparelho para medir movimentos orofaciais que envolve transdutor piezoelétrico com um bulbo de borracha inserido na boca e balão colocado entre os dedos. Porém, Bartzokis *et al.* (1989) não acharam correlação significativa entre pontuação nas escalas e a atividade detectada pelo transdutor eletromecânico. Em 1981, Caligiuri *et al.* mediram DT em mãos com transdutor e observaram amplitude e duração dos movimentos em duas medidas. A correlação com a AIMS foi de 0,73 ($p<0,01$). A diferença entre as medidas não foi significativa estatisticamente para a medida instrumental e para a de duração, mas foi diferente para a de amplitude da DT. Recomendaram uso de medidas instrumentais e de duração da DT para avaliações longitudinais desta, pois assim é eliminada influência da supressão da amplitude dos movimentos feitos pelos pacientes nas medidas. A confiabilidade desse método foi verificada em um estudo multicêntrico, no qual se observou alta correlação entre as medidas (0,995).

3.4.5. Ultra-som

Haines e Sainsbury (1972) já usavam ultra-som para medir distúrbios de movimento. Resek *et al.* (1981) desenvolveram aparelho para medir DT oral com ultra-som. O aparelho é fixado em um par de óculos e fica a 5 cm da boca. Movimentos maiores do que 3 mm geram pulsos que são somados e mostrados em contador digital (o número contado reflete a quantidade global de movimento). Observaram boa confiabilidade, com constância de pontuação para cada paciente. A validade concorrente foi estabelecida comparando as contagens com avaliações feitas a partir de vídeo, e foi boa. Além disso, o aparelho não interferiu nos movimentos, seu uso e transporte são fáceis e as gravações não precisam mais de dois minutos. Poderia ser adequado para monitoramento clínico de rotina e exames breves de "screening" (American Psychiatric Association, 1992). Bartzokis *et al.* (1989) observaram correlações significativas entre avaliações com escalas e ultra-som (0,39 a 0,53, p<0,05). Porém, alguns pacientes acharam o aparelho difícil de tolerar, sendo incapazes de ficar com ele mais do que 30 segundos (McClelland *et al.*, 1987). O aparelho também é muito caro e difícil de calibrar (Bartzokis *et al.*, 1989) e não é específico, pois não dá informações sobre freqüência e, com isso, não é possível diferenciar entre DT e outros movimentos periorais (Gattaz e Büchel, 1993). A limitação do aparelho de ultra-som foi observada em uma investigação recente, quando um aumento em movimentos periorais foi observado com a administração de neurolépticos, quando deveria ter acontecido uma diminuição (Olivier *et al.*, 1990, *apud* Gattaz e Büchel, 1993).

3.4.6. Digital movement analyzer (DMA)

Gattaz e Büchel (1993) desenvolveram um aparelho para avaliação de DT orofacial que usa uma câmera de vídeo e um processador digital de imagens (DMA, *digital movement analyzer*). Esse sistema visa obter informações detalhadas da freqüência e amplitude de movimentos. O aparelho fornece dados sobre a gravidade dos sintomas (*average power índex*: API) e informações quantitativas sobre a distribuição dos movimentos anormais de diferentes freqüências. Uma medição de dois minutos em repouso seguida por outra de dois minutos com manobras de ativação é suficiente para avaliar DT orofacial. É de fácil manuseio, usa análise de Fourier, que dá uma resolução maior, e o fato de não usar fio não causa estresse, reproduzindo condições naturais, além de não assustar os indivíduos, aumentando a cooperação. É mais sensível do que a avaliação clínica para detectar e quantificar mudanças na freqüência e amplitude da DT. É mais específico do que outros instrumentos, porque analisa freqüências, permitindo diferenciar DT de outros distúrbios de movimento, porém detecta flutuações não-visíveis clinicamente, que podem ser decorrentes da inclusão de outros movimentos não discinéticos na avaliação do DMA (Büchel *et al.*, 1995). Tem uma limitação, pois restringe-se à região perioral, o que impossibilita avaliação de movimentos em troncos e membros. Poderá ser adaptado para avaliar movimentos em outras áreas circunscritas de interesse (como tremores de extremidades), mas a avaliação de partes maiores do corpo só poderá ser processada após melhoramentos no software e hardware. Büchel *et al.* (1995) observaram confiabilidade interna do aparelho de 0,80 a 0,99. A confiabilidade encontrada com as escalas AIMS e Saint Hans foi de 0,48 a 0,78 (Nilsson *et al.*, 1996).

3.4.7. Vantagens e desvantagens das avaliações instrumentais

Métodos instrumentais de medida de DT são mais precisos do que métodos que dependem de observação do examinador. Além disso, os resultados numéricos dos aparelhos são fáceis de manejar estatisticamente (Nilsson *et al.*, 1996). Porém, para ter utilidade clínica, devem ser sensíveis, específicos, confiáveis e válidos (Jeste e Caligiuri, 1993). Além disso, não devem interferir nos movimentos medidos, o que limita a precisão (Gattaz e Büchel, 1993). Também devem ser de uso fácil e não incomodar os pacientes (Nilsson *et al.*, 1996). Outro ponto importante é a capacidade de medir movimentos em várias áreas e, assim, refletir a gravidade global do distúrbio. De modo geral, medem áreas limitadas e, assim, são úteis quando os movimentos são localizados, mas alguns podem ser adaptados para medir várias áreas do corpo. Na Tabela 19, são mostrados dados relativos a esses aspectos para os diferentes métodos instrumentais.

Tabela 19. Métodos instrumentais de medida da DT

PARÂMETRO	F	EM	A	TE	US	DMA
Sensibilidade	+	+	+	+	±	+
Especificidade	-	+	-	±	-	+
Confiabilidade	?	+	+	+	+	+
Validade concorrente	?	?	+	±	±	±
Abrangência	-	±	±	±	±	-
Facilidade no uso	+	-	-	-	±	+
Interferência no movimento	n	s	s	s	n	n
Conforto do paciente	+	-	+	+	-	+

Legenda: F = fotografia; EM = eletromiografia; A = acelerômetro; TE = transdutor eletromecânico; US = ultra-som; DMA = digital movement analyzer.
Abreviaturas: + = bom; – = ruim; ± = regular; ? = sem dados, s = sim; n = não.

Apesar de nenhuma avaliação instrumental ter atingido uso disseminado, avaliações novas e mais facilmente aplicáveis podem ser complementos de valor para os procedimentos de medida com escalas, dando uma quantificação objetiva mais precisa e confiável dos movimentos. Podem ser usadas em estudos de avaliação de fatores fisiológicos e outros que possam afetar a ocorrência de movimentos (estresse, autoconsciência, ansiedade), em estudos de tratamento e para varredura de DT nos pacientes (Resek *et al.*, 1981).

4. CONCLUSÃO

Os critérios diagnósticos foram criados para uniformizar o diagnóstico da DT, a fim de que os dados obtidos em pesquisas possam ser comparados entre si. Por sua vez, as escalas e vídeos padronizam a avaliação e são úteis para quantificar a intensidade do quadro e acompanhar a sua evolução. As escalas são o método de avaliação mais usado. A maioria tem boa confiabilidade estabelecida, porém elas são sujeitas a variações decorrentes dos examinadores. Os métodos instrumentais de medição de DT são modos mais objetivos e sensíveis para medir DT, podem ser usados com o mesmo objetivo que as escalas e podem, também, auxiliar no diagnóstico diferencial com parkinsonismo. Permitem avaliação mais precisa, porém têm limitações e nenhum tem uso disseminado.

Após a introdução de critérios diagnósticos operacionais e uso de escalas, os dados epidemiológicos obtidos passaram a ser mais uniformes (vide Capítulo IV) e os resultados de estudos de tratamento tornaram-se comparáveis (porém, esses estudos têm outras falhas metodológicas, vide Capítulo X). A fisiopatologia ainda não está estabelecida de modo definitivo, mas com o uso desses instrumentos a comparação entre estudos fica mais fácil.

IX. ASPECTOS MÉDICO-LEGAIS

Doenças iatrogênicas são decorrentes de atos médicos ou da omissão destes. Se o dano iatrogênico decorre de acidente imprevisível, se foram levados em conta riscos e benefícios ou se foi opção para evitar ou sanar mal maior, não há erro médico. Porém, se resulta de imprudência, negligência ou imperícia, este pode ser caracterizado como crime culposo (Louzã e Segre, 1985). A DT, distonia tardia e acatisia tardia aparecem em decorrência do uso prolongado de antipsicóticos e, desse modo, são quadros iatrogênicos. Porém, são efeitos colaterais esperados com uso de antipsicóticos, e seu aparecimento só pode ser considerado má prática se o antipsicótico for usado sem indicação, em patologia que pode ser tratada com outras medicações (Tancredi, 1988). Além disso, esses distúrbios nem sempre podem ser atribuídos com certeza ao uso de antipsicóticos, pois podem ocorrer como conseqüência do transtorno mental ou de outras causas (vide Capítulo VII).

Os limites entre erro médico e conduta correta nem sempre são claros; assim, se ocorre iatrogenia, o médico está sujeito à investigação legal. As ações contra médicos vêm aumentando em número no nosso meio pelo distanciamento entre médico e paciente e pela ação da imprensa (Louzã e Segre, 1985), mas não encontramos registros de processos por aparecimento de DT. Nos países anglo-saxões, onde processos contra erros médicos são mais freqüentes, há registro de processos contra médicos psiquiatras e clínicos, hospitais e fabricantes pelo aparecimento de tais distúrbios, desde a década de 80. Na sua maioria, os processos têm como alvo a falta da informação sobre esse possível efeito colateral e do consentimento do paciente ou responsável; outros acusam os médicos de negligência. Tancredi (1988) relatou que 7% a 18% dos casos que chegam ao tribunal são julgados e, na metade, pacientes ganham a causa. Ocorreram processos contra os médicos por falhas em detectar e tratar DT, porém essas causas geralmente não têm sucesso porque não existe padrão estabelecido de cuidado para DT e não há relação causal clara entre uso de antipsicóticos e DT. Outros casos foram baseados em falta de consentimento informado e, em alguns, os médicos foram condenados. Pacientes também acusaram os médicos de negligência no uso de antipsicóticos e, nesse caso, eles foram condenados quando os antipsicóticos foram usados sem indicação adequada ou por tempo exagerado ou com dose muito maiores do que o necessário e os pacientes desenvolveram DT grave. Tancredi (1988) citou caso de paciente que foi internado em hospital do Estado por dependência de álcool e recebeu tioridazina por dois meses e depois clorpromazina por 46 meses, de 400 a 600 mg/dia. O paciente desenvolveu DT grave e incapacitante depois de 4 anos, que não reverteu com retirada da medicação. A ação por negligência pelo uso de doses excessivas de clorpromazina por tempo prolongado sem supervisão foi movida contra o Estado – e foi vencedora –, e o paciente recebeu cerca de US$ 2.000.000,00. Outro caso em que o médico foi condenado por negligência foi o de uma mulher de 56 anos que continuou recebendo doses baixas de trifluoperazina para tratamento de ansiedade por 6 anos, apesar de ter desenvolvido DT após dois anos de uso (American Psychiatric Association, 1992).

É difícil determinar retrospectivamente se o uso do antipsicótico foi adequado, e também nem sempre é possível determinar a partir de que ponto o uso de antipsicótico foi a causa da DT. Assim, o aparecimento de DT só pode ser considerado negligência em casos extremos, quando pacientes desenvolvem DT grave, a indicação do antipsicótico foi claramente inadequada e a dose e tempo de uso foram muito maiores do que o necessário.

A indicação do uso de antipsicótico e a determinação de dose e tempo adequados devem ser executadas de modo cuidadoso. Para isso, é necessário o diagnóstico do paciente, que é feito através de história, exame físico e exames laboratoriais adequados (Wettstein, 1988). Há indicação de uso de antipsicóticos para tratamento de quadros psicóticos agudos, incluindo os secundários a demências e outras causas orgânicas e especialmente esquizofrenia. Também podem ser usados em fases maníacas de transtornos do humor e em depressão com sintomas psicóticos. Como terapia de manutenção, são indicados somente em esquizofrenia e transtornos correlatos, porém podem ser úteis em transtorno de personalidade *borderline* e esquizotípica (American Psychiatric Association, 1992).

Outro ponto importante é a obtenção de consentimento informado (Louzã e Segre, 1985). No Brasil, não há obrigatoriedade de obtenção de consentimento para administração de antipsicóticos. Por outro lado, nos Estados Unidos, os médicos obtêm consentimento para tratamentos desde a década de 20 e o fornecimento de informações sobre os tratamentos antes do início destes se tornou obrigatório na década de 50. Esse movimento começou em tribunais e foi englobado pela prática e ética médicas. Assim, nos Estados Unidos, o consentimento informado é obrigatório por estatuto ou lei no início de qualquer tratamento (Wettstein, 1988). No caso do uso de antipsicóticos, a informação e o consentimento devem ocorrer após fase aguda, já que o risco de DT aparece com uso crônico. Isso é obtido após o fornecimento de informações ao paciente em relação a diagnóstico, natureza, objetivo, riscos e benefícios da intervenção, alternativas, riscos e benefícios das intervenções alternativas. A decisão deve ser voluntária e o paciente precisa ter competência para tomá-la. Existem exceções para que não se necessite do consentimento: possibilidade de piora da condição se o paciente for informado, emergência e renúncia de escolha por parte do paciente. Se o paciente é incapaz por demência, deficiência mental ou menoridade, o consentimento deve ser obtido do responsável legal. No caso de incapacidade de decisão, um procurador deve ser indicado por corte. O paciente pode interromper medicação em qualquer fase do tratamento e também mantê-la após o aparecimento de DT. A informação pode ser apresentada de várias formas: oral, discussões, vídeos, escrita. A forma oral parece ser mais efetiva, mas as informações são sempre esquecidas com o tempo; por isso, devem ser reiteradas ao longo do tratamento (Wettstein, 1988).

Além disso, o aparecimento de DT deve ser monitorizado. O paciente deve ser examinado antes de iniciar o uso de antipsicóticos e ser depois avaliado periodicamente com escalas para detectar precocemente o aparecimento de DT, o que possibilita melhor manejo desta.

Todos os passos citados acima devem ser documentados no prontuário, de forma concisa, incluindo queixas subjetivas, exame psíquico e efeitos colaterais, além de discussões sobre continuidade de tratamento, se aparece DT e plano terapêutico. O consentimento informado oral deve ser documentado no prontuário pelo médico e, se for escrito, o formulário assinado deve ser anexado.

Não existem alternativas para os antipsicóticos no tratamento de certas psicoses, e o risco de DT existe. Assim, o paciente ou o representante legal devem ser informados dos riscos e concordar com estes, e o tratamento com tais medicamentos deve ser conduzido de forma cuidadosa, com uso de menor dose por menor tempo possível, com monitoração regular para o aparecimento de DT. Se há o aparecimento, devem ser pesados os riscos e benefícios da continuidade do tratamento com antipsicóticos.

Os novos antipsicóticos aparentemente apresentam menor risco de DT (vide Capítulo III). No entanto, estudos de longo prazo são necessários para confirmar esse dado. É possível que venham a se tornar uma alternativa mais segura para o tratamento de psicoses.

X. TRATAMENTO

1. INTRODUÇÃO

Em 1972 foi publicada uma revisão de 60 trabalhos sobre tratamento de DT por Kazamatsuri *et al.* (1972b), na qual vários ensaios com diferentes tratamentos para DT, como medicamentos que depletam e bloqueiam dopamina, foram revisados. Porém, grande parte dos estudos era constituída de estudos abertos, com poucos pacientes, sem controle com placebo.

Em 1982, Jeste e Wyatt (1982b) revisaram a literatura sobre tratamento de DT, usando como critério de inclusão na revisão presença de critério diagnóstico válido para DT. Revisaram um total de 285 estudos envolvendo 3.000 pacientes. Desses estudos, 23% eram duplo-cego, controlados. Observaram que desde 1972 foram tentados novos tratamentos, com agonistas GABA e colinérgicos e que os estudos se tornaram mais sofisticados. O critério usado por esses autores para considerar melhora clínica da DT com determinado tratamento foi a redução de pelo menos 50% na gravidade da DT. Essa taxa é menor do que a relatada de modo geral pelos autores, que consideram melhora clínica uma redução mínima ou leve da DT.

Em 1988, Jeste *et al.* fizeram nova revisão abrangente sobre tratamento de DT, avaliando estudos publicados na década de 80. Houve melhora da metodologia, pois houve aumento da proporção de estudos duplo-cego (55% do total) e, dos restantes, 24% eram simples-cego e 21% abertos. Outra melhora foi o uso de escalas e vídeos para avaliações cegas e o uso dos critérios de Schooler e Kane (1982) para diagnosticar DT, porém permaneceu a falta de estudos com número grande de pacientes e prazo mais longo (American Psychiatric Association, 1992).

Soares *et al.* (1996) relataram que o grupo Cochrane de esquizofrenia, um grupo inglês que faz revisões de literatura, começou a fazer revisões sistemáticas de várias formas de tratamentos para DT. Pesquisaram em 6 bases de dados eletrônicas (Biological Abstracts, EMBASE, MEDLINE, LILACS, PsycLIT e PSYNDEX) estudos de tratamento de DT nos últimos 30 anos e encontraram 500 estudos investigando 90 medicações diferentes. Em 1997, Soares fez metanálise de artigos que relataram tratamentos para DT. Encontrou 353 trabalhos, dos quais

235 foram realizados com alocação aleatória e controle com placebo. Nesses ensaios foram testadas 114 intervenções diferentes, entre as quais antipsicóticos e medicações catecolaminérgicas, colinérgicas, GABAérgicas e anticolinérgicas, vitamina E, bloquedores de canal de cálcio e outros. Foram incluídos na metanálise 62 estudos. Os resultados desse estudo serão apresentados no decorrer deste Capítulo.

Existem várias dificuldades para comparar os diversos ensaios e tirar conclusões de revisões de literatura ou de metanálises. Um primeiro ponto é o viés de publicação, pois há tendência a publicar somente resultados positivos (Soares, 1997). A comparação entre estudos também é dificultada por problemas metodológicos. As amostras nem sempre são homogêneas, o que pode causar variação na resposta aos tratamentos. Essa heterogeneidade de amostras ocorre em relação a características independentes da DT, como as demográficas e as ligadas ao transtorno psiquiátrico, e em relação à própria DT, que pode se apresentar com intensidade, localização e subtipos diferentes (Pgeiffer e Wagner, 1994). Para uniformizar as amostras, podem-se usar critérios diagnósticos, tornando a comparação de tratamentos mais acurada em determinado trabalho e facilitando a comparação entre os estudos. Outra forma de atenuar esses desvios seria a realização de estudos com amostras maiores, nas quais pudesse ser feita análise da influência dos diversos itens citados na resposta da DT ao tratamento (Jeste e Caligiuri, 1993).

Outro problema metodológico que dificulta as comparações entre os estudos é o uso inapropriado do desenho cruzado, que consiste em usar duas medicações no mesmo paciente consecutivamente e avaliar a diferença de efeito. Isso é apropriado só para transtornos crônicos e estáveis, o que não é o caso da DT (Soares, 1997).

Para avaliar a resposta da DT a um tratamento, é necessário ensaio duplo-cego, controlado com placebo, e com amostras grandes, para poder detectar se há resposta ao tratamento. Deve haver períodos com placebo antes e depois dos tratamentos, o primeiro para estabelecer linha de base e o ultimo para controlar flutuações clínicas ou remissão espontânea. Um achado interessante dos estudos com placebo é a grande taxa de melhora com este (o número de pacientes cuja DT melhora 50% ou mais com placebo é de até 30%) (Jeste e Wyatt, 1982b). Uma vez que a DT flutua muito com o correr do tempo e com variação do estresse, os estudos devem ter uma duração mínima que diminua a influência dessas variações, as avaliações devem ser feitas na mesma hora e local e devem-se avaliar variações do distúrbio psiquiátrico. Outro fator que pode influenciar a intensidade da DT é o uso de antipsicóticos e de outros medicamentos, cuja dose deve ser mantida estável durante o estudo. Um problema metodológico que pode dificultar comparação entre estudos é o critério de melhora, pois melhora significativa estatisticamente de 20% pode não ter significado clínico, pois a DT flutua em até 30%. Jeste e Wyatt (1982b) propuseram o critério de diminuição dos sintomas em 50% para definir melhora significativa.

Existem vários tratamentos propostos para a DT, mas os resultados dos estudos são variados e às vezes contraditórios, e nenhum é efetivo para todos os pacientes.

2. DISCINESIA TARDIA

2.1. ANTIPSICÓTICOS

2.1.1. Redução da dose ou retirada

Uma vez que a DT é desencadeada pelo uso de antipsicóticos, a retirada desses medicamentos seria o tratamento ideal para DT, o que raramente é possível pelo risco de recaída do quadro psicótico. Porém, apesar de aumentar a taxa de remissão da DT, a retirada não proporciona remissão em todos os casos. Além disso, alguns estudos mostram que a gravidade da DT pode não aumentar e até diminuir com o tempo mesmo com uso de antipsicóticos (Jeste *et al.*, 1988). Jeste *et al.* (1979) observaram que a retirada de antipsicóticos em um grupo de pacientes por três meses resultou em melhora de 50% da DT em aproximadamente 40% destes. Na revisão de 1982, Jeste e Wyatt (1982b) reuniram 23 estudos e analisaram a taxa de remissão da DT com a retirada de antipsicóticos. Foi observada melhora de 50% desta em 37% dos pacientes, geralmente dentro de três meses. Fahn (1985), analisando 8 pacientes com DT leve após retirada de antipsicótico, observou diminuição lenta e progressiva da intensidade da DT ao longo de quatro anos, com remissão completa em 5 pacientes e parcial nos outros três. Em revisão de 1988, Jeste *et al.*, analisando estudos da década de 80, observaram que a porcentagem de pacientes que melhoraram 50% subiu para 55%. Foi observado que a melhora pode ocorrer até cinco anos após a retirada, e, geralmente, quanto maior o período sem antipsicótico, maior a chance de remissão de DT. Soares (1997) apontou que alguns estudos sugerem que a redução da dose de antipsicótico está associada com redução na gravidade dos sintomas da DT a médio e longo prazos, porém essas sugestões estão baseadas em dados empíricos e inconclusivos e não em estudos clínicos com alocação aleatória.

2.1.2. Aumento da dose

Os antipsicóticos promovem redução ou supressão da DT, que parece ser independente da ação antipsicótica e sedativa, pois ocorre antes da instalação do efeito antipsicótico e é mais efetiva do que a realizada por medicações sedativas. Essa ação pode ocorrer até com única dose intramuscular e geralmente é transitória, mas pode persistir por meses a anos (American Psychiatric Association, 1992). A melhora proporcionada é sintomática, pois com a retirada da medicação há recorrência da DT (Gardos e Cole, 1995). Kazamatsuri *et al.* (1972b) reuniram 12 estudos em que foi observado que o aumento da dose de fenotiazinas e butirofenonas proporciona diminuição da intensidade da DT, mas esta não se mantém. Essa diminuição da eficácia com o tempo foi observada também por Fog (1985). Jeste e Wyatt (1982b), em revisão de literatura, relataram melhora de 50% da DT em 67% dos pacientes com o uso de antipsicóticos. O número de pacientes com melhora maior do que 50% da DT foi maior em estudos mais longos (77% dos pacientes nos estudos com mais de oito semanas, contra 61% dos pacientes nos estudos com menos de 8 semanas), e não houve relação da dose com taxa de melhora. Na revisão de 1988, Jeste *et al.* observaram que só 44% dos pacientes apresentaram taxa de melhora de 50%. Egan *et al.* (1997) citam três estudos controlados de uso de antipsicóticos na DT dos quais dois mostram supressão da DT a longo prazo e um não. Concluem que a eficácia e a segurança do aumento da dose para supressão a longo prazo permanecem questionáveis e uma preocupação com o uso desses medicamentos é a possibilidade de piora da DT a longo prazo.

2.1.3. Uso de antipsicóticos de nova geração

Os antipsicóticos de nova geração, como risperidona, olanzapina, sertindole e outros, foram desenvolvidos a partir da observação de que estes, como ocorre com a clozapina, podem ter efeito antipsicótico sem causar efeitos colaterais parkinsonianos, pelo menos dentro de certa faixa de dose. Supôs-se que esses novos antipsicóticos não causariam DT, um efeito colateral extrapiramidal de aparecimento tardio. Vários estudos mostram o menor risco de desenvolvimento de DT com tais medicações (vide Capítulo V).

2.1.3.1. Clozapina

Foram realizados vários estudos avaliando o efeito da clozapina na DT (Tabela 20). Há relatos de caso e estudos abertos em pacientes com DT, inclusive crianças e adolescentes. Esses estudos mostraram remissão parcial ou total da DT (apenas um relato mostra piora) com o uso de clozapina, após semanas a meses de uso, com doses de 150 mg/dia a 650 mg/dia, geralmente com piora da DT quando a clozapina foi retirada. Foi observada correlação negativa entre pontuação na AIMS e dose média de clozapina, e a melhora é mais significativa e duradoura com dose maior de clozapina usada por tempo maior (Meltzer, 1995). A taxa de remissão observada nesses estudos é maior do que a observada com uso de antipsicóticos clássicos. As reduções mais consistentes e substanciais ocorreram nos pacientes com DT grave e sintomatologia distônica, e a redução da DT corre paralela à redução de outros sintomas extrapiramidais (Nair *et al.*, 1997). Alguns estudos compararam evolução e prevalência da DT em pacientes tratados com clozapina e antipsicóticos clássicos. Foi observada maior taxa de remissão parcial e total da DT nos grupos tratados com clozapina em relação aos grupos tratados com antipsicóticos clássicos. A clozapina parece proporcionar uma remissão duradoura da DT, uma vez que em estudo duplo-cego de doze meses de duração foi observado piora da DT com a retirada do antipsicótico no grupo que recebia haloperidol, e no grupo que recebia clozapina não foi observada piora (Tamminga *et al.*, 1994).

A acatisia tardia com freqüência se associa à DT e há evidências que apontam para melhora desta com uso de clozapina. Wirshing *et al.* (1990) relataram caso de paciente com DT e acatisia tardia grave, cuja DT piorou com o uso de 300 mg/dia de clozapina, mas que apresentou melhora da acatisia tardia. Levin *et al.* (1992) e Spivak *et al.* (1997) também relataram remissão ou melhora da acatisia tardia com uso de clozapina (Tabela 20). Em estudos com ratos também foi demonstrado que clozapina causa menos VCM do que os antipsicóticos de nova geração (Tamminga *et al.*, 1994) e que também pode reduzi-los (Chesler e Salamone, 1996).

Quanto à distonia tardia (vide Tabela 21), existem vários relatos de pacientes que melhoram com uso de clozapina, incluindo síndrome de Meige tardia, um subtipo de distonia tardia, com doses de 225 mg/dia a 625 mg/dia, após meses de tratamento. Alguns autores relatam piora após a retirada, mas outros relatam melhora duradoura. Também é relatada melhora duradoura da distonia tardia com a associação de clozapina e clonazepan, com doses de 500 mg/dia a 900 mg/dia e 3 mg/dia, respectivamente. Há ainda um estudo aberto com sete pacientes avaliando o efeito da clozapina na distonia tardia grave, no qual os autores observaram melhora da distonia com uso de clozapina (Van Harten *et al.*, 1996b). No nosso estudo (Bassitt e Louzã, 1998a e 1998b), observamos remissão da distonia tardia em um paciente e redução de 50% em outro.

Tabela 20. Efeito da clozapina na DT

REFERÊNCIA	TIPO DE ESTUDO	TIPO DE POPULAÇÃO	Nº	DOSE (MG/DIA)	DURAÇÃO DO TRATAMENTO	RESULTADO
Simpson (1978)	Aberto	Pacientes com DT moderada	7	200 a 900	20 semanas	Diminuição da DT, principalmente após a 10ª semana, com dose de 300 a 400 mg/dia. Houve DT de retirada após.
Small et al. (1987)	Aberto	Pacientes refratários, intolerantes, ou com DT	38	média de 269	6 meses	Um paciente teve desaparecimento da DT, que não reapareceu após retirada da clozapina. Nos outros pacientes, a DT melhorou, mas reapareceu após retirada. DT melhorou com o tempo, mas com doses maiores de clozapina.
Lieberman et al. (1988, 1989a e b, 1991)	Aberto	Pacientes com DT	30	média final de 486	36 meses	Redução média da AIMS: 38%. A melhora se deu após 12 semanas e se manteve por 33 meses. 43% dos pacientes tiveram redução de 50% ou mais. A taxa de remissão foi de 31% no 1º ano e 34% no 2º ano. Dose maior se associou com maior melhora. As reduções mais consistentes e substanciais ocorreram nos pacientes com DT grave e com distonia tardia.
Naber (1989)	Aberto	Pacientes com esquizofrenia	48	220 ± 176	2 meses	44% tiveram melhora marcada, mas só em 17% foi superior a antipsicóticos prévios e em 12% inferior a antipsicóticos de alta potência. Não houve correlação com dose.
Abuzzahab (1990)	Aberto	Pacientes com DT leve a muito grave	5	150 a 900	?	Houve melhora da DT com clozapina.
Wirshing et al. (1990)	Relato de caso	Paciente com acatisia grave e DT leve	1	300	?	Melhora da acatisia, mas DT ficou um pouco pior.
Levin et al. (1992)	Relato de caso	Pacientes com acatisia tardia e DT leve	2	550 e 125	3 meses e um ano	Remissão da DT e da acatisia.
Bennet et al. (1993)	Aberto	Pacientes com Parkinson com on-off e discinesia	5	100 a 200	4 meses	Observaram redução de cinco vezes do tempo com DT e desvio para a direita da curva de resposta discinética à dose de levodopa, com uso de clozapina.
Tamminga et al. (1994)	Duplo-cego com haloperidol	Pacientes com DT	30	média: 30 (haloperidol) e 300 (clozapina)	12 meses	No grupo com clozapina, houve melhora da DT após quatro meses, enquanto no grupo com haloperidol não houve mudança (p=0.0014). DT de retirada após os 12 meses só ocorreu no grupo que recebeu haloperidol.

(continua)

Tabela 20. Efeito da clozapina na DT (continuação)

REFERÊNCIA	TIPO DE ESTUDO	TIPO DE POPULAÇÃO	Nº	DOSE (MG/DIA)	DURAÇÃO DO TRATAMENTO	RESULTADO
Levkovitch (1995)	Relato de caso	Adolescentes com DT	2	450 e 550	Semanas	Melhora da DT, que se relacionou com a dose de clozapina.
Mozes (1994)	Relato de caso	Crianças com DT	2	175 e 275	5 meses e semanas	Diminuiu em 1 (10 anos) e desapareceu no outro (12 anos), respectivamente.
Kurz (1995)	Prospectivo, comparando haloperidol e clozapina	Pacientes com DT	151	100 a 200	Remitiu após uma a 3 semanas	No grupo que recebeu clozapina: cinco pacientes com DT no início: dois saíram, dois remitiram após uma a três semanas e um ficou igual. No grupo com haloperidol ninguém tinha antes e não apareceram casos novos.
Chengappa (1994)	Aberto	Pacientes com acatisia e DT	25	dose média de 517 ± 136,5	16,1 ± 10,4 meses	54% tinham DT, 10 com DT moderada e quatro com DT grave. Depois da clozapina 28,6% continuaram com DT ($p<0,002$). Nestes houve diminuição da intensidade (dois moderada e dois leve). Não houve casos novos.
Gerlach (1996) e Gerlach (1994)	Retrospectivo-prospectivo, com haloperidol e clozapina	Pacientes com DT	200	100 a 1200	5 anos (0,3 a 19)	Remissão da DT em 5 anos em 54% dos 33 pacientes que usaram clozapina e em 3 dos 19 que tinham antes sido tratados com antipsicóticos clássicos. Também observaram incidência menor em 5 anos (14% vs. 41%, $p<.001$).
Spivak et al. (1997)	Prospectivo	Pacientes com DT e/ou acatisia tardia	20	média de 208	18 semanas	Houve melhora gradual da DT, e no final das 18 semanas redução de 74%, e da acatisia de 78%. Na 5ª semana, já houve redução de 35% da DT.
Jurjus et al. (1997)	Retrospectivo	Pacientes com DT	13	média de 410	14,9 meses em média	Sete tiveram remissão total dos movimentos, quatro remissão parcial e dois não tiveram melhora. A redução na pontuação da AIMS foi significativa (12,9/4,4). Melhora foi maior para face e menor para pescoço e ombros.
Bassitt e Louzã (1998a e 1998b)	Aberto	Pacientes com DT grave	7	Média de 392	6 meses	Redução média de 52% na pontuação da ESRS, redução maior do que 50% em quatro pacientes. Redução maior da distonia (75%).

Tabela 21. Efeito da clozapina na distonia tardia

REFERÊNCIA	TIPO DE ESTUDO	POPULAÇÃO DO ESTUDO (PACIENTES COM)	Nº	DOSE DE CLOZAPINA (mg/dia)	DURAÇÃO DO USO DE CLOZAPINA	RESULTADO
Van-Putten et al. (1990)	Relato de caso	Síndrome de Meige tardia	1	325	5 meses	Remissão quase total.
Blake et al. (1991)	Relato de caso	Distonia tardia	2	900	Semanas	Melhoraram com a combinação com clonazepam (3 mg/dia).
Lamberti e Bellnier (1993)	Relato de caso	Distonia tardia e DT	1	300	1 ano	Melhorou e não piorou com diminuição da dose para 225 mg/dia.
Wolf e Mosnaim (1994)	Relato de caso	Distonia tardia axial	1	450	Meses	Melhora, mas houve recaída após retirada da clozapina.
Trugman et al. (1994)	Relato de caso	Distonia tardia axial grave	1	625	6 meses	Remissão mantida por 4 anos.
Friedman (1994)	Relato de caso	Distonia tardia	3	350 a 500	3 meses a 3 anos	Dois melhoraram com clozapina e um com clozapina associada com clonazepam e reserpina.
Shapleske et al. (1996)	Relato de caso	Distonia tardia e DT	1	550	Meses	Remissão da distonia com clonazepam (3mg) associado, mantida por dois anos.
Adityanjee (1996)	Relato de caso	Distonia tardia grave	1	450	2 meses	Melhora quase total após 6 meses.
Van-Harten et al. (1996b)	Estudo aberto	Distonia tardia grave e DT	7	?	?	Quatro remitiram, dois melhoraram e um ficou igual. Cinco pacientes também tinham DT: um leve remissão, dois apresentaram melhora parcial, um piorou, um flutuante. Um paciente desenvolveu DT.

Três revisões recentes reuniram estudos que avaliam efeito da clozapina na DT, distonia e acatisia tardias. Factor e Friedman (1997) notaram que há variabilidade de resposta entre estudos e atribuem esta à heterogeneidade da DT (a maioria dos estudos não separa DT de suas variantes) e a outros problemas metodológicos, como falta de controles, estudos abertos, doses variadas de clozapina, falta de duração consistente de terapia e falta de avaliação após retirada da medicação. Egan *et al.* (1997), em outra revisão, notam que estudos iniciais apresentavam resultados ruins, enquanto os novos apresentavam resultados mistos e que a comparação de estudos é complicada pelas diferentes doses usadas, falta de controles e seguimento inconsistente. Soares (1997) concluiu, em metanálise, que o uso da clozapina pode trazer algum benefício aos pacientes com DT, porém os dados obtidos em estudos são empíricos e inconclusivos, pois não se baseiam em estudos clínicos com alocação aleatória.

A clozapina poderia reduzir a intensidade ou suprimir a DT, distonia tardia e acatisia tardia por mascará-las, porém, como indica o estudo de Tamminga *et al.* (1994), o uso prolongado de clozapina proporciona remissão duradoura da DT, já que não ocorre piora desta com a retirada da mesma.

A redução da DT com uso de clozapina pode se dar porque a DT remite como se antipsicótico não estivesse sendo usado, pela ausência de bloqueio maciço de receptores de DA nos gânglios da base (Tamminga *et al.*, 1994; Sakai *et al.*, 1997). Isso foi deduzido a partir de evidências indiretas, pois o uso de clozapina não produz aumento de receptores de DA do tipo D_2 no estriado, a administração crônica não leva a bloqueio por despolarização em neurônios na SNc e há aumento da expressão de genes imediatos precoces (*immediate early genes*) como o c-fos (o que indica ativação neuronal) em área mesolímbica e mesocortical, mas não em estriado, ao contrário dos antipsicóticos clássicos (Lieberman, 1993; Wagstaff e Bryson, 1995). Essa ausência de bloqueio pode se dar porque a clozapina se liga ao receptor de dopamina do tipo D_2 mais frouxamente que a dopamina, o que faz com que a dopamina endógena remova a clozapina dos receptores D_2 estriatais, poupando esses neurônios da ação deletéria que os antipsicóticos exercem nas membranas celulares (Seeman e Tallerico, 1998) e no metabolismo neuronal (Burkhyardt *et al.*, 1993).

A ação direta sobre a DT poderia se dar através do bloqueio de receptores colinérgicos e de serotonina, que seria um mecanismo igual as dos outros antipsicóticos de nova geração (Kane e Freeman, 1994; Chesler e Salamone, 1996;

Kapur e Remington, 1996; Kapur, 1998). Outro mecanismo de ação, proposto por Van Putten *et al.* (1990), Gerlach e Hansen (1992) e Trugman *et al.* (1994), seria o bloqueio balanceado D_1/D_2 realizado pela clozapina, que corrigiria o desbalanço D_1/D_2 que ocorreria na DT (vide Capítulo III).

2.1.3.2. Outros antipsicóticos de nova geração

A risperidona produz menos sintomas extrapiramidais que os antipsicóticos clássicos, mas pode causar DT (vide Capítulo V). Meltzer *et al.* (1994) apontam que risperidona mascara DT, como os antipsicóticos clássicos, pois bloqueia D_2 de modo potente. Poucos estudos avaliaram o efeito dessa medicação na DT. Chouinard (1995), em um estudo multicêntrico duplo-cego com placebo comparando haloperidol e risperidona, observou que os pacientes com DT tratados com risperidona tiveram redução de média de 1,2 ponto na pontuação total de discinesia do início até a pior pontuação durante o tratamento, efeito significativo em comparação à evolução de pacientes que tomaram placebo ou haloperidol. Esse efeito foi maior nas doses entre 6 mg/dia e 10 mg/dia, e foi mais consistente para movimentos orofaciais. Em 1996, Rangwani *et al.* relataram melhora importante de DT com dose baixa de risperidona. Egan *et al.* (1997) citaram outro relato de caso em que houve melhora da DT em 4 semanas, e um estudo cruzado controlado com placebo, por 4 semanas, no qual não foi observado efeito da risperidona na DT. Soares (1997) apontou que os dados são inconclusivos, pois não foram realizados estudos controlados de maior duração.

Olanzapina é outro antipsicótico de nova geração que causa menos sintomas extrapiramidais e menos DT (Tollefson *et al.*, 1997). Brien e Barber (1998) relataram caso de paciente com DT orofacial que apresentou melhora desta após receber olanzapina 5 mg/dia por 3 semanas e remissão total após 6 meses. Littrell *et al.* (1998) avaliaram pacientes com DT que receberam de 5 mg/dia a 20 mg/dia de olanzapina por 12 meses. Três dos pacientes com DT moderada permaneceram inalterados, um mostrou melhora parcial, quatro casos mostraram melhora maior do que 50% e não apareceu nenhum caso novo de DT. A melhora mais acentuada foi vista depois de dois meses de tratamento, com redução contínua, mas menos acentuada durante os 4 meses seguintes. Porém, Nordstrom *et al.* (1998) acharam alta ocupação de D_2 estriatal (68%-84%), maior do que com clozapina (20%-67%) em 3 pacientes no primeiro episódio esquizofrênico tratados com olanzapina, sugerindo que há característica de antipsicótico típico. Isso indica que seu efeito na DT pode ser apenas supressivo. Egan *et al.* (1997) concluem que olanzapina, sertindole, quetiapina e ziprasidona causam menos sintomas extrapiramidais, mas seu efeito na DT ainda não foi testado. Kapur e Remington (1996) e Kapur (1998) atribuíram ao bloqueio de receptores de serotonina a maior margem terapêutica dessas medicações em relação a efeitos extrapiramidais.

2.2. Outros antagonistas de receptores de DA

Além dos antipsicóticos, outros antagonistas dopaminérgicos foram testados no tratamento da DT. O uso destes na DT é baseado na hipótese de que a DT é desencadeada por hiperatividade dopaminérgica e na observação de que reduzir a atividade de DA é a forma mais efetiva de suprimir ou mascarar DT (Casey, 1993a).

Os antagonistas dopaminérgicos agem por vários mecanismos, e boa parte deles também tem efeito antagonista de noradrenalina (NA) e serotonina. A reserpina e a tetrabenazina depletam estoques pré-sinápticos de catecolaminas e serotonina, impedindo a sua liberação na fenda sináptica. A tetrabenazina também age como bloqueador pós-sináptico de receptores de DA. Ambas causam sedação, depressão, parkinsonismo, acatisia e hipotensão, mas diferem quanto ao início de ação, que é mais rápido com tetrabenazina, e na ocorrência de hipotensão, que é maior com reserpina. A oxpertina também depleta noradrenalina e DA (pouco), mas não depleta serotonina. A alfa-metildopa diminui a disponibilidade de catecolaminas, porque inibe a dopa-descarboxilase, e também se transforma em falso neurotransmissor DA, bloqueando os receptores pós-sinápticos (Kazamatsuri et al., 1972b). O tiapride é um antagonista de catecolaminas (American Psychiatric Association, 1992). A alfa-metilparatirosina reduz a síntese de DA e noradrenalina, por agir na tirosina-hidroxilase (Egan et al., 1997).

Em revisão, Kazamatsuri et al. (1972b) observaram que poucos estudos avaliaram eficácia da oxpertina e da alfa-metildopa, com resultados contraditórios. Por outro lado, vários estudos avaliaram efeito da reserpina e tetrabenazina e mostraram bons resultados. A associação destes com antipsicóticos melhorou o resultado em alguns estudos e piorou em outros. Fog (1985) defendeu essa associação apontando que ela permite uso de menor dose, propiciando menor incidência de efeitos colaterais.

Jeste e Wyatt (1982b) observaram melhora de 50% em 46% dos pacientes com DT com o uso de antagonistas de DA. Fahn (1985) observou melhora da DT em 19 de 22 pacientes com uso de reserpina até 8 mg/dia e tetrabenazina de 50 mg/dia a 200 mg/dia.

Em revisão de 1988, Jeste *et al.* observaram melhora de 50% da DT em 39% dos pacientes em média, porém os estudos são de curta duração (<6 semanas) e podem não ter detectado melhora. Na revisão da American Psychiatric Association (1992), observou-se que os resultados na maioria dos estudos são ruins (menos de 40% dos pacientes apresentaram melhora de 50% da DT). Tetrabenazina foi a medicação mais investigada, e foi observado que ela suprime DT, mas o efeito pode diminuir com o tempo. Recomenda começar com dose baixa, para minimizar efeitos colaterais. Oxipertina também foi efetiva para alguns pacientes na dose de 60 mg/dia a 120 mg/dia, mas são necessários estudos controlados com placebo. Egan *et al.* (1997) concluíram que esses medicamentos podem reduzir DT em até 50% dos pacientes e que dados disponíveis dão apoio ao uso de medicamentos antagonistas de DA para supressão de DT, apesar de a duração do tratamento na maioria dos estudos ser pequena, menos do que 6 semanas. Soares (1997), em metanálise, separou os depletores e antagonistas de DA. Os resultados de dois estudos com o antagonista de DA tiapride são inconclusivos. Em quatro estudos com depletores (reserpina e oxpertina), foi observada melhora da DT em, pelo menos, 25% dos pacientes, mas os pacientes apresentaram muitos efeitos colaterais.

Levando-se em conta os efeitos colaterais dessas medicações e como o efeito a longo prazo é desconhecido, o uso dessas medicações só se justifica em casos raros, quando DT é grave, debilitante, ou ameaça a vida (Casey, 1993a).

2.3. AGONISTAS DE RECEPTORES DE DOPAMINA

O uso de agonistas de DA diminui o número de receptores dopaminérgicos quando estes estão aumentados pelo uso prolongado de antipsicóticos em estudos animais e, desse modo, eles poderiam ser úteis na DT (Casey, 1993a). Foram testados em humanos agonistas diretos que bloqueiam receptores dopaminérgicos pós-sinápticos quando dados em doses altas, como a apomorfina, pergolide, codergocrina e bromocriptina, e também agonistas indiretos, que aumentam a disponibilidade de DA na fenda, como a amantadina e levodopa (Egan *et al.*, 1997). Um risco que a administração dessas medicações traz é a piora inicial da DT e a exacerbação dos sintomas psicóticos. Além disso, essas medicações podem causar outros efeitos colaterais, como hipotensão, náuseas e vômitos, o que limita o seu uso (American Psychiatric Association, 1992).

Por outro lado, os agonistas de DA, como apomorfina e bromocriptina, quando administrados em doses baixas, estimulam o auto-receptor, diminuindo a síntese e a liberação de DA, melhorando a DT em alguns pacientes (Tamminga *et al.*, 1985). O N-propil-3 3-hydroxyphenyl piperidina (3-PPP) é um agonista do auto-receptor de DA, que diminui a liberação desta na fenda e foi testado em macacos com DT (Egan *et al.*, 1997).

Kazamatsuri *et al.* (1972b) relataram que em estudos com amantadina foi observada melhora da DT em alguns pacientes e piora em outros. Jeste e Wyatt (1982b) relataram melhora de 50% da DT em 22% dos pacientes que receberam amantadina e em 33% dos que receberam L-DOPA. Reunindo todos os estudos publicados até então, observaram que 31% dos pacientes melhoraram 50% ou mais em estudos abertos e só 8% nos controlados. Em alguns pacientes, foi observada piora.

Em revisão de 1988, Jeste *et al.* observaram que a porcentagem média de pacientes que melhorou 50% foi de 28%. Na revisão da American Psychiatric Association de 1992, foi observada melhora de 50% em 25% dos pacientes com agonistas DA, incluindo estudo com codregocrina. Egan *et al.* (1997) relataram que alguns estudos mostraram resultados positivos, mas a maioria dos estudos duplo-cego controlados deu negativo. Citaram estudo em macacos com DT nos quais a administração de 3-PPP proporcionou melhora da DT. Soares (1997) concluiu que estudos que avaliam efeito de agonistas de DA ou de medicações que aumentam disponibilidade de DA na fenda têm resultados inconclusivos.

2.4. ANTAGONISTAS DE RECEPTORES DE NORADRENALINA

O uso de antagonistas de noradrenalina na DT é baseado na hipótese de aumento da atividade pré-sináptica de catecolaminas na DT (vide Capítulo III). A noradrenalina é sintetizada a partir da DA em neurônios noradrenérgicos, e existe evidência de sinergia entre função de DA e noradrenalina em termos de função locomotora. Muitos medicamentos, incluindo antipsicóticos, estimulantes e depletores de catecolaminas, têm efeitos em ambos os sistemas (American Psychiatric Association, 1992). Desse modo, além de medicações antagonistas de noradrenalina, como tetrabenazina e reserpina, citadas acima, foram testadas outras medicações que bloqueiam transmissão de noradrenalina, como propranolol, um beta-bloqueador e clonidina, um agonista alfa-2-adrenérgico que diminui a liberação de noradrenalina por estimulação do auto-receptor. Ambos têm como efeito colateral hipotensão. Outros antagonistas de noradrenalina são dissulfiram e ácido fusárico, inibidores da dopamina-beta-hidroxilase (Egan *et al.*, 1997).

Jeste Wyatt (1982b) observaram que nos estudos que avaliaram propranolol e clonidina foi observada melhora da DT. Jeste et al. (1988) observaram que 65% dos pacientes que receberam essas medicações apresentaram melhora de 50%. Egan et al. (1997) observaram que estudos que analisaram efeito do propranolol mostram que este suprime parcialmente DT, enquanto nos estudos com clonidina é observada melhora da DT na maioria dos pacientes, assim como nos estudos com dissulfiram e ácido fusárico. Porém, esses tratamentos não foram testados em estudos grandes controlados. No presente, antagonistas da noradrenalina, principalmente clonidina, parecem ser relativamente seguros e algo efetivo como agentes supressivos. Soares (1997), em metanálise, reuniu 3 estudos, nos quais os resultados foram inconclusivos e contraditórios.

2.5. Anticolinérgicos

Os medicamentos anticolinérgicos promovem melhora do parkinsonismo e geralmente pioram temporariamente a DT, possivelmente por serem antagonistas de DA no estriado, mas não há evidência de que causem DT (Casey, 1985a; vide Capítulo III). Kazamatsuri et al. (1972b), em revisão, reuniram 6 estudos que demonstraram piora da DT com uso de anticolinérgicos. Jeste e Wyatt (1982b) reuniram 14 estudos, nos quais apenas 7% dos pacientes tiveram melhora de 50%. Estes poderiam ter outro tipo de distonia tardia. Jeste et al. (1988) observaram que a retirada desses medicamentos promoveu melhora de 50% da DT em 60% dos pacientes. Em pacientes com distonia tardia, promovem melhora, com uso de doses de até 20 mg de trihexifenidil (American Psychiatric Association, 1992; Casey, 1993a; Egan et al., 1997). Soares (1997) não conseguiu obter dados conclusivos de 6 estudos sobre efeito dos anticolinérgicos na DT por falta de elementos necessários para a análise.

2.6. Colinérgicos

A partir da observação de que medicamentos anticolinérgicos pioram a DT, foi muito estudado na década de 70 o efeito de medicamentos colinérgicos na DT. Esses medicamentos colinérgicos incluíam precursores de acetilcolina encontrados nos alimentos, como lecitina (fosfaditilcolina), colina e o deanol. A colina é encontrada em maiores doses em feijão, carnes e peixes. Nos estudos, foi administrada em doses altas (4 a 20 g/dia) e, além de ter gosto amargo, causava efeitos colaterais colinérgicos, como diarréia e broncoconstrição. A lecitina é a fonte de colina na dieta. É metabolizada em colina no intestino, não é amarga, nem causa cheiro de peixe morto, porém o composto puro é de difícil obtenção; assim, é necessária administração de grande quantidade, que leva a aumento excessivo de peso. A lecitina aumenta a concentração sérica (e, provavelmente, cerebral) de acetilcolina e também causa efeitos colinérgicos. Outro tipo de medicação colinérgica testada foi a fisostigmina, um inibidor da colinesterase, enzima que degrada acetilcolina. Seu uso é difícil porque só pode ser administrada na forma parenteral e tem meia-vida curta. Causa náuseas, sedação e vômitos (Jeste e Wyatt, 1982b).

O deanol foi muito estudado na década de 70 (40 estudos). Dos 216 pacientes estudados, 33% apresentaram melhora de 50% (nos estudos abertos 42% e nos duplo-cego 24%). Há janela terapêutica, pois com dose menor do que 900 mg/dia o número de pacientes com melhora de 50% foi maior (72% contra 25%). A melhora ocorreu em geral precocemente, mas não se manteve e, de modo geral, o medicamento não foi mais efetivo que placebo (Jeste e Wyatt, 1982b). Os efeitos dos outros precursores de acetilcolina, a colina e lecitina, foram analisados em 13 estudos na década de 70, com melhora de 50% da DT em 44% e 49% dos pacientes estudados, respectivamente (Jeste e Wyatt, 1982b). Gelenberg *et al.* (1990) estudaram efeito de 20 mg/dia de lecitina administrada por oito semanas a 21 pacientes com DT. Os efeitos colaterais mais citados foram os gastrointestinais. Observaram diminuição de meio ponto da AIMS com a lecitina, mas o efeito clínico foi insignificante. Richardson *et al.* (1982) também realizaram estudo administrando lecitina a pacientes com DT e não observaram alteração na intensidade dos movimentos com o uso dessa substância. Casey (1993a) concluiu que os estudos iniciais com lecitina e colina apontaram para efeito benéfico, posteriormente os estudos mostraram resultados desapontadores. Além de o efeito dessas medicações na DT ser inconsistente, elas causam muitos efeitos colaterais gastrointestinais, o que dificulta seu uso (Soares, 1997). A interpretação desses resultados é dificultada por não se saber se tais medicamentos realmente aumentam a atividade colinérgica no sistema nervoso central (Egan *et al.*, 1997).

Os resultados com o uso de fisostigmina também não são conclusivos. Jeste e Wyatt (1982b) reuniram 13 estudos, com 71 pacientes, e 52% deles melhoraram 50%, porém a ação pode ser devida ao seu efeito sedativo e fugaz. Outros autores concluem que estudos com fisostigmina são inconsistentes e ausência de forma oral dessa medicação torna seu uso impraticável (Casey, 1993a; Egan *et al.*, 1997).

A porcentagem geral de pacientes que melhoraram 50% com medicações colinérgicas foi de 39% nos estudos da década de 70, e de 21% nos estudos da década de 80 (Jeste e Wyatt, 1982b; Jeste *et al.*, 1988). A eficácia é incerta e esses medicamentos não são usados clinicamente no tratamento da DT (American Psychiatric Association, 1992). Egan *et al.* (1997) citaram estudo preliminar com meclofenoxate, agente liberador de acetilcolina, que trouxe melhora em quase metade dos pacientes. Tacrina, donazepil e outros inibidores da colinesterase que aumentam atividade colinérgica central também são possibilidades a serem testadas.

2.7. AGONISTAS DE RECEPTORES DE GABA

Foi observado que agonistas GABA têm efeito na DT desde os primeiros estudos. Esses medicamentos incluem os benzodiazepínicos, valproato de sódio, muscimol, probagide e bacoflen. Também foi testado o efeito de inibidores da GABA transaminase, como gama-vinil-GABA. São ansiolíticos e têm vários efeitos colaterais, como sedação e ataxia, e seu uso continuado pode induzir tolerância e dependência. Além disso, as medicações agonistas específicas de GABA como baclofen podem causar piora da psicose (American Psychiatric Association, 1992).

Kazamatsuri *et al.* (1972b) citaram quatro estudos nos quais houve melhora da DT com benzodiazepínicos, o que se deve à melhora da ansiedade. Esses medicamentos continuaram a ser testados e, em 1982, Jeste e Wyatt (1982b) reuniram 19 estudos com 204 pacientes que avaliaram efeito de benzodiazepínicos e valproato na DT, nos quais foi observada melhora de 50% da DT em 54% dos pacientes. Estes foram os tratamentos que mais suprimiram DT depois dos antipsicóticos. Novamente não foi possível separar efeito sedativo do efeito antidiscinético.

Morselli *et al.* (1985) observaram que os agonistas GABA, como o progabide, administrados em doses altas, inibem estereotipias induzidas por apomorfina, indicando um efeito bloqueador da hiperatividade da DA na via nigroestriatal. Revisaram 5 estudos com progabide, nos quais foi observada melhora de 50% nos sintomas da DT em 50% dos pacientes com tal medicação.

Na revisão de 1988, Jeste *et al.* concluíram que houve melhora de 50% da DT em 35% dos pacientes com uso de agonistas GABA, mas observaram que problemas como o desenvolvimento de tolerância, potencial de abuso, e aparecimento de efeitos colaterais são fatores que limitam o uso desses medicamentos. Egan *et al.* (1997) concluíram, em revisão de literatura, que os estudos avaliando efeito de agonistas GABA experimentais e inibidores de GABA transaminases na DT produziram resultados mistos, e valproato foi pouco efetivo. Enquanto isso, os bezodiazepínicos causam melhora pelo menos parcial em 83% dos pacientes com DT e têm pouca toxicidade e, por essa razão, teriam papel, pelo menos como agentes de segunda linha, no tratamento supressivo da DT. A tolerância que se desenvolve com o uso destes poderia ser resolvida com retirada breve. Por outro lado, Soares (1997), em metanálise, concluiu que resultados de estudos controlados com benzodiazepínicos não mostram vantagem em relação ao placebo. Também concluiu que nos estudos com outros agonistas (baclofen, progabide, valproato, muscimol) foi observada, de modo geral, redução da gravidade dos sintomas de DT e tendência à melhora clínica, mas a incidência de efeitos colaterais foi muito grande.

2.8. Vitamina E

A partir da hipótese de que a DT seria causada por disfunção ou lesão neuronal por radicais livres, foi proposto o uso de vitamina E para o tratamento, pois foi visto que é potente antioxidante e queladora de radicais livres (vide Capítulo III). Porém, um problema potencial da hipótese de radicais livres seria o de explicar como a redução destes melhorariam sintomas causados por lesão neuronal prévia e, além disso, outras medicações antioxidantes não foram efetivas na DT. Por isso, Egan et al. (1992) sugeriram que a vitamina E poderia ter efeito na DT de outros modos, alterando neurotransmissão de GABA e de DA em neurônios dos gânglios da base. Foi observado que vitamina E previne o desenvolvimento de supersensibilidade D_2 em ratos que recebiam antipsicótico (Gattaz et al., 1993) e este poderia ser um mecanismo pelo qual a vitamina E reduz a intensidade da DT (Egan et al., 1997). Essa propriedade poderia ter efeito protetor para o desenvolvimento de DT, o que poderia ser avaliado em estudos de longo prazo, ainda não realizados (Gattaz, 1995; Lohr e Caligiuri, 1996).

A vitamina E é uma medicação relativamente segura. Os efeitos colaterais são geralmente leves e bem tolerados e incluem cefaléia, dor abdominal, diarréia, náuseas, câimbra e fadiga. Ela pode causar tromboflebite em idosos e elevar triglicérides e colesterol, mas todos os sintomas são reversíveis com a sua retirada (Elkashef et al., 1990; Egan et al., 1997).

Os estudos avaliando eficácia da administração de vitamina E na DT que se seguem são cruzados, duplo-cegos, controlados com placebo. Lohr et al. (1988)

estudaram efeito da administração de 1200 UI/dia de vitamina E na DT em 15 pacientes por quatro semanas e observaram melhora de 50% da intensidade da DT em 7 dcs pacientes. Em 1990, Elkashef *et al.* estudaram efeito da vitamina E (400 a 1200 UI/dia) na DT de 10 pacientes por 10 semanas. Usando como critério de melhora clínica a redução de 30% dos sintomas da DT, 5 pacientes melhoraram com vitamina E. Egan *et al.* (1992) fizeram estudo cruzado com placebo e 400 a 1600 UI/dia de vitamina E por 12 semanas em 21 pacientes com DT. Só observaram redução significativa na pontuação total da AIMS (18,5%) com vitamina E nos pacientes com duração de DT menor do que 5 anos. A resposta foi muito heterogênea, mas alguns pacientes melhoraram muito, principalmente os que apresentavam DT há pouco tempo. Adler *et al.* (1993), em estudo de 36 semanas, avaliaram efeito de 1.600 UI/dia de vitamina E seguido de 12 semanas com placebo na DT de 12 pacientes. Houve melhora significativa (20%, p<0,02) com o uso de vitamina E em 36 semanas, mas depois da retirada da vitamina E a pontuação subiu gradualmente e no final das 12 semanas a pontuação se aproximou da de base. O uso mais prolongado de vitamina E causou efeito "carry over", ou seja, efeito persistiu após retirada da medicação, ao contrário do que ocorreu em estudos de curto prazo. Esse efeito pode ser devido a maior estoque de vitamina E armazenado no cérebro com a administração por maior tempo. Lohr e Caligiuri (1996) administraram 1600 UI/dia de vitamina E por 8 semanas a 35 pacientes com DT. Cinco (29%) dos pacientes no grupo ativo tiveram redução maior do que 33% na pontuação da AIMS, comparados com dois (11%) dos pacientes no grupo placebo. Nos pacientes com menos de 5 anos de DT, a pontuação média caiu de 54,7 para 48,6 (11%), com maior diferença de pontuação no grupo de menor duração. Adler *et al.* (1998) administraram 1600 UI de vitamina E por 36 semanas a 40 pacientes com DT e observaram redução de 3 pontos na pontuação média da AIMS.

Revisões recentes, como a de Egan *et al.* (1997), apontaram que a maioria dos estudos controlados com duração maior do que oito semanas mostraram que a vitamina E reduz intensidade da DT (de 18,5% a 43%). A melhora foi mais acentuada em pacientes com DT de até 5 anos de duração, com dose de 1600 UI/dia. Em estudos mais curtos, com pacientes mais idosos ou com duração mais longa de DT não foi demonstrada melhora com o uso de vitamina E. Soares (1997), em metanálise, observou que em 7 estudos pacientes apresentaram melhora clínica (>50%) da DT com vitamina E e tendência à piora com placebo, porém os resultados são inconsistentes. Aponta que os efeitos da vitamina E são pequenos e que são necessárias pesquisas adicionais, com maior número de pacientes.

2.9. AGONISTAS E ANTAGONISTAS DE RECEPTORES DE SEROTONINA

A serotonina modula liberação estriatal de dopamina e poderia ter efeito na DT, mas efeito supressor não está claro. Kazamatsuri *et al.* (1972b) citaram estudo em que foi observada melhora da DT com uso de triptofano, um precursor de serotonina. Casey (1985d) apontou que estudos que avaliaram medicamentos como triptofano e antagonistas de serotonina como a ciproeptadina trouxeram resultados variáveis. Egan *et al.* (1997) reuniram vários ensaios, com agonistas e antagonistas de serotonina. Observaram que buspirona, agonista parcial de receptores de serotonina do tipo 1 suprimiu a DT em um estudo, mas isso não foi replicado. Além disso, pode ser que seus efeitos sejam devidos ao efeito antagonista de receptores de DA do tipo D_1/D_2 desse medicamento. Já os inibidores da recaptação da serotonina reduzem a síntese de DA no estriado, exacerbam parkinsonismo e, além de induzir discinesias orais em macacos, podem causar DT em humanos, mas existe estudo que mostra melhora da DT com fluvoxamina. Em relação à ciproheptadina (antagonista de receptor de serotonina), dois estudos mostraram melhora e um ausência de efeito. No geral, experiências com medicamentos que bloqueiam ou estimulam serotonina na DT não mostram resultados compensadores.

2.10. LÍTIO

O uso de lítio diminui a atividade central de catecolaminas, diminuindo liberação e aumentando recaptação destas e também diminui a proliferação de receptores de DA com uso de antipsicóticos em ratos (Casey, 1985d) e, por isso, poderia ser usado para tratar DT. Porém, os estudos avaliando eficácia do lítio no tratamento de DT têm resultados contraditórios e geralmente ruins (Yassa e Ananth, 1980; Jeste e Wyatt, 1982b; American Psychiatric Association, 1992; Soares, 1997). Além disso, Ghandirian *et al.* (1996) mostraram que o uso de lítio junto com antipsicóticos na verdade aumenta o risco de desenvolvimento de DT; portanto, além de não proporcionar melhora, o lítio pode piorar a evolução da DT ao longo do tempo.

2.11. BLOQUEADORES DE CANAL DE CÁLCIO

Outras medicações que foram testadas para tratar DT foram os bloqueadores de canal de cálcio, como o diltiazem (American Psychiatric Association, 1992). Os possíveis mecanismos de ação são: aumento do nível sérico de antipsicótico, bloqueio de receptor de DA pós-sináptico ou inibição da atividade pré-sináptica de neurônios dopaminérgicos. Também têm efeitos indiretos, inibindo atividade noradrenérgica. McCarthy *et al.* (1997) testaram o efeito da nifedipina em 18 pacientes com DT em estudo duplo-cego cruzado de 4 semanas e observaram melhora significativa da DT com o uso dessa medicação. Egan *et al.* (1997) reuniram ensaios que avaliaram eficácia da nifedipina, do verapamil e diltiazem e concluíram que, apesar de existirem poucos estudos controlados, os dados apontam para uma melhora da DT com o uso destes, especialmente com a nifedipina. A resposta parece depender de dose e pacientes mais velhos melhoram mais. Estudos controlados e mais dados sobre os efeitos neuroquímicos dessas medicações são necessários.

2.12. Neuropeptídeos

Os neuropeptídeos estão presentes como neuromoduladores nos gânglios da base. A colecistoquinina (CCK) é coexpressada nos neurônios dopaminérgicos e funciona como neuromodulador no estriado. Tem efeito bloqueador em receptores de DA e produz as mesmas alterações comportamentais que os antipsicóticos, bloqueando discinesia em animais (Egan *et al.*, 1997).

Ceruletide é um análogo de CCK, tem as mesmas ações que este no sistema nervoso central, mas é mais potente. Ashizawa *et al.* (1996) induziram VCM em ratos com antipsicóticos e depois de 3 semanas administraram placebo ou ceruletide. Logo após a administração de ceruletide, os ratos apresentaram diminuição significativa dos VCM que se manteve por seis dias. Egan *et al.* (1997) citam dois estudos, um deles controlado, que avaliaram efeito do ceruletide na DT e mostraram resultados positivos. Já Soares (1997) reuniu estudos com resultados inconclusivos.

2.13. Estrógenos

Os estrógenos têm ação antagonista da DA (Casey, 1993a; Hafner *et al.*, 1991). Alguns estudos avaliando efeito destes na DT mostraram benefício (Jeste e Wyatt, 1982b; Casey, 1985d), mas os dados não são conclusivos (Soares, 1997). Egan *et al.* (1997) apontam que administração de estrógenos proporcionou melhorara da DT em mulheres após menopausa.

2.14. Outros

Vários outros tratamentos para DT foram testados desde a década de 60. Kazamatsuri *et al.* (1972b), em revisão de literatura, citaram estudos com inibidores da monoamino-oxidase e barbitúricos, nos quais foi observada melhora. O efeito do último pode ser atribuído à diminuição da ansiedade. Outras medicações estudadas foram fenitoína, opiáceos, predinisona, que produziram benefício esporádico, mas não consistente (Casey, 1985d; Jeste et al., 1988; Casey, 1993a; Egan et al., 1997). Gardos e Cole (1995) citaram também estudo controlado em que foi observada melhora da DT com uso de insulina. Richardson et al. (1997) analisaram em pacientes com DT efeito de dieta rica em aminoácidos de cadeia ramificada (que competem com a fenilalanina, diminuindo seu nível no cérebro). Observaram diminuição da DT de 60% ou mais em 6 dos 9 pacientes e, no geral, a redução foi de 30%.

Foram tentadas também abordagens não medicamentosas. Desde que próteses dentárias malfixadas ou problemas dentários pioram a DT orofacial, tratamento dentário é indicado e promove melhora desta (Kazamatsuri et al., 1972b; Jeste e Wyatt, 1982b; Egan et al., 1997). Nos casos graves foi usada no início a neurocirurgia estereotáxica (Kazamatsuri et al., 1972b), mas esse procedimento não é mais usado (Jeste e Wyatt, 1982b). A eletroconvulsoterapia (ECT) produz resultados variáveis (Jeste e Wyatt, 1982b; Egan et al., 1997). Jeste e Wyatt (1982b) citam ainda o biofeedback e a estimulação transcutânea de nervos, que proporcionam melhora da DT em alguns pacientes.

3. DISTONIA TARDIA E ACATISIA TARDIA

3.1. Distonia tardia

Os movimentos distônicos de aparecimento tardio, que podem estar associados aos movimentos coréicos, respondem de forma diferente às medicações. Do mesmo modo que com a DT nenhuma classe de medicação emergiu como ativa universalmente (Burke et al., 1982). Além disso, as escalas mais usadas, AIMS e a Simpson, não separam os sintomas coréicos e distônicos, dificultando a avaliação da resposta desses movimentos aos tratamentos (Chiu e Lee, 1989).

A retirada dos antipsicóticos foi recomendada por Burke et al. (1982), já que pacientes expostos por menos tempo a antipsicóticos tiveram maior taxa de remissão após a retirada desses medicamentos. Por outro lado, Gardos et al. (1987), tratando pacientes com distonia tardia grave, não encontraram relação entre diminuição da dose e melhora da distonia tardia.

Os depletores de DA foram usados para tratar distonia tardia por Burke et al. (1982), que observaram melhora da distonia tardia em 68% dos pacientes com uso de tetrabenazina. Cooper *et al.* (1989) relataram caso de paciente com discinesia e distonia tardia grave que melhorou parcialmente com uso de tetrabenazina. Pakkenberg e Pedersen (1985), em revisão de literatura, observaram melhora de distonia tardia segmentar ou generalizada em 70% dos pacientes que receberam tetrabenazina, taxa semelhante à de 60% encontrada por Chiu e Lee (1989) em outra revisão. Estes autores encontraram melhora em 36% dos pacientes com uso de reserpina. Também apontaram que os medicamentos que bloqueiam DA, como os antipsicóticos, levam à supressão temporária desta, o que também foi afirmado por Wojcik *et al.* (1991) e Pgeiffer e Wagner (1994).

Os anticolinérgicos são medicamentos efetivos para o tratamento de distonia idiopática em pacientes jovens, em altas doses (Wolf e Koller, 1985). Na distonia tardia, a resposta não é universal, mas parte dos pacientes apresenta melhora. Burke *et al.* (1982) observaram que uso de anticolinérgico (triexifenidil até 40 mg/dia) foi benéfico em 39% dos pacientes. Wolf e Koller (1985) administraram 15 mg/dia de triexifenidil por um mês para três pacientes com distonia tardia generalizada grave e incapacitante. Dois dos pacientes apresentaram melhora parcial da distonia tardia, que voltou após a retirada da medicação. Por outro lado, Cooper *et al.* (1989) descreveram paciente com discinesia e distonia tardia grave que piorou com uso de anticolinérgico. De modo geral, o uso de anticolinérgicos parece causar melhora da distonia tardia em pelo menos parte dos pacientes com distonia tardia focal e segmentar (Pakkenberg e Pedersen, 1985; Gardos *et al.* 1987; Chiu e Lee, 1989; Wojcik *et al.*, 1991; Pgeiffer e Wagner, 1994). Apesar de ser uma aparente contradição com a melhora com anticolinérgicos (Chiu e Lee, 1989), o uso de medicações colinérgicas, como lecitina e colina, causou melhora da distonia tardia em 15% dos pacientes (Burke *et al.*, 1982).

Também foi observada melhora da distonia tardia com clonazepan usado isoladamente (Pakkenberg e Pedersen, 1985), ou em associação com clozapina (Blake *et al.*, 1991; Friedman, 1994; Shapleske *et al.*, 1996). Rosse *et al.* (1986) relatou caso de paciente com distonia tardia que melhorou com bacoflen, um agonista GABA, na dose de 60 mg/dia. Foi observada também boa resposta da distonia tardia à clozapina (vide item 2.3.1., deste Capítulo).

A toxina botulínica é produzida por organismo anaeróbio, o *Clostridium botulinicum*, responsável pelo botulismo. Produz denervação química do músculo, pois se liga fortemente a terminais pré-sinápticos de acetilcolina, onde entra na célula, bloqueando a liberação de acetilcolina na placa neuromuscular, o que paralisa o músculo por meses (Egan *et al.*, 1997). É usada para tratar distonias idiopáticas e é aplicada com injeções no local afetado. Propicia melhora dos sintomas em parte dos pacientes com distonias tardias focais, como blefaroespasmo, distonia cervical, oromandibular, distonia laríngea, distonia em mãos e pés. A melhora se inicia 5 dias após a aplicação e persiste por cerca de 3 meses e meio (Jankovic e Brin, 1991). Thorburn (1995) relatou caso de paciente com distonia tardia em laringe que melhorou com toxina botulínica. Pacientes que respondem bem a esse tratamento podem se beneficiar de cirurgia de denervação seletiva (Egan *et al.*, 1997), como paciente com disfonia espasmódica que melhorou com cirurgia de nervo recorrente laríngeo (Pakkenberg e Pedersen, 1985). Outros tratamentos citados como efetivos em casos isolados são lítio (Pakkenberg e Pedersen, 1985), ECT e talamotomia (Chiu e Lee, 1989).

3.2. ACATISIA TARDIA

A resposta da acatisia tardia aos tratamentos foi avaliada em alguns estudos. Burke *et al.* (1989) relataram que os melhores resultados foram obtidos com tetrabenazina (50% dos pacientes tiveram melhora acentuada ou remissão) e reserpina (73% dos pacientes tiveram melhora acentuada ou remissão). Gardos *et al.* (1987) observaram melhora com uso de clozapina em um paciente, o que também foi observado por Levin *et al.* (1992) em 3 pacientes. Outras medicação que trazem benefício em até 75% dos pacientes são os benzodiazepínicos (Gardos *et al.*, 1987; Burke *et al.*, 1989). O uso de beta-bloqueadores traz benefício segundo Gerlach e Peacock (1995) e Pgeiffer e Wagner (1994), porém segundo Burke *et al.* (1989) não proporcionam melhora. Já os anticolinérgicos não melhoram e até podem piorar a acatisia tardia em alguns pacientes (Burke *et al.*, 1989).

4. PREVENÇÃO

Como não há tratamento comprovadamente efetivo para DT, a prevenção permanece sendo um objetivo importante (Kane e Freeman, 1994) e a principal medida de prevenção de DT é a limitação de exposição a antipsicóticos. Estes devem ser usados só quando indicados e o uso deve ser cuidadoso em populações com maior risco, como idosos e pacientes com doença mental orgânica. Além disso, a presença de movimentos involuntários deve ser sempre avaliada antes de iniciar o uso de antipsicóticos, e, se estes estiverem presentes, usar tais medicações com cuidado.

O uso agudo é indicado em episódios psicóticos agudos, incluindo surtos esquizofrênicos, fases maníacas ou de depressão com psicose em pacientes com transtornos do humor, agitação por síndrome mental orgânica ou condições médicas associadas com náuseas e vômitos. A longo prazo, há indicação de uso em psicoses, principalmente do espectro da esquizofrenia, mas também em transtornos do humor, quando há dificuldade de controle com estabilizadores do humor, e em pacientes com síndrome de Tourette e doença de Huntington (Jeste e Wyatt, 1985).

A dose usada deve ser sempre a menor dose efetiva (Jeste e Wyatt, 1985). Estudos de efeito agudo ou tratamento a longo prazo indicam que doses moderadas de antipsicóticos são efetivas para a maioria dos pacientes. No tratamento agudo, o aumento da dose de antipsicóticos pode ser limitado por um tratamento suplementar com benzodiazepínico ou estabilizadores do humor, que ajudam na sedação e contenção de agitação e agressividade (Baldessarini *et al.*, 1988).

Na fase de manutenção, quando o uso de antipsicóticos é necessário para evitar recaídas do quadro psicótico, a dose deve ser diminuída gradualmente até a dose mínima efetiva ser atingida. Essa dose varia entre pacientes e, para alguns, uma dose maior pode ser necessária. Doses menores permitem menor incidência de efeitos colaterais e melhor funcionamento social (Raja, 1996).

O uso do antipsicótico deve ser interrompido se não há mais necessidade deste para o tratamento do transtorno psiquiátrico (Gerlach e Peacock, 1995). Porém, o tratamento não deve ser intermitente, pois não existem evidências de que interrupções do uso de antipsicóticos por períodos diminui o risco de DT; pelo contrário, pode estar associada com maior prevalência de DT persistente e, além disso, traz risco maior de recaídas (Jeste e Wyatt, 1982b; Egan *et al.*, 1997).

No entanto, Gualtieri *et al.* (1984) recomendam que em crianças sejam feitas interrupções no uso de antipsicóticos, pois assim podem ser identificados pacientes que não precisam mais usá-los, já que na maior parte das vezes tais medicações são administradas para conter comportamentos negativos ou aliviar sintomas não específicos, como ansiedade, agressividade, hiperatividade ou distúrbio de conduta. Na amostra que estudou, só 29% dos pacientes precisaram de tratamento contínuo com antipsicóticos.

Raja (1996) também recomendou que a cada seis meses o antipsicótico seja retirado por duas a quatro semanas para verificar aparecimento de DT. Se aparecer discinesia, é indicada a suspensão do uso de antipsicótico até que DT melhore ou remita. Se houver necessidade de uso de antipsicótico, é indicado o uso de clozapina, que tem potencial extremamente baixo para causar DT.

O uso de antipsicóticos de nova geração no início do tratamento é recomendado por alguns autores, como Browne *et al.* (1996), pois estes melhoram qualidade de vida e têm menor propensão a produzir DT. Já Egan *et al.* (1997) recomendaram o uso de clozapina só em pacientes com esquizofrenia refratária ou que desenvolvem DT moderada a severa, por causa dos outros efeitos colaterais dessa medicação. Em relação aos outros antipsicóticos de nova geração, como risperidona, sertindole e olanzapina, não há estudos de longo prazo indicando que trazem menor risco de DT. Uma outra forma de prevenção, que ainda não foi testada clinicamente, seria o uso de vitamina E (Egan *et al.*, 1997). Esta previne o desenvolvimento de supersensibilidade comportamental à apomorfina causado pelos antipsicóticos em ratos (Gattaz *et al.*, 1993), sugerindo que administração dessa vitamina em humanos poderia prevenir o aparecimento de DT.

Para evitar progressão de DT, os pacientes que recebem tratamento prolongado com antipsicóticos devem ser avaliados com freqüência (Jeste e Caligiuri, 1993; Jeste e Wyatt, 1985). Se aparecem indícios de distúrbio de movimento, deve ser efetuada avaliação de acordo com critérios diagnósticos e descartando outras doenças (vide Capítulos VII e VIII). Para fins de pesquisa, uma pontuação na AIMS global maior ou igual a dois é necessária, mas, na prática clínica, se a DT tem intensidade mínima, já devem ser tomadas providências.

5. CONDUTA TERAPÊUTICA

Não existe tratamento seguro e comprovadamente efetivo para a DT, uma vez que esta se instala. Diagnosticada a doença, deve-se informar a família ou o paciente e, em seguida, planejar o tratamento, que deve ser individualizado, já que a resposta clínica varia muito entre os indivíduos, e as medidas terapêuticas diferem de acordo com a gravidade da DT (American Psychiatric Association, 1992; Jeste e Caligiuri, 1993).

A partir da história e do estado mental do paciente, pode-se tomar a decisão de retirar ou não o antipsicótico. Se houver necessidade do uso de antipsicótico pelo quadro psicótico ou risco grande de recaída psicótica com a retirada, ele deve ser mantido, pois, se houver necessidade de reiniciar o uso, o risco de DT persistente se instalar aumenta. Nesse caso, para diminuir o risco de piora da DT, é importante assegurar adesão e tratar abuso de substâncias, principalmente cocaína e anfetamina. A redução da dose ou retirada de anticolinérgico também propicia redução da DT (Gardos e Cole, 1995). Quando a diminuição de dose do antipsicótico é possível, deve ser gradual, para evitar exacerbação do quadro psicótico. A intensidade da DT geralmente aumenta logo após a diminuição da dose ou retirada do antipsicótico, assim a administração de benzodiazepínicos durante essa fase é indicada para diminuir intensidade desta (Egan *et al.*, 1997). A retirada de antipsicótico proporciona a redução da intensidade ou até remissão da DT em uma porcentagem dos casos após a fase de retirada quando há exacerbação, mas não garante a remissão. Se o paciente apresenta transtorno do humor, o seu tratamento pode ser efetuado com estabilizadores do humor ou com eletroconvulsoterapia (Gardos e Cole, 1995).

Se a DT for leve a moderada e sem complicações e houver necessidade de continuidade de antipsicótico por causa da doença mental subjacente, pode-se reduzir a dose deste (Gardos e Cole, 1995) ou substituí-lo por um de outra classe, inclusive um antipsicótico de nova geração, como risperidona, olanzapina, sertindole ou quetiapina. Estes têm efeito antipsicótico e podem ter menor risco de causar DT, porém isso não está demonstrado claramente e, antes de usá-los, devem-se pesar risco/benefício em relação a outros efeitos colaterais e eficácia antipsicótica. Se não houver eficácia, pode-se adicionar vitamina E ao antipsicótico que está sendo usado. Se não houver efeito em até três meses, esta deve ser retirada (Egan *et al.*, 1997). Se há piora da DT, pode-se usar clozapina (ver Figura 6).

Quando a DT é grave e traz risco para a saúde ou limita funções básicas como marcha e alimentação, surge a necessidade de uso das medicações supressivas (Burke, 1984; Casey, 1993a). Pode-se escolher entre medicações levemente a moderadamente bem-sucedidas, e o processo de escolha é individualizado, de acordo com os efeitos colaterais das medicações e com as características dos movimentos, já que não é possível classificá-los em ordem de efetividade pela falta de estudos adequados comparando as diferentes medicações (Gardos e Cole, 1995). Uma medida inicial é a mudança do antipsicótico para um de nova geração, e, se não houver eficácia, para clozapina, que deve ser reservada para esses casos pelos efeitos colaterais que apresenta (American Psychiatric Association, 1992; Raja, 1996). Se não houver melhora e a DT persistir grave e incapacitante, adicionar as outras terapias supressivas, uma de cada vez, por tempo adequado ao antipsicótico em uso, que pode ser clozapina, outro de nova geração ou um antipsicótico clássico. Para avaliação cuidadosa da resposta, a dose do antipsicótico deve ser mantida estável, e se não é vista resposta após tempo adequado, por volta de oito semanas, descontinuar agente e tentar outro, um de cada vez. Egan *et al.* (1997) sugerem, com uso inicial de medicações que parecem ter alguma eficácia e são seguras, vitamina E, bloqueadores de canal de cálcio e antagonistas da noradrenalina. Em seguida, usar medicações que têm mais efeitos colaterais e riscos, mas são mais efetivas a curto prazo, como benzodiazepínicos e depletores de DA. Estes podem ser usados como agentes de primeira linha quando supressão rápida dos movimentos é requerida. Se não há resposta, testar outros agentes mais experimentais, como inibidores da acetilcolinesterase (como tacrina), agonistas dopaminérgicos (como a amantadina), buspirona, agonistas GABA (como gabapentin), inibidores da recaptação de serotonina (como a ciproheptadina), antagonistas opióides, estrógeno e esteróides. Também existe como opção a realização de ECT. Se não há resposta com um agente isolado, pode ser tentada associação, sempre levando em conta risco de complicações (Gardos e Cole, 1995). Os antipsicóticos são os mais potentes supressores de DT, mas o aumento da dose só é indicado quando a DT é grave, incapacitante ou traz complicações que podem ameaçar a vida, e nenhum outro tratamento a suprimiu (Jeste *et al.*, 1988; American Psychiatric Association, 1992). Nesse caso, podem ter a dose aumentada até a supressão da DT, seguido de redução gradual (Figura 7) (Egan *et al.*, 1997).

Para o tratamento de distonia tardia, Burke (1992) recomendou a diminuição da dose de antipsicótico ou retirada deste, se possível pelo quadro psicótico, pois existem relatos de remissão de distonia tardia após retirada de antipsicóticos. Se o paciente precisa de antipsicótico e a distonia é suprimida, não é necessário tratamento adicional. Se distonia persiste, com ou sem antipsicótico, recomenda adição de anticolinérgicos ou drogas depletoras de DA. A resposta é individual; por isso, sugere que a escolha seja feita pelos efeitos colaterais. Os idosos devem receber preferencialmente depletores DA, porque anticolinérgicos causam mais confusão e perda de memória, enquanto pacientes com depressão devem receber anticolinérgicos pelo risco de recaída da depressão. Os benzodiazepínicos ajudam ocasionalmente; e para distonia focal (blefaroespasmo, torcicolite), pode-se usar toxina botulínica. O uso de antipsicóticos é indicado quando a distonia tardia é generalizada e grave e causa dano muscular, e os outros tratamentos não funcionaram. O uso de clozapina, principalmente associado a clonazepan, proporciona melhora em vários pacientes (vide item 2.3.1. deste Capítulo). Pakkenberg e Pedersen (1985) recomendaram combinação de anticolinérgico, benzodiazepínico e outra medicação (antidopaminérgico, carbamazepina ou fluperlapina). Acham a combinação necessária para obter efeito duradouro e propuseram que isso talvez ocorra porque, para melhora duradoura, mais de um sistema neurotransmissor precisa ser alterado. Egan *et al.* (1997) propuseram a adição de anticolinérgicos, vitamina E e clonazepan ao antipsicótico em uso, seguida de mudança para antipsicótico de nova geração e, depois, para clozapina se o tratamento não for efetivo. Em seguida, propuseram uso de depletores de DA ou bloqueadores de canais de cálcio.

Figura 6. Tratamento de DT leve a moderada

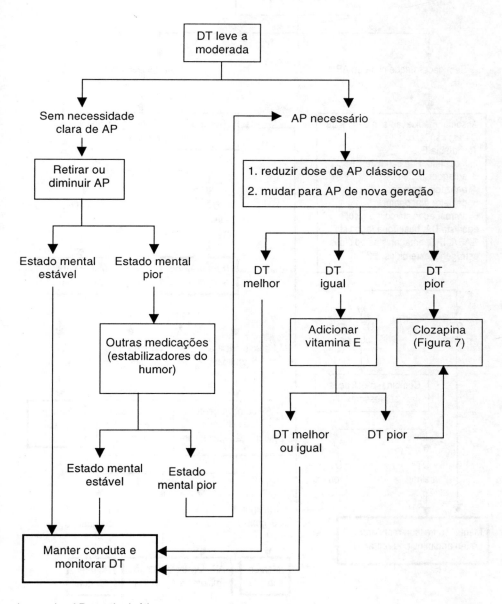

Legenda: AP= antipsicótico.
(Adaptado de Gardos e Cole, 1995; e Egan *et al.*, 1997)

Figura 7. Tratamento de DT moderada a grave

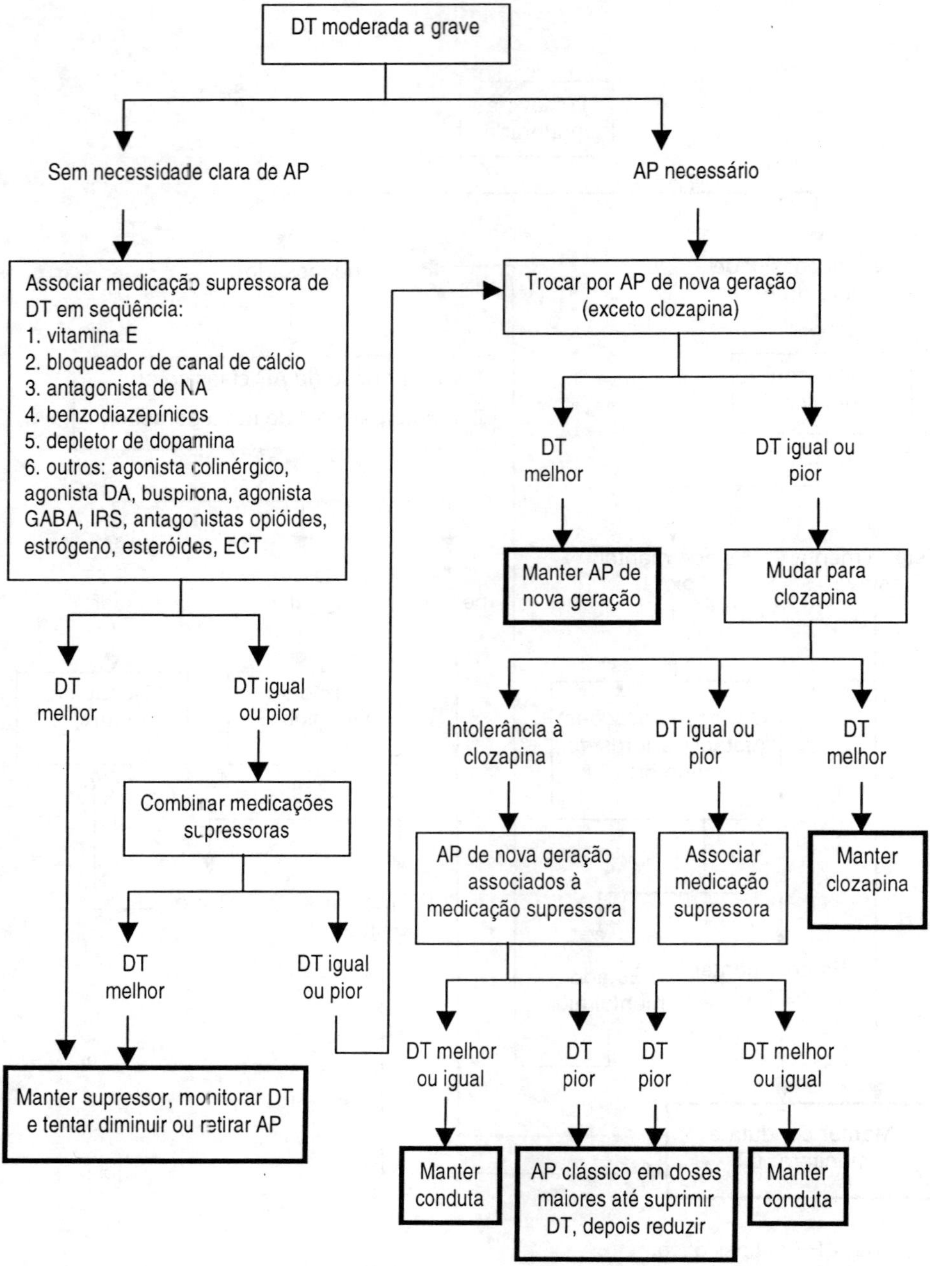

```
                          ┌─────────────────────┐
                          │  DT moderada a grave │
                          └──────────┬──────────┘
                    ┌────────────────┴────────────────┐
                    ▼                                 ▼
         Sem necessidade clara de AP            AP necessário
```

Ramo: Sem necessidade clara de AP

Associar medicação supressora de DT em seqüência:
1. vitamina E
2. bloqueador de canal de cálcio
3. antagonista de NA
4. benzodiazepínicos
5. depletor de dopamina
6. outros: agonista colinérgico, agonista DA, buspirona, agonista GABA, IRS, antagonistas opióides, estrógeno, esteróides, ECT

- DT melhor → **Manter supressor, monitorar DT e tentar diminuir ou retirar AP**
- DT igual ou pior → Combinar medicações supressoras
  - DT melhor → Manter supressor, monitorar DT e tentar diminuir ou retirar AP
  - DT igual ou pior → Trocar por AP de nova geração (exceto clozapina)

Ramo: AP necessário

Trocar por AP de nova geração (exceto clozapina)
- DT melhor → **Manter AP de nova geração**
- DT igual ou pior → Mudar para clozapina
  - Intolerância à clozapina → AP de nova geração associados à medicação supressora
    - DT melhor ou igual → **Manter conduta**
    - DT pior → **AP clássico em doses maiores até suprimir DT, depois reduzir**
  - DT igual ou pior → Associar medicação supressora
    - DT pior → **AP clássico em doses maiores até suprimir DT, depois reduzir**
    - DT melhor ou igual → **Manter conduta**
  - DT melhor → **Manter clozapina**

Legenda: AP = antipsicótico; ECT = eletroconvulsoterapia; IRS = inibidor da recaptação de serotonina.
(Adaptado de Gardos e Cole, 1995; e Egan *et al.*, 1995)

6. CONCLUSÃO

A longa lista de tratamentos potenciais existente reflete a falta de eficiência destes para a maioria dos pacientes e, dependendo da perspectiva, pode-se concluir que existem muitos tratamentos ou nenhum (Casey, 1993a). Kazamatsuri *et al.* (1972b) concluíram que não se pode afirmar que há tratamento efetivo para DT persistente, conclusão que se repetiu em revisões abrangentes feitas mais recentemente (Jeste e Wyatt, 1982b; Casey, 1985d; Jeste *et al.*, 1988; American Psychiatric Association, 1992; Jeste e Caligiuri, 1993; Soares, 1997). Além disso, a grande maioria dos estudos tem problemas metodológicos e, por isso, não é possível ter dados definitivos a respeito desses tratamentos. De modo geral, estudos mais recentes, que são mais bem elaborados, com uso de placebo e maior duração, mostram menor eficácia dos tratamentos em geral (Jeste *et al.*, 1988). Porém, mesmo sem evidência de eficácia ou evidência de pouca qualidade, é importante evitar niilismo. Com revisões sistemáticas e destacando o que existe ou não de alta qualidade clínica, pesquisadores e outros estarão, pelo menos, mais bem informados (Soares *et al.*, 1996).

Egan *et al.* (1997) concluíram que antipsicóticos de nova geração, incluindo clozapina, parecem ser úteis, mas são necessários mais dados para confirmar sua eficácia. Outras medicações são seguras e parecem ser efetivas em, pelo menos, alguns casos, como a vitamina E, bloqueadores de canal de cálcio e antagonista noradrenalina. Outras medicações têm mais efeitos colaterais e riscos, mas são mais efetivas a curto prazo, como benzodiazepínicos e depletores de DA. As outras medicações disponíveis, para as quais não há evidência de eficácia consistente, são inibidores da acetilcolinesterase (como tacrina), agonistas dopaminérgicos (como a amantadina), buspirona, agonistas GABA (como gabapentin), inibidores da recaptação de serotonina, antagonistas opióides e estrógenos. Também existe como opção a realização de ECT.

Soares (1997), em metanálise, concluiu que nenhuma declaração acurada pode ser feita a respeito da eficácia de qualquer uma das intervenções. Os estudos avaliados não permitiram confirmar que antipsicóticos de nova geração causem menos DT que os clássicos. A partir dos estudos, foi possível observar melhora da DT com uso de L-DOPA, oxypertina, vitamina E e tiapride em, pelo menos, um de cada 10 pacientes. Para cada 10 pessoas que usaram tiapride ou drogas agonistas de noradrenalina, em pelo menos uma foi observada deterioração da DT, e oxypertina causou efeitos colaterais em, pelo menos, um em 15 pacientes. Sugere que, já que existem evidências de melhora da DT com uso de vitamina E, tiapride e oxpertina, estas sejam testadas em ensaios clínicos com alocação aleatória, de desenho paralelo, com amostra e seguimento adequados, visando avaliar eficiência no tratamento e prevenção da DT. O mesmo deve ser feito com os antipsicóticos de nova geração, para avaliar seu potencial de tratar e causar menos DT.

Não existe tratamento efetivo comprovado para DT, o que torna a sua prevenção, com uso de antipsicóticos só quando necessário e monitorando sintomas, muito importante. Evidências apontam para eficácia de vitamina E, oxpertina e tiapride, e antipsicóticos de nova geração, que devem ser testados em estudos mais amplos. Porém, os antipsicóticos de nova geração trazem uma possibilidade, que ainda precisa ser confirmada em estudos adequados, de tratamento dos quadros psicóticos sem o risco de aparecimento de DT, o que pode fazer com que esta deixe de ser uma preocupação no tratamento desses transtornos.

REFERÊNCIAS BIBLIOGRÁFICAS

Abbous, I.A.; Bergamn, A.B. Neurologic damage associated with phenothiazines. *Amer. J. Dis. Child.*, v.111, p. 291-296, 1966.

Abuzzahab, F.S. Control of tardive dyskinesia by clozapine. *Biol. Psychiatry* 27:134a, 1990.

Addington, D.E.; Towers, J.A.; Addington, J.M. Risperidone and tardive dyskinesia: a case report. *J. Clin. Psychiatry* 56:484-485, 1995.

Adityanjee, J.S.; Estrera, A.B. Successful treatment of tardive dystonia with clozapine. *Biol. Psychiatry* 30:1064-1065, 1966.

Adler, L.A.; Peselow, E.; Duncan, E.; Rosenthal, M.; Angrist, B. Vitamin E in tardive dyskinesia: time course of effect after placebo substitution. *Psychopharmacology Bull.* 29:371-374, 1993.

Adler, L.A.; Edson, R.; Lavori, P.; Peselow, E.; Duncan, E.; Rosenthal, M.; Rotrosen, J. Long-term treatment effects of vitamin E for tardive dyskinesia. *Biol psychiatry* 43:868-872, 1998.

Afifi, A.K. Basal ganglia: Functional anatomy and physiology. Part 1. *J. Child. Neurol.* 9: 249-260, 1994a.

_____. Basal ganglia: Functional anatomy and physiology. Part 2. *J. Child. Neurol.* 9:352-361, 1994b.

Agid, Y.; Bonnet, A.M.; Ruberg, M.; Javoy-Agid, F. Patophysiology of L-DOPA-induced abnormal involuntary movements. In: Casey, D.E.; Chase, T.N.; Christensen, A.V.; Gerlach, J. (eds.) *Dyskinesia – Research and treatment*. Springer-Verlag, Berlin, 1985, p. 145-159.

American Psychiatric Association. *Diagnostic and Statistical Manual of Mental Disorders*. 3rd ed. (DSM-III). Washington, DC: The Association, 1980.

_____. *Breviário de critérios diagnósticos do DSMIII-R*. Manole, São Paulo, 1990.

_____. *Tardive dyskinesia: a task force report of the American Psychiatric Association*. American Psychiatric Association, Washington, DC, 1992.

ANANTH, J. Drug induced dyskinesia: a critical review. *Int. Pharmacopsychiat.* 14:21-33, 1979.

ANANTH, J.; EDELMUTH, E.; DARGAN, B. Meige's Syndrome associated with neuroleptic treatment. *Am. J. Psychiatry* 145:513-515, 1988.

ANDERSSON, U.; HÄGGSTRÖM, J.E.; LEVIN, E.D.; BONDESSON, U.; VALVERIUS, M.; GUNNE, L.M. Reduced glutamate decarboxylase activity in the subthalamic nucleus in patients with tardive dyskinesia. *Mov. Disord.* 4:37-46, 1989.

ANDERSSON, U.; ECKERNÄS, S.A.; HARTIVG, P.; ULIN, J.; LÄNGSTRÖM, B.; HÄGGSTRÖM, J.E. Striatal binding of ^{11}C-NMSP studied with positron emission tomography in patients with persistent tardive dyskinesia: no evidence for altered D_2 receptor binding. *J. Neural Transm.* 79:215-226, 1990.

ANDRADE FILHO, A.S.; SANTOS, S.R.S.; MEDEIROS, C.L.; CARNEIRC C.C.; FIGUEIROA, F.L.S.; SILVA, M.C.; DUNNINGHAM, W.A. Prevalência de discinesia tardia em pacientes internados nos hospitais psiquiátricos de Salvador, Bahia, Brasil. *Arq. Neuropsiquiatr.* 52:354-357, 1994.

ANDREASSEN, O.A.; JORGENSEN, H.A. The mitochondrial toxin 3-nitropropionic acid induces vacuous chewing movements in rats. Implications for tardive dyskinesia? *Psychopharmacology (Berl.)* 119:474-476, 1995.

ANDREW, H.G. Clinical relationship of extrapyramidal symptoms and tardive dyskinesia. *Can. J. Psychiatry* 39 (Suppl. 2):S76-S80, 1994.

ARMSTRONG, M.; DALY, A.K.; BLENNERHASSETT, R.; FERRIER, N.; IDLE, J.R. Antipsychotic drug-induced movement disorders in schizophrenics in relation to CYP2D6 genotype. *Brit. J. Psychiatry* 170:3-26, 1997.

ARNT, J. Differential effects of dopamine D_1 and D_2 agonists and antagonists in 6-hydroxydopamine-lesioned rats. In: CASEY, D.E.; CHASE, T.N.; CHRISTENSEN, A.V.; GERLACH, J. (eds.) *Dyskinesia – Research and treatment.* Springer-Verlag, Berlin, 1985, p. 60-61.

ARTHUR, H.; DAHL, M.L.; SIWERS, B.; SJÖQVIST, F. Polimorphic drug metabolism in schizophrenic patients with tardive dyskinesia. *J. Clin. Psychopharmacol.* 15:211-216, 1995.

ASHIZAWA, T.; SAITO, T.; TAKAHATA, N. Effects of ceruletide on perioral movements and the dopamine receptor-adenylate cyclase system in rats chronically treated with fluphenazine. *Psychopharmacology (Berl.)* 125:185-194, 1996.

BALDESSARINI, R.J. Clinical and epidemiologic aspects of tardive dyskinesia. *J. Clin. Psychiatry* 46:8-13, 1985.

_____. Drugs and the treatment of psychiatric disorders: psychosis and anxiety. In: HARDMAN, J.G.; LIMBIRD, L.E.; MOLINOFF, P.B.; RUDDON, R.W.; GILMAN, A.G. (eds.) *Goodman & Gilman's the pharmacological basis of therapeutics.* 9th. ed., MacMillan, New York, 1996, p. 399-430.

BALDESSARINI, R.J.; COHEN, B.M.; TEICHER, M.H. Significance of neuroleptic dose and plasma level in the pharmacological treatment of psychoses. *Arch. Gen. Psychiatry* 45:79-91, 1988.

BARBER, J.O.R. Marked improvement of tardive dyskinesia following treatment with olanzapine in an elderly patient. *Br J Psychiatry* 172:186-189, 1998.

BARNES, T.R.E.; BRAUDE, W.M. Akathisia variants and tardive dyskinesia. *Arch. Gen. Psychiatry* 42:874-878, 1985.

BARNES, T.R.E.; KIDGER, T.; TRAUER, T.; TAYLOR, P. Reclassification of the tardive dyskinesia syndrome. *Adv. Biochem. Psychopharmacol.* 24:565-568, 1980.

BARNES, T.R.E.; KIDGER, T.; GORE, S.M. Tardive dyskinesia: a 3-year follow-up study. *Psychol. Med.* 13:71-81, 1983.

BARNES, T.R.E.; PURI, B.K.; CHAPMAN, M.J.; HUTTON, S.B.; JOYCE, E. Spontaneous dyskinesia in first-episode schizophrenia. *Schizoph. Res.* 24:269, 1997.

BARNES, T.R.E.; TRAUER, T. Reliability and validity of a tardive dyskinesia rating scale. *Br. J. Psychiatry* 150:508-515, 1982.

BARTZOKIS, G.; WIRSHING, W.C.; HILL, M.A.; CUMMINGS, J.L.; ALTSHULER, L.; MAY, P.R.A. Comparison of eletromechanical measures and observer ratings of tardive dyskinesia. *Psychiatry Res.* 27:193-198, 1989.

BASSITT, D.P.; LOUZÃ NETO, M.R. Clozapine efficacy in tardive dyskinesia in schizophrenic patients. *Eur. Arch. Psychiatry Clin. Neurosci.* 248:209-211, 1998a.

_____. Eficácia da clozapina no tratamento da discinesia tardia em pacientes esquizofrênicos. *Rev. ABP-APAL* 20(4):150-159, 1998b.

BELMAKER, R.H.; ELAMI, A.; BANNET, J. Intermitent treatment with droperidol as short-acting neuroleptic, increases behavioral dopamine receptor sensitivity. In: CASEY, D.E.; CHASE, T.N.; CHRISTENSEN, A.V.; GERLACH, J. (eds.) *Dyskinesia – Research and treatment.* Springer-Verlag, Berlin, 1985, p. 194-199.

BERGEN, J.A.; EYLAND, E.A.; CAMPBELL, J.A.; JENKINGS, P.; KELLEHEAR, K.; RICHARDS, A.; BEUMONT, P.J.V. The course of tardive dyskinesia in patients on long-term neuroleptics. *Br. J. Psychiatry* 154:523-528, 1989.

BINCER, R.L.; KAZAMATSURI, H.; NISHIMURA, T.; MCNIEL, D.E. Tardive dyskinesia and neuroleptic-induced parkinsonism in Japan. *Am. J. Psychiatry* 144:1494-1496, 1987.

BISNO, A.L. Rheumatic fever. In: BENNET, J.C.; PLUM, F. (eds.) *Cecil Textbook of Medicine.* W. B. Saunders, Philadelphia, 1996, p. 1590-1596.

BLAKE, L.M.; MARKS, R.C.; NIERMAN, P.; LUCHINS, D.J. Clozapine and clonazepan in tardive dystonia. *J. Clin. Psychopharmacol.* 11:268-269, 1991.

BLEULER, E. *Dementia praecox or the group of schizophrenias.* International Universities Press, New York, 1950.

BOUMANS, C.E.; MOOIJ, K.J.; KOCH, P.A.M.; HOF, M.A.V.; ZITMAN, F.G. Is the social acceptability of psychiatric patients decreased by orofacial dyskinesia? *Schizoph. Bull.* 20:339-344, 1994.

BRANDON, S.; MCCLELLAND, H.A.; PROTHEROE, C. A study of facial dyskinesia in a mental hospital population. *Br. J. Psychiatry* 118:171-184, 1971.

BRAUDE, W.M.; BARNES, T.R.E. Late-onset akathisia – an indicant of covert dyskinesia: two reports. *Am. J. Psychiatry* 140:611-612, 1983.

BRIEN, J.O.; BARBER, R. Marked improvement in tardive dyskinesia following treatment with olanzapine in an elderly subject. *Br. J. Psychiatry* 172:186, 1998.

BROWN, K.W.; WHITE, T.; WARDLAW, J.L.; WALKER, N.; FOLEY, D. Caudate Nucleus morphology in tardive dyskinesia. *Br. J. Psychiatry* 169:631-636, 1996.

BROWN, K.W.; WHITE, T. The influence of topography on the cognitive and psychopathological effects of tardive dyskinesia. *Am. J. Psychiatry* 149:1385-1389, 1992.

BROWN, K.W.; REID, A.; WHITE, T.; HENDERSON, T.; HUKIN, S.; JOHNSTONE C.; GLEN, A. Vitamin E, lipids and peroxidation products in tardive dyskinesia. *Biol Psychiatry* 43:863-867, 1998.

BROWNE, S.; ROE, M.; LANE, A.; GERVIN, M.; MORRIS, M.; KINSELLA, A.; LARKIN, C.; O'CALLAGHAN, E. Quality of life in schizophrenia: relationship to sociodemographic factors, symptomatology and tardive dyskinesia. *Acta Psychiatr. Scand.* 94:18-24, 1996.

BÜCHEL, C.; LEON, J.; SIMPSON, G.M.; GATTAZ, W.F. Oral tardive dyskinesia: validation of a measuring device using digital image processing. *Psychopharmacology (Berl.)* 177:162-165, 1995.

BURKE, R.E. Neuromuscular effects of neuroleptics: dystonia. In: KANE, J.M.; LIEBERMAN, J.A. (eds.) *Adverse effects of psychotropic drugs*. The Guilford Press, New York, 1992, p. 189-200.

_____. Tardive dyskinesia: Current clinical issues. *Neurology* 34:1348-1353, 1984.

BURKE, R.E.; FAHN, S.; JANKOVIC, J.; MARSDEN, C.D.; LANG, A.E.; GOLLOMP, S.; ILDON, J. Tardive dystonia: late-onset and persistent dystonia caused by antipsychotic drugs. *Neurology* 32:1335-1346, 1982.

BURKE, R.E.; KANG, U.J.; JANKOVIC, J.; MILLER, L.G.; FAHN, S. Tardive akathisia: an analysis of clinical features and response to open therapeutic trials. *Mov. Disord.* 4:157-175, 1989.

BURKHYARDT, C.; KELLY, J.P.; LIM, Y.J.; FILLEY, C.; PARKER, W.D. Neuroleptic medications inhibit complex I of the electron transport chain. *Ann. Neurol.* 33:512-517, 1993.

BURTON, K.; FARRELL, K.; LI, D.; CALNE, D.B. Lesions of the putamen and dystonia: CT and magnetic resonance imaging. *Neurology* 34:962-965, 1984.

BUZAN, R.D. Risperidone-induced tardive dyskinesia. *Am. J. Psychiatry* 153:734-735, 1996.

CADET, J.L.; LOHR, J.B.; JESTE, D.V. Free radicals and tardive dyskinesia. *Trends Neurosci* 9:107-108, 1986.

CALIGIURI, M.P.; LOHR, J.B.; BRACHA, H.S.; JESTE, D.V. Clinical and instrumental assessment of neuroleptic-induced parkinsonism in patients with tardive dyskinesia. *Biol. Psychiatry* 29:139-148, 1991.

CALIGIURI, M.P.; LOHR, J.B.; VAUGHAN, R.M.; MCADAMS, L. Fluctuation of tardive dyskinesia. *Biol. Psychiatry* 38:336-339, 1995.

CALIGIURI, M.P.; LACRO, J.P.; ROCKWELL, E.; MCADAMS, L.A.; JESTE, D.V. Incidence and risk factors for severe tardive dyskinesia in older patients. *Br. J. Psychiatry* 171:148-153, 1997.

CALIGIURI, M.P.; LOHR, J.B.; ROTROSEN, J.; ADLER, L.; LAVORI, P.; EDSON, R.; TRACY, K. Reliability of na instrumental assessment of tardive dyskinesia: results from a VA cooperative study # 394. *Psychopharmacology (Berlin)* 132:61-66, 1997.

CARDOSO, F.; JANKOVIC, J. Dystonia and dyskinesia. *Psychiatr. Clin. North Am.* 20:821- 838, 1997.

CARLSSON, A. Pharmacological properties of presynaptic dopamine receptor agonists. In: CASEY, D.E.; CHASE, T.N.; CHRISTENSEN, A.V.; GERLACH, J. (eds.) *Dyskinesia – Research and treatment*. Springer-Verlag, Berlin, 1985, p. 31-38.

CASEY, D.E. Spontaneous and tardive dyskinesias: clinical and laboratory studies. *J. Clin. Psychiatry* 46:42-47, 1985a.

_____. Tardive dyskinesia: reversible and irreversible. In: CASEY, D.E.; CHASE, T.N.; CHRISTENSEN, A.V.; GERLACH, J. (eds.) *Dyskinesia – Research and treatment*. Springer-Verlag, Berlin, 1985b, p. 88-97.

_____. Behavioral effects of long-term neuroleptic treatment in cebus monkey. In: CASEY, D.E.; CHASE, T.N.; CHRISTENSEN, A.V.; GERLACH, J. (eds.) *Dyskinesia – Research and treatment*. Springer-Verlag, Berlin, 1985c, p. 211-216.

_____. Tardive dyskinesia: nondopaminergic treatment approaches. In: CASEY, D.E.; CHASE, T.N.; CHRISTENSEN, A.V.; GERLACH, J. (eds.) *Dyskinesia – Research and treatment*. Springer-Verlag, Berlin, 1985d, p. 137-144.

_____. Neuroleptic-induced acute extrapyramidal syndromes and tardive dyskinesia. *Psychiatr. Clin. North Am.* 16:589-610, 1993a.

_____. Acute extrapyramidal symptoms and tardive dyskinesia in non human primates. In: IX World Congress of Psychiatry, Rio de Janeiro, 1993. *Abstracts*. Rio de Janeiro, 1993b, p. 381.

_____. Extrapyramidal syndromes and new antipsychotic drugs: findings in patients and non-human primate models. *Br. J. Psychiatry* 168 (Suppl. 29):32-39, 1996.

_____. The relationship of pharmacology to side effects. *J. Clin. Psychiatry* 58 (Suppl. 10):55-62, 1997.

CASSADY, S.L.; ADAMI, H.; MORAN, M.; KUNKEL, R.; THAKER, G. Spontaneous dyskinesia in schizophrenia spectrum personality. *Schizoph. Res.* 24:269, 1997.

CHACKO, R.C.; ROOT, L.; MARMION, J.; MOLINARI, V.; ADAMS, G.L. The prevalence of tardive dyskinesia in geropsychiatric outpatients. *J. Clin. Psychiatry* 46:55-57, 1985.

CHAKOS, M.H.; ALVIR, J.M.J.; WOERNER, M.G.; KOREEN, A.; GEISLER, S.; MAYERHOFF, D.; SOBEL, S.; KANE, J.M.; BORENSTEIN, M.; LIEBERMAN, J.A. Incidence and correlates of tardive dyskinesia in first episode of schizophrenia. *Arch. Gen. Psychiatry* 53: 313-319, 1996.

CHATTERJEE, A.; CHAKOS, M.; KOREEN, A.; GEISLER, S.; SHEITMAN, B.; WOERNER, M.; KANE, J.M.; ALVIR, J.; LIEBERMAN, J.A. Prevalence and clinical correlates of extrapyramidal signs and spontaneous dyskinesia in never-medicated schizophrenic patients. *Am. J. Psychiatry* 152:1724-1729, 1995.

CHENGAPPA, K.N.R.; SHELTON, M.D.; BAKER, R.W.; SCHOOLER, N.R.; BAIRD, J.; DELANEY, J. The prevalence of akathisia in patients receiving stable doses of clozapine. *J. Clin. Psychiatry* 55:142-145, 1994.

CHESLER, E.J.; SALAMONE, J.D. Effects of acute and repeated clozapine injections on cholinomimetic-induced vacuous jaw movements. *Pharmacol. Biochem. Behav.* 54:619-624, 1996.

CHIANG, E.; PITTS, W.M.; RODRIGUEZ-GARCIA, M. Respiratory dyskinesia: review and case report. *J. Clin. Psychiatry* 46:232-234, 1985.

CHIU, H.F.; LEE, S. Tardive dystonia. *Aust. N. Z. J. Psychiatry* 23:566-570, 1989.

CHOUINARD, G.; ANNABLE, L.; ROSS-CHOUINARD, A.; KROPSKY, M.L. Ethopropazine and benztropine in neuroleptic-induced parkinsonism. *J. Clin Psychiatry* 40:147-152, 1979.

CHOUINARD, G.; ROSS-CHOUINARD, A.; ANNABLE, L.; JONES, B.D. The extrapiramidal symptom rating scale. *Can. J. Neurol. Sci.* 7:233, 1980.

CHOUINARD, G.; ANNABLE, L.; ROSS-CHOUINARD, A.; MERCIER, P. A 5-year prospective longitudinal study of tardive dyskinesia: factors predicting appearance of new cases. *J. Clin. Psychopharmacol.* 8 (Suppl.):21S-26S, 1988.

CHOUINARD, G. Effects of risperidone in tardive dyskinesia: an analysis of the canadian multicenter risperidone study. *J. Clin. Psychopharmacol.* 15 (Suppl. 1):36S-44S, 1995.

CHRISTENSEN, A.V.; ARNT, J.; SVENDSEN, O. Pharmacological differentiation of dopamine D-1 and D-2 antagonists after single and repeated administration. In: CASEY, D.E.; CHASE, T.N.; CHRISTENSEN, A.V.; GERLACH, J. (eds.) *Dyskinesia – Research and treatment.* Springer-Verlag, Berlin, 1985, p. 82-190.

Cole, J.O.; Gardos, G.; Boling, L.A.; Marby, D.; Haskell, D.; Moore, P. Early dyskinesia- vulnerability. *Psychopharmacology (Berl.)* 107:503-510 1992.

Cooper, S.J.; Doherty, M.M.; King, D.J. Tardive dystonia – the benefits of time. *Br. J. Psychiatry* 155:113-115, 1989.

Crane, G.E. Tardive dyskinesia in patients treated with major neuroleptics: a review of the literature. *Am. J. Psychiatry* 124 (Suppl.):40-47, 1968.

_____. Pseudoparkinsonism and tardive dyskinesia. *Arch Neurol.* 27:426-430, 1972.

Crane, G.E.; Ruiz, P.; Kernohan, W.J. Effects of drug withdrawal on tardive dyskinesia. *Activ. Nerv. Sup. (Praha)* 11:30-35, 1969.

Cross, A.J.; Crow, T.J.; Ferrier, I.N.; Johnson, J.A.; Johnstone, E.C.; Owen, F.; Owens, D.G.C.; Poulter, M. Chemical and structural changes in the brain in patients with movement disorder. In: Casey, D.E.; Chase, T.N.; Christensen, A.V.; Gerlach, J. (eds.) *Dyskinesia – Research and treatment.* Springer-Verlag, Berlin, 1985, p. 104-110.

Crow, T.J. Molecular pathology of schizophrenia: more than one disease process? *Br. Med. J.* 280:66-68, 1980.

Cunha, A.G. *Dicionário Etimológico Nova Fronteira.* Nova Fronteira, Rio de Janeiro, 1982.

Dalgalarrondo, P.; Gattaz, W.F. Basal ganglia abnormalities in tardive dyskinesia. Possible relationship with duration of neuroleptic treatment. *Eur. Arch. Psychiatry Clin. Neurosci.* 224: 272-277, 1994.

Daniel, D.G.; Smith, K.; Hyde, T.; Egan, M. Neuroleptic induced tardive dyskinesia. *Am. J. Psychiatry* 153:734, 1996.

Dave, M. Clozapine-related tardive dyskinesia. *Biol. Psychiatry* 35:886-887, 1994a.

_____. Tardive oculogyric crisis with clozapine. *J. Clin. Psychiatry* 55:264-265, 1994b.

Deiss, A. Wilson's disease. In: Bennet, J.C.; Plum, F. (eds.) *Cecil Textbook of Medicine.* W. B. Saunders, Philadelphia, p. 1131, 1996.

Delay, J.; Deniker, P. Trente-huit cas de psychoses traités par la cure prolongée et continue de 4568R. *Ann. Med. Psychol.* 110:364, 1952.

DENNEY, D.; CASEY, D.E. A objective method for measuring dyskinetic movements in tardive dyskinesia. *Electroencephalogr. Clin. Neurophisiol.* 38:645-646, 1975.

DILLMANN, W.H. The thyroid. In: BENNET, J.C.; PLUM, F. (eds.) *Cecil Textbook of Medicine.* W. B. Saunders, Philadelphia, 1996, p. 1227-1245.

DOMINO, E.F. Induction of tardive dyskinesia in Cebus apella and Macaca speciosa monkey: a review. In: CASEY, D.E.; CHASE, T.N.; CHRISTENSEN, A.V.; GERLACH, J. (eds.) *Dyskinesia – Research and treatment.* Springer-Verlag, Berlin, 1985, p. 217-223.

DRUCKMAN, R.; SELLINGER, D.; THULIN, B. Chronic involuntary movements induced by phenothiazines. *J. Nerv. Ment. Dis.* 135:69-76, 1962.

EGAN, M.F.; HYDE, T.M.; ALBERS, G.W.; ELKASHEF, A.; ALEXANDER, R.C.; REEVE, A.; BLUM, A.; SAENZ, R.J.; WYATT, R.J. Treatment of tardive dyskinesia with vitamin E. *Am. J. Psychiatry* 149:773-777, 1992.

EGAN, M.F.; HURD, Y.; HYDE, T.M.; WEINBERGER, D.R.; WYATT, R.J.; KLEINMAN, J.E. Alterations in mRNA levels of D_2 receptors and neuropeptides in striatonigral and striato palidal neurons of rats with neuroleptic induced dyskinesias. *Synapse* 18:178-189, 1994.

EGAN, M.F.; HURD, Y.; FERGUNSON, J.; BACHUS, S.E.; HAMID, E.H.; HYDE, T.M. Pharmacological and neurochemical differences between acute and tardive vacuous chewing movements induced by haloperidol. *Psychopharmacology (Berl.)* 127:337-345, 1996.

EGAN, M.F.; APUD, J.; WYATT, R.J. Treatment of tardive dyskinesia. *Schizoph. Bull.* 23:583-609, 1997.

ELKASHEF, A.M.; RUSKIN, P.E.; BACHER, N.; BARRETT, D. Vitamin E in treatment of tardive dyskinesia. *Am. J. Psychiatry* 147:505-506, 1990.

ERHART, E.A. *Neuroanatomia simplificada.* 6ª ed. Livraria Roca, São Paulo, 1986.

FACTOR, S.A.; FRIEDMAN, J.H. The emerging role of clozapine in the treatment of movement disorders. *Mov. Disord.* 12:483-496, 1997.

FAHN, S. A therapeutic approach to tardive dyskinesia. *J. Clin. Psychiatry* 46:19-24, 1985.

FANN, W.E.; STAFFORD, J.R.; MALONE, R.L.; FROST, J.D.; RICHMAN, B.W. Clinical research techniques in tardive dyskinesia. *Am. J. Psychiatry* 134:759-762, 1997.

FAURBYE, A.; RASCH, P.J., PETERSEN, P.B.; BRANDBORG, G.; PAKKENBERG, H. Neurological symptoms in the pharmacotherapy of psychosis. *Acta Psychiatr. Scand.* 40:10-26, 1964.

FENN, D.S.; MOUSSAOUI, D.; HOFFMAN, W.F.; KADRI, N.; BENTOUNSSI, B.; TILANE, A.; KHOMEIS, M.; CASEY, D.E. Movements in never-medicated schizophrenics: a preliminary study. *Psychopharmacology (Berl.)* 123:206-210, 1996.

FENTON, W.S.; BLYLER, C.R.; WYATT, R.J.; MCGLASHAN, T.H. The prevalence of spontaneous dyskinesia in never-medicated patients with schizophrenia and other disorders. *Schizoph. Res.* 24:269, 1997.

FLAHERTY, A.W.; GRAYBIEL, A.M. Anatomy of the basal ganglia. In: MARSDEN, C.D.; STANLEY, F. (eds.) *Movement Disorders 3*, Butterworth-Heinemann, Cambridge, 1994, p. 3-27.

FLEISCHHACKER, W.W.; LEVINE, R.A.; LIEBERMAN, J.A.; POLLACK, S.; JOHNS, C.A.; RICHARDSON, M.A. Neopterin and biopterin CSF levels in tardive dyskinesia after clozapine treatment. *Biol. Psychiatry* 34:741-745, 1993.

FLEISCHHAUER, J.; KOCHER, R.; HOBI, V.; GISLDORF, U. Prevalence of tardive dyskinesia in a clinic population. In: CASEY, D.E.; CHASE, T.N.; CHRISTENSEN, A.V.; GERLACH, J. (eds.) *Dyskinesia – Research and treatment*. Springer-Verlag, Berlin, 1985, p. 162-171.

FOG, R. The effect of dopamine antagonists in spontaneous and tardive dyskinesia. In: CASEY, D.E.; CHASE, T.N.; CHRISTENSEN, A.V.; GERLACH, J. (eds.) *Dyskinesia – Research and treatment*. Springer-Verlag, Berlin, 1985, p. 118-121.

FOLKS, D.G.; FULLER, W.C. Anxiety disorders and insomnia in geriatric patients. *Psychiatr. Clin. North Am.* 20:137-164, 1997.

FRIEDMAN, J.H. Clozapine treatment of psychosis in patients with tardive dystonia: report of three cases. *Mov. Disord.* 9:321-324, 1994.

FRIEDMAN, J.H.; KUCHARSKI, L.T.; WAGNER, R.L. Tardive dystonia in a psychiatric hospital. *J. Neurol. Neurosurg. Psychiatry* 50:801-803, 1987.

GANZINI, L.; HEINTZ, R.T.; HOFFMAN, W.F.; CASEY, D.E. The prevalence of tardive dyskinesia in neuroleptic-treated diabetics. *Arch. Gen. Psychiatry* 48:259-263, 1991.

GAO, X.M.; SAKAI, K.; TAMMINGA, C.A. Chronic treatment of rats with sertindole and olanzapine produce low rates of oral dyskinesias. *Schizophr. Res.* 24:270, 1997.

GARDOS, G.; COLE, J.O.; LA BRIE, R. The assessment of tardive dyskinesia. *Arch. Gen. Psychiatry* 34:1206-1212, 1977.

GARDOS, G.; COLE, J.O. Tardive dyskinesia and anticholinergic drugs. *Am. J. Psychiatry* 140:200-202, 1983.

_____. The evaluation and treatment of neuroleptic-induced movement disorders. *Harv. Rev. Psychiatry* 3:130-139, 1995.

GARDOS, G.; COLE, J.O.; SALOMON, M.; SCHNIELBOLK, S. Clinical forms of severe tardive dyskinesia. *Am. J. Psychiatry* 144:895-902, 1987.

GARDOS, G.; COLE, J.O.; HASKELL, D.; MARBY, D.; PAINE, S.S.; MOORE, P. The natural history of tardive dyskinesia. *J. Clin. Psychopharmacol.* 8 (Suppl.):31S-37S, 1988.

GARDOS, G.; CASEY, D.E.; COLE, J.C.; PERENYI, A.; KOCSIS, E.; ARATO, M.; SAMSON, J.A.; CONLEY, C. Ten-year outcome of tardive dyskinesia. *Am. J. Psychiatry* 151:836-841, 1994a.

GARDOS, G.; COLE, J.O.; SAMSON, J.; BOLING, L.; CONLEY, C. Global diagnostic ratings compared to DSM-III-R diagnoses in early dyskinesia. *Prog. Neuro-Psychopharmacol. Biol. Psychiat.* 18:295-310, 1994b.

GATTAZ, W.F.; BÜCHEL, C. Assessment of tardive dyskinesia by means of digital image processing. *Psychopharmacology (Berl.)* 111:278-284, 1993.

GATTAZ, W.F.; GERLACH, J. Tardive dyskinesia: preclinical and clinical aspects. *Eur. Arch. Psychiatry Clin. Neurosci.* 243:116-118, 1993.

GATTAZ, W.F.; EMRICH, A.; BEHRENS, S. Vitamin E attenuates the development of haloperidol-induced dopaminergic hypersensitivity in rats: possible implications for tardive dyskinesia. *J. Neural Transm. (Gen. Sect.)* 92:197-201, 1993.

GATTAZ, W.F. Does vitamin E prevent tardive dyskinesia? *Biol. Psychiatry* 37:896-897, 1995.

GELENBERG, A. J.; DORER, D.J.; WOJCIK, J.D.; FALK, W.E.; BROTMAN, A.W.; LEAHY, L. A crossover study of lecithin treatment of tardive dyskinesia. *J. Clin. Psychiatry* 51:149-153, 1990.

GERLACH, J. Tardive dyskinesia. *Dan. Med. Bull.* 26:209-245, 1979.

_____. Pathophysiological mechanisms underlying tardive dyskinesia. In: CASEY, D.E.; CHASE, T.N.; CHRISTENSEN, A.V.; GERLACH, J. (eds.) *Dyskinesia – Research and treatment.* Springer-Verlag, Berlin, 1985, p. 98-103.

GERLACH, J.; HANSEN, L. Clozapine and D1/ D2 antagonism in extrapyramidal functions. *Br. J. Psychiatry* 160 (Suppl. 17):34-37, 1992.

GERLACH, J.; KORSGAARD, S.; CLEMMESEN, P.; LAUERSEN, A.M.; MAGELUND, G.; NORING, U.; POVISEN, U.J.; BECH, P.; CASEY, D.E. The St. Hans rating scale for extrapyramidal syndromes: reliability and validity. *Acta Psychiatr Scand.* 87:224-252, 1993.

GERLACH, J.; PEACOCK, L. Motor and mental side effects of clozapine. *J. Clin. Psychiatry* 55 (Suppl. B):107-109, 1994.

_____. Intolerance to neuroleptic drugs: the art of avoiding extrapyramidal syndromes. *Eur. Psychiatry* 10 (Suppl. 1):27S-31S, 1995.

GERLACH, J.; LUBLIN, H.; PEACOCK, L. Extrapyramidal symptoms during long-term treatment with antipsychotics. *Neuropsychopharmacology* 14 (Suppl.):35S-39S, 1996.

GERVIN, M.; BROWNE, S.; LANE, A.; CLARKE, M.; WADDINGTON, J.L.; LARKIN, C.; O'CALLAGHAN, E. Spontaneous dyskinesia in first episode schizophrenia/ schizophreniform psychoses. *Schizoph. Res.* 24:270, 1997.

GHADIRIAN, A.M.; ANNABLE, L.; BÉLANGER, M.C.; CHOUINARD G. A cross-sectional study of parkinsonism and tardive dyskinesia in lithium-treated affective disordered patients. *J. Clin. Psychiatry* 57:22-28, 1996.

GITTELMAN-KLEIN, R.; KLEIN, D.F. Premorbid social adjustment of schizophrenia. *Psychiatry Res.* 7:35-54, 1969.

GLAZER, W.M.; MORGENSTERN, H.; DOUCETTE, J.T. The prediction of chronic persistent versus intermittent tardive dyskinesia. A retrospective follow-up study. *Br. J. Psychiatry* 158:822-828, 1991.

GLAZER, W.M.; MOORE, D.C.; HANSEN, T.C.; BRENNER, L.M. Meige Syndrome and tardive dyskinesia. *Am. J. Psychiatry* 140:798-799, 1983.

GOLDMAN, R.S.; PAPPADOPULOS, E.; ALVIR, J.M.A.; REITER, G.; LIEBERMAN, J.; BILDER, R.M. Neurodevelopmental risk of tardive dyskinesia. *Schizophr. Res.* 24:270, 1997.

GRAEFF, F.G. Serotoninergic systems. *Psychiatr. Clin. North Am.* 20:723-740, 1997.

GRIESINGER, W. *Mental pathologies and therapeutics.* New Sydenham, London, 1857.

GUALTIERI, C.T.; QUADE, D.; HICKS, R.E.; MAYO, J.P.; SCHROEDER, S.R. Tardive dyskinesia and other clinical consequences of neuroleptic treatment in children and adolescents. *Am. J. Psychiatry* 141:20-23, 1984.

GUNNE, L.M.; HÄGGSTRÖM, J. Experimental tardive dyskinesia. *J. Clin. Psychiatry* 46:48-50, 1985a.

_____. Pathophysiology of tardive dyskinesia. In: CASEY, D.E.; CHASE, T.N.; CHRISTENSEN, A.V.; GERLACH, J. (eds.) *Dyskinesia – Research and treatment.* Springer Verlag, Berlin, 1985b, p. 191-193.

GUREJE, O. Topographic subtypes of tardive dyskinesia in schizophrenic patients aged less than 60 years: relationship to demographic, clinical, treatment, and neuropsychological variables. *J. Neurol. Neurosurg. Psychiatry* 51:1525-1530, 1988.

_____. The significance of subtyping tardive dyskinesia: a study of prevalence and associated factors. *Psychol. Med.* 19:121-128, 1989.

GUY, W. *ECDEU assessment manual for psychopharmacology.* Department of Health, Education and Welfare, Washington DC, 1976.

GWIN, K.A.; CAVINESS, J.N. Risperidone induced parkinsonism and tardive dyskinesia with risperidone. *Mov. Disord.* 12:119-121, 1997.

HADDAD, M.S.; CUMMINGS, J.L. Huntington's disease. *Psychiatr. Clin. North Am.* 20:791-808, 1997.

HADDENBROCK, S. Hyperkinetische dauersyndrome nach hochdosierter und langstreckenbehandlung mit neuroleptika. In: KRANS, H.; HEINRICH, K. (eds.) *Begleit wirkungen und misserforge der psychiatrischen Pharmakotherapie.* Stuttgart, Georg Thieme verlag, 1960, p. 54-63.

HÄFNER, H.; BEHRENS, S.; VRY, J.; GATTAZ, W.F. Oestradiol enhances the vulnerability threshold for schizophrenia in wowen by na early effect on dopaminergic neurotransmission. *Eur. Arch. Psychiatry Clin. Neurosci.* 241:65-68, 1991.

HAINES, J.; SAINSBURY, P. Ultrasound systems for measuring patients' activity and movement disorder. *Lancet* 2:802-803, 1972.

HALLETT, M. Neurophysiologic aspects of basal ganglia disorders. Movement Disorders, course 240. In: *American Academy of Neurology Anual Meeting*. 46, Washington D.C., 1994, p. 1-8.

HASHIMOTO, T.; ROSS, D.E.; GAO, X.M.; MEDOFF, D.R.; TAMMINGA, C.A. Mixture in the distribution of haloperidol-induced oral discinesias in rat supports na animal model of tardive dyskinesia. *Psychopharmacology (Berlin)* 137:107-112, 1998.

HORROBIN, D.F.; GLEN, I.M.; VADDADI, K. The membrane hypothesis of schizophrenia. *Schizophr. Res.* 13:195-207, 1994.

HYDE, T.M.; EGAN, M.F.; BROWN, R.J.; WEINBERGER, D.R.; KLEINMAN, J.E. Diurnal variation in tardive dyskinesia. *Psychiatry Res.* 56:53-57, 1995.

HYTTEL, J.; LARSEN, J.J.; CHRISTENSEN, A.V.; ARNT, J. Receptor-binding profiles of neuroleptics. In: CASEY, D.E.; CHASE, T.N.; CHRISTENSEN, A.V.; GERLACH, J. (eds.) *Dyskinesia – Research and treatment*. Springer-Verlag, Berlin, 1985, p. 9-18.

JANKOVIC, J. Choreas, athetosis and ballism. In: BENNET, J.C.; PLUM, F. (eds.) *Cecil Textbook of Medicine*. W. B. Saunders, Philadelphia, 1996a, p. 2048.

JANKOVIC, J. PARKINSONISM. In: BENNET, J.C.; PLUM, F. (eds.) *Cecil Textbook of Medicine*. W. B. Saunders, Philadelphia, 1996b, p. 2044-2046.

JANKOVIC, J.; BRIN, M.F. Therapeutic uses of botulinum toxin. *N. Eng. J. Med.* 324:1186-1194, 1991.

JENNER, P.; RUPNIAK, N.M.J.; MARSDEN, C. Differential alteration of striatal D-1 and D-2 receptors induced by long-term administration of haloperidol, sulpiride or clozapine to rats. In: CASEY, D.E.; CHASE, T.N.; CHRISTENSEN, A.V.; GERLACH, J. (eds.) *Dyskinesia – Research and treatment*. Springer Verlag, Berlin, 1985, p. 174-181.

JESTE, D.V.; POTKIN, S.G.; SINHA, S.; FEDER, S.; WYATT, R.J. Tardive dyskinesia – reversible and persistent. *Arch. Gen. Psychiatry* 36:585-590, 1979.

JESTE, D.V.; WYATT, R.J. Dogma disputed: is tardive dyskinesia due to postsynaptic dopamine receptor supersensivity? *J. Clin. Psychiatry* 42:455-457, 1981a.

_____. Changing epidemiology of tardive dyskinesia: an overview. *Am. J. Psychiatry* 138:297-309, 1981b.

_____. *Understanding and treating tardive dyskinesia*. Guilford Press, New York, 1982a.

_____. Therapeutic strategies against tardive dyskinesia. *Arch. Gen. Psychiatry* 39:803-816, 1982b.

_____. Prevention and management of tardive dyskinesia. *J. Clin. Psychiatry* 46:14-18, 1985.

JESTE, D.V.; WISNIEWSKI, A.A.; WYATT, R.J. Neuroleptic-associated tardive syndromes. *Psychiatr. Clin. North Am.* 9:183-191, 1986.

JESTE, D.V.; LOHR, J.B.; CLARK, K.; WYATT, R.J. Pharmacological treatments of tardive dyskinesia in the 1980s. *J. Clin. Psychopharmacol.* 8 (Suppl.):38S-48S, 1988.

JESTE, D.V.; CALIGIURI, M.P. Tardive dyskinesia. *Schizophr. Bull.* 19:303-315, 1993.

JESTE, D.V.; CALIGIURI, M.P.; PAULSEN, J.S.; HEATON, R.K.; LACRO, J.P.; HARRIS, M.J.; BAILEY, A.; FELL, R.L.; MACADAMS, L.A. Risk of tardive dyskinesia in older patients. *Arch. Gen. Psychiatry* 52:756-765, 1995.

JOHNSON, G.F.S.; HUNT, G.E.; REY, J.M. Incidence and severity of tardive dyskinesia increase with age. *Arch. Gen. Psychiatry* 39: 486, 1982.

JURJUS, G.J.; KONICKI, E.P.; POPLI, A.P.; KWON, K.Y. Clozapine in tardive dyskinesia. *Schizoph. Res.* 24:271, 1997.

JUS, K.; JUS, A.; VILLENEUVE, A. Poligraphic profile of oral tardive dyskinesia and of rabbit syndrome. *Dis. Nerv. Syst.* 34:27-32, 1973.

KANE, J.M.; SMITH, J.M. Tardive dyskinesia – prevalence and risk factors, 1959-1979. *Arch. Gen. Psychiatry* 39:473-481, 1982.

KANE, J.M.; WOERNER, M.; LIEBERMAN, J. Tardive dyskinesia: prevalence, incidence, and risk factors. In: CASEY, D.E.; CHASE, T.N.; CHRISTENSEN, A.V.; GERLACH, J. (eds.) *Dyskinesia – Research and treatment*. Springer Verlag, Berlin, 1985, p. 72-78.

KANE, J.M.; WOERNER, M.; LIEBERMAN, J. Tardive dyskinesia: prevalence, incidence and risk factors. *J. Clin. Psychopharmacol.* 8 (Suppl.):52S-56S, 1988.

KANE, J.M.; LIEBERMAN, J. Tardive dyskinesia. In: KANE, J.M.; LIEBERMAN, J.A. (eds.) *Adverse effects of psychotropic drugs*. The Guilford Press, New York, 1992, p. 335-245.

Kane, J.M. A prospective assessment of the relationship between extrapyramidal side effects and tardive dyskinesia. In: IX World Congress of Psychiatry, Rio de Janeiro, 1993. *Abstracts*. Rio de Janeiro, 1993, p. 381.

Kane, J.M.; Woerner, M.G.; Pollack, S.; Safferman, A.Z., Lieberman, J.A. Does clozapine cause tardive dyskinesia? *J. Clin. Psychiatry* 54:327-330, 1993.

Kane, J.M.; Freeman, H.L. Towards more effective antipsychotic treatment. *Br. J. Psychiatry* 165 (Suppl. 25):22-31, 1994.

Kaplan, H.I.; Sadock, B.J. *Synopsis of psychiatry*. 6ª ed. Williams & Wilkins, Baltimore, 1994, p. 457-486.

Kapur, S. A new framework for investigating antipsychotic action in humans: lessons from PET imaging. *Mol. Psychiatry* 3:135-140, 1998.

Kapur, S.; Remington, G. Serotonin-dopamine interaction and its relevance to schizophrenia. *Am. J. Psychiatry* 153:466-476, 1996.

Kay, S.R. *Positive and negative syndromes in schizophrenia*. Brunner e Mazel, New York, 1991.

Kazamatsuri, H.; Chien, C.P.; Cole, J.O. Treatment of tardive dyskinesia: I. Clinical efficacy of a dopamine depleting agent, tetrabenazine. *Arch Gen. Psychiatry* 27:95-99, 1972a.

_____. Therapeutic approaches to tardive dyskinesia. *Arch. Gen. Psychiatry* 27:491-499, 1972b.

Keegan, D.L.; Rajput, A.H. Drug induced dystonia tardive: treatment with L-DOPA. *Dis. Nerv. Syst* 8:167-169, 1973.

Khot, V.; Wyatt, R.J. Not all that moves is tardive dyskinesia. *Am. J. Psychiatry* 148:661-666, 1991.

Kidger, T.; Barnes, T.R.E.; Trauer, T.; Taylor, P.J. Subsyndromes of tardive dyskinesia. *Psychol. Med* 10:513-520, 1980.

Klawans Jr., H.L. The pharmacology of tardive dyskinesias. *Am. J. Psychiatry* 130:82-85, 1973.

_____. The pharmacology of tardive dyskinesias. In: Klawans Jr., H.L. (ed.) *The pharmacology of extrapiramydal movement disorder*. Karger, Basel, p. 64-70, 1973.

_____. Recognition and diagnosis of tardive dyskinesia. *J. Clin. Psychiatry* 46:3-7, 1985.

KLAWANS JR, H.L.; MCKENDALL, R. Observations of the effect of L-DOPA on tardive lingual-facial-buccal dyskinesia. *J. Neurol. Sci.* 14:189-192, 1971.

KLAWANS JR, H.L.; CARVEY, P.; TANNER, C.M.; GOETZ, C.G. The pathophysiology of tardive dyskinesia. *J. Clin. Psychiatry* 46:38-41, 1985.

KLAWANS JR, H.L.; BARR, A. Prevalence of spontaneous lingual-facial-buccal dyskinesias in the elderly. *Neurology* 32:558-559, 1982.

KLINE, N.S. On the rarity of "irreversible" oral dyskinesias following phenothiazines. *Am. J. Psychiatry* 124 (Suppl.):48-52, 1968.

KRAEPELIN, E.P. *Dementia praecox and paraphrenia*. E & S Livingstone, Edinburgh, 1919.

KUCHARSKI, L.T.; SMITH, J.W.; DUNN, D.D. Mortality and tardive dyskinesia. *Am. J. Psychiatry* 136:1228, 1979.

KURZ, M.; HUMMER, M.; OBERBAUER, H.; FLEISCHHACKER, W.W. Extrapyramidal side effects of clozapine and haloperidol. *Psychopharmacology* 118:52-56, 1995.

LAL, K.P.; SAXENA, S.; MOHAN. Tardive dystonia alternating with mania. *Biol. Psychiatry* 23:312-316, 1988.

LAMBERTI, J.S.; BELLNIER, T. Clozapine and tardive dystonia. *J. Nerv. Ment. Dis.* 181:137-138, 1993.

LAUTERBACH, E.C.; SPEARS, T.E.; PRICE, S.T. Bipolar Disorder in idiophatic dystonia: clinical features and possible neurobiology. *J. Neuropsychiatry Clin. Neurosci* 4:435-439, 1992.

LAWSON, W.B. Race and movement disorder in drug abusing schizophrenia. *Schizoph. Res.* 24:271, 1997.

LEE, W.Y. OGS or tardive dyskinesia? *Br. J. Psychiatry* 166:117, 1995.

LEVIN, H.; CHENGAPPA, K.N.R.; KAMBHAMPATI, R.K.; MAHDAVI, N.; GANGULI, R. Should chronic treatment-refractory akathisia be an indication for the use of clozapine in schizophrenic patients? *J. Clin. Psychiatry* 53:248-251, 1992.

LEVKOVITCH, Y.; KRONENBERG, J.; KAYSER, N.; ZVYAGELSKI, M.; GAONI, B.; GADOTH, N. Clozapine for tardive dyskinesia in adolescents. *Brain Dev.* 17:213-215, 1995.

LIEBERMAN, J.; LESSER, M.; JOHNS, C.; POLLACK, S.; SALTZ, B.; KANE, J. Pharmacologic studies of tardive dyskinesia. *J. Clin. Psychopharmacol.* 8 (Suppl.):57S-63S, 1988.

LIEBERMAN, J.; JOHNS, C.; COOPER, T.; POLLACK, S.; KANE, J. Clozapine pharmacology and tardive dyskinesia. *Psychopharmacology (Berl.)* 99(Suppl.):S54-S59, 1989a.

LIEBERMAN, J.A.; SALTZ, B.L.; JOHNS, C.A.; POLLACK, S.; KANE, J.M. Clozapine effects of tardive dyskinesia. *Psychopharmacology Bull.* 25:54-62, 1989b.

LIEBERMAN, J.A.; SALTZ, B.L.; JOHNS, C.A.; POLLACK, S.; BORENSTEIN, M.; KANE, J. The effects of clozapine on tardive dyskinesia. *Brit. J. Psychiatry* 158:503-510, 1991.

LIEBERMAN, J.A. Understanding the mechanism of action of atypical antipsychotic drugs. *Br. J. Psychiatry* 163 (Suppl. 22):7-18, 1993.

LITTRELL, K.H.; JOHNSON, C.G.; LITTRELI, S.; PEABODY, C.D. Marked reduction of tardive dyskinesia with olanzapine. *Arch. Gen. Psychiatry* 55:279-280, 1998.

LOHR, J.B.; WISNIEWSKI, A.A. *Movement disorders – a neuropsychiatric approach.* The Guilford Press, New York, 1987.

LOHR, J.B.; CADET, J.L.; LOHR, M.A.; LARSON, L.; WASLI, E.; WADE, L.; HYLTON, R.; VIDONI, C.; JESTE, D.V.; WYATT, R.J. Vitamin E in the treatment of tardive dyskinesia: the possible involvement of free radical mechanisms. *Schizophr. Bull.* 14:291-296, 1988.

LOHR, J.B.; FLYNN K. Smoking and schizophrenia. *Schizoph. Res.* 8:93-102, 1992.

LOHR, J.B.; CALIGIURI, M.P. A double-blind placebo-controlled study of vitamin E treatment of tardive dyskinesia. *J. Clin. Psychiatry* 57:167-173, 1996.

LOUZÃ, J.R.; SEGRE, M. Aspectos médico-legais da iatrogenia. *Carisma* 6:9-13, 1985.

LOUZÃ NETO, M.R; MOTTA, T.; WANG, Y.P.; ELKIS, H. *Psiquiatria Básica.* Ed. Artes Médicas, Porto Alegre, 1995.

MACHADO, A.B.M. *Neuroanatomia funcional.* Livraria Atheneu, Rio de Janeiro, 1987.

MARQUES-DIAS, M.J.; MERCADANTE, M.T.; TUCKER, D.; LOMBROSO, P. Sydenham's Chorea. *Psychiatr. Clin. North Am.* 20:809-820, 1997.

MARSDEN, C.D. Is tardive dyskinesia a unique disorder? In: CASEY, D.E.; CHASE, T.N.; CHRISTENSEN, A.V.; GERLACH, J. (eds.) *Dyskinesia – Research and treatment.* Springer Verlag, Berlin, 1985, p. 64-71.

McCarthy, M.F.; Kendrick, K.A.; Rosse, R.B.; Schwartz, B.L.; Peace, T.; Wyatt, R.J.; Deutsch, S.I. The effect of nifedipine on tardive dyskinesia: a double blind study in eighteen patients. *Schizoph. Res.* 24:271, 1997.

McClelland, H.A.; Fairbairn, A.F.; MacDonald, M. The evaluation of an ultrasound detector (UD) in the measurement of oro-facial tardive dyskinesia. *Int. Clin. Psychopharmacol.* 2:159-164, 1987.

McCreadie, R.G.; Thara, R.; Kamath, S.; Padmavathy, R.; Latha, S.; Mathrubootham, N.; Menon, M.S. Abnormal movements in never medicated Indian patients with schizophrenia. *Br. J. Psychiatry* 168:221-226, 1996.

Mehta, D.; Mallya, A.; Volavka, J. Mortality of patients with tardive dyskinesia. *Am. J. Psychiatry* 135:371-372, 1978.

Meige, H. Les convulsions de la face, une forme clinique de convulsion faciale, bilaterale et mediane. *Rev. Neurol.* 10:437-443, 1910.

Mello, L.E.A.M.; Villares, J. Neuroanatomy of the basal ganglia. *Psych. Clin. North Am.* 20:691-704, 1997.

Meltzer, H.Y.; Lee, M.A.; Ranjan, R. Recent advances in the pharmacotherapy of schizophrenia. *Acta Psych. Scand.* 90 (Suppl. 384):95-101, 1994.

Meltzer, H.Y. Clozapine: is another view valid? *Am. J. Psychiatry* 152:821-825, 1995.

Mettler, F.A.; Crandell, A. Neurologic disorders in psychiatric institutions. *J. Nerv. Ment. Dis.* 128:148-159, 1959.

Morgenstern, H.; Glazer, W.M.; Niedzwiecki, D.; Nourjah, P. The impact of neuroleptic medication on tardive dyskinesia: a meta-analysis of published studies. *Am. J. Public. Health* 77:717-724, 1987.

Morgenstern, H.; Glazer, W.M.; Doucette, J.T. Handedness and risk of tardive dyskinesia. *Biol. Psychiatry* 40:35-42, 1996.

Morrison, D. Session on tardive dyskinesia and the law – introduction and conclusions. *J. Clin. Psychopharmacol.* 8 (Suppl.):64S, 1988.

Morselli, P.L.; Fournier, V.; Bossi, L.; Musch, B. Clinical activity of GABA agonists in neuroleptic and L-dopa-induced dyskinesia. In: Casey, D.E.; Chase, T.N.; Christensen, A.V.; Gerlach, J. (eds.) *Dyskinesia – Research and treatment.* Springer Verlag, Berlin, 1985, p. 128-136.

Mozes, T.; Toren, P.; Chernauzan, N.; Mester, R.; Yoran-Hegesh, R.; Blumensohn, R.; Weizman, A. Clozapine treatment in very early onset schizophrenia. *J. Am. Acad. Child Adolesc. Psychiatry* 33:65-70, 1994.

Naber, D.; Leppig, M.; Grohmann, R.; Hippius, H. Efficacy and adverse effects of clozapine in the treatment of schizophrenia and tardive dyskinesia – a retrospective study of 387 patients. *Psychopharmacology (Berl.)* 99 (Suppl.):s73-s76, 1989.

Nair, C.; Abraham, G.; Stanilla, J.K.; Simpson, G.M.; Josiassen, R.C. Tardive dyskinesia and extrapyramidal symptoms in treatment-resistant schizophrenics treated with clozapine. *Schizoph. Res.* 24:272, 1997.

Nasrallah, H.A.; Churchill, C.M.; Hamdan-Allan, G.A. Higher frequency of neuroleptic-induced dystonia in mania than in schizophrenia. *Am. J. Psychiatry* 145:1455-1456, 1988.

Nilsson, F.M.; Hansen, B.L.; Büchel, C.; Gattaz, W.F.; Gerlach, J. Digital movement analysis, a new objective method of measuring tardive dyskinesia and drug-induced parkinsonian tremor: acceptability, reliability and validity. *Eur. Arch. Psychiatry Clin. Neurosci.* 246:71-77, 1996.

Nordstrom, A.L.; Nyberg, S.; Olsson, H.; Farde, L. Positron emission tomography finding of a high striatal D2 receptor occupancy in olanzapine treated patients. *Arch. Gen. Psychiatry* 55:283-284, 1998.

Olivieri, S.; Colter, N.; Resek, G. Ultrasonic measurement of tardive dyskinesia and drug induced changes in oro-facial movements. *Eur. J. Psychiatry* 4:105-114, 1990.

Owens, D.G.C.; Johnstone, E.C. Spontaneous involuntary disorders of movement. Their prevalence, severity, and distribution in chronic schizophrenics with and without treatment with neuroleptics. *Arch. Gen. Psychiatry* 39:452-461, 1982.

Owens, D.G.C. Involuntary disorders of movement in chromic schizophrenia – the role of the illness and its treatment. In: Casey, D.E.; Chase, T.N.; Christensen, A.V.; Gerlach, J. (eds.) *Dyskinesia – Research and treatment.* Springer Verlag, Berlin, 1985, p. 79-87.

Pahl, J.J.; Mazziota, J.C.; Bartzokis, G.; Cummings, J.; Altshuler, L.; Mintz, J.; Marder, S.R.; Phelps, M.E. Positron emission tomography in tardive dyskinesia. *J. Neuropsychiatry Clin. Neurosci.* 7:457-465, 1995.

PAI, B.N.; JANAKIRAMAIAH, N.; GANGHADAR, B.N.; RAVINDRANATH, V. Depletion of gluthatione and enhanced lipid peroxidation in the CSF of acute psychotics following haloperidol administration. *Biol. Psychiatry* 36:489-491, 1994.

PAKKENBERG, H.; PEDERSEN, B. Medical treatment of dystonia. In: CASEY, D.E.; CHASE, T.N.; CHRISTENSEN, A.V.; GERLACH, J. (eds.) *Dyskinesia – Research and treatment.* Springer Verlag, Berlin, 1985, p. 111-117.

PALERMO-NETO, J. Dopaminergic systems. *Psych. Clin. North Am.* 20:705-721, 1997.

PANDURANGI, A.K.; ADERIBIGBE, Y.A. Tardive dyskinesia in non-western countries: a review. *Eur. Arch. Psychiatry Clin. Neurosci.* 246:47-52, 1995.

PARENT, A.; HAZRATI, L.N. Functional anatomy of the basal ganglia. I. The cortico-basal ganglia-talamo-cortical loop. *Brain Res. Rev.* 20:91-127, 1995.

PARSONS, B.; TOGASAKI, D.M.; KASSIR, S.; PRZEDBORSKI, S. Neuroleptics up-regulate adenosine A2a receptors in rat striatum: implications for the mechanism and treatment of tardive dyskinesia. *J. Neurochem.* 65:2057-2064, 1995.

PETERSON, F.A. Contribution to the study of muscular tremor. *J. Nerv. Ment. Dis.* 16:99-112, 1889.

PGEIFFER, C.; WAGNER, M.L. Clozapine therapy for Parkinson's disease and other movement disorders. *Am. J. Hosp. Pharm.* 51:3047-3053, 1994.

POUCHER, E.; BARUCH, P.; BOUCHARD, R.H.; FILTEAU, M.J.; BERGERON, D. Neuroleptic associated tardive dyskinesias in young people with psychoses. *Br. J. Psychiatry* 166:768-772, 1995.

QUINLAN, D.M.; MCGLASHAN, T.H.; SCHULDBERG, D.; GLAZER, W. Negative symptom and neuropsychological precursors of tardive dyskinesia. *Schizoph. Res.* 24:272, 1997.

RAJA, M. Tardive dystonia – Prevalence, risk factors, and comparison with tardive dyskinesia in a population of 200 acute psychiatric inpatients. *Eur. Arch. Psychiatry Clin. Neurosci.* 245:145-151, 1995.

_____. The treatment of tardive dyskinesia. *Schweiz. Arch. Neurol. Psychiatr.* 146:13-18, 1996.

RANGWANI, S.R.; GUPTA, S.; BURKE, W.J.; POTTER, J. Improvement of debilitating tardive dyskinesia with risperidone. *Ann. Clin. Psychiatry* 8:27-29, 1996.

Resek, G.; Haines, J.; Sainsbury, P. An ultrasound technique for the measurement of tardive dyskinesia. *Br. J. Psychiatry* 138:474-478, 1981.

Reynolds, G.P.; Brown, J.E.; MacCall, J.C.; MacKay, A.V.P. Dopamine receptor abnormalities in the striatum and palllidum in tardive dyskinesia: a postmortem study. *J. Neural Trasm.* 87:225-230, 1992.

Reynolds, G.P. Antipsychotic drug mechanisms and neurotransmitter systems in schizophrenia. *Acta Psychiatr. Scand.* 89 (Suppl. 380):36-40, 1994.

Richardson, M.A.; Craig, T.J.; Branchey, M.H. Intra-patient variability in the measurement of tardive dyskinesia. *Psychopharmacology* 76:269-272, 1982.

Richardson, M.A.; Bevans, M.L.; Weber, J.B.; Gonzalez, J.J.; Flynn, C.J.; Amira, L.; Suckow, R.F.; Maher, T.J. TD symptom decreases with regulation of plasma large neutral amino acids. *Schizoph. Res.* 24:272, 1997.

Robinson, A.D.T.; McCreadie, R.G. The Nithsdale schizophrenia survey: V – Follow-up of tardive dyskinesia at 3 ½ yeras *Br. J. Psychiatry* 149:621-623, 1986.

Rogers, D. The motor disorders of severe psychiatric illness: a conflict of paradigms. *Br. J. Psychiatry* 147:221-232, 1985.

_____. Catatonia and extrapyramidal disorder. Chapter 2 In: Rogers D. *Motor Disorder in Psychiatry – Towards a neurological psychiatry.* John Wiley and Sons, New York, 1992.

Rosenheck, R.; Cramer, J.; Xu, W.; Thomas, J; Henderson, W.; Frisman, L.; Charney, D. A comparison of clozapine and haloperidol in hospitalized patients with refractory schizophrenia. *N. Engl. J. Med.* 337:809-815, 1997.

Rosse, R.B.; Allen, A.; Lux, W.E. Baclofen treatment in a patient with tardive dystonia. *J. Clin. Psychiatry* 47:474-475, 1986.

Sachdev, P.; Hume, F.; Toohey P.; Doutney, C. Negative symptoms, cognitive dysfunction, tardive akathisia and tardive dyskinesia. *Acta Psychiatr. Scand.* 93:451-459, 1996.

Sakai, K.; Gao, X.M.; Tamminga, C.A. Neurochemical actions of typical and atypical neuroleptics in basal ganglia and thalamus. *Schizophr. Res.* 24:273, 1997.

SCAPPA, S.; TEVERBAUGH, P.; ANATH, J. Episodic tardive dyskinesia and parkinsonism in bipolar disorder patients. *Can. J. Psychiatry* 38:633-634, 1993.

SCATTON, B.; FAGE, D.; OBLIN, A.; ZIVKOVIC, B.; ARABILLA, S.; LANGER, S.Z.; BARTHOLINI, G. Influence of GABA mimetics and lithium on biochemical manifestations of striatal dopamine target cell hypersensitivity. In: CASEY, D.E.; CHASE, T.N.; CHRISTENSEN, A.V.; GERLACH, J. (eds.) *Dyskinesia – Research and treatment*. Springer Verlag, Berlin, 1985, p. 39-45.

SCHEEL-KRÜGER, J.; ARNT, J. New aspects of the role of dopamine, acetylcholine, and GABA in the development of tardive dyskinesia. In: CASEY, D.E.; CHASE, T.N.; CHRISTENSEN, A.V.; GERLACH, J. (eds.) *Dyskinesia – Research and treatment*. Springer Verlag, Berlin, 1985, p. 46-57.

SCHÖNECKER, M. Ein eigentümliches Syndrom im oralen Bereich bei Megaphenapplikation. *Nervenarzt* 28:35, 1957.

SCHOOLER, N.R.; KANE, J.M. Research diagnoses for tardive dyskinesia. *Arch. Gen. Psychiatry* 39:486-487, 1982.

SCHUR, P.H. Systemic lupus erythematosus. In: BENNET, J.C.; PLUM, F. (eds.) *Cecil Textbook of Medicine*. W. B. Saunders, Philadelphia, 1996, p. 1475-1482.

SEEMAN, M.V.; PATEL, J.; PYKE J. Tardive dyskinesia with Tourrete like syndrome. *J. Clin. Psychiatry* 42:357-358, 1981.

SEEMAN, P. Tardive dyskinesia, dopamine receptors, and neuroleptic damage to cell membranes. *J. Clin. Psychopharmacol.* 8 (Suppl.):3S-9S, 1988.

_____. Dopamine receptors and psychosis. *Scient. Am.* (Supplement Science & Medicine):28-37, 1995.

SEEMAN, P.; TALLERICO, T. Antipsychotic drugs which elicit little or no parkinsonism bind more loosely than dopamine to brain D2 receptors, yet occupy high levels of these receptors. *Mol. Psychiatry* 3:123-134, 1998.

SHAPLESKE, J.; MCKAY, A.P.; MCKENNA, P.J. Successful treatment of tardive dystonia with clozapine and clonazepan. *Br. J. Psychiatry* 168:516-518, 1996.

SIGWALD, J.; BOUTTIER, D.; RAYMONDEAU, C.; PIOT, C. Quatre cas de dyskinesie facio-bucco-linguo-masticatrice à évolution prolongée secondaire à un traitement par les neuroleptiques. *Rev. Neurol.* 100:751-755, 1959.

SILBERBAUER, C. Risperidone-induced tardive dyskinesia. *Pharmacopsychiatry* 31:68-69, 1998.

SILVERSTEIN, M.N.; TEFFERI, A. Erythrocytosis and polycitemia vera. In: BENNET, J.C.; PLUM, F. (eds.) *Cecil Textbook of Medicine*. W. B. Saunders, Philadelphia, 1996, p. 920-921.

SIMPSON, G. Clozapine and tardive dyskinesia. In: FANN, W.E.; SMITH, R.C.; DAVIS, J.M.; DOMINO, E.F. (eds.) *Tardive dyskinesia: research and treatment*. MTP Press, Jamaica (NY, USA), 1980, p. 491-496.

SIMPSON, G.M.; LEE, J.H.; ZOUBOK, B.; GARDOS, G. A rating scale for tardive dyskinesia. *Psychopharmacology (Berl.)* 64:171-179, 1979.

SMALL, J.G.; MILSTEIN, V.; MARHENKE, J.D.; HALL, D.D.; KELLAMS, J.J. Treatment outcome with clozapine in tardive dyskinesia, neuroleptic sensitivity, and treatment-resistant psychosis. *J. Clin. Psychiatry* 48:263-267, 1987.

SMITH, J.M.; KUCHARSKI, T.; OSWALD, W.T.; WATERMAN, L.J. A systematic investigation of tardive dyskinesia in inpatients. *Am. J. Psychiatry* 136:918-922, 1978.

SMITH, J.M.; BALDESSARINI, R.J. Changes in prevalence, severity, and recovery in tardive dyskinesia with age. *Arch. Gen. Psychiatry* 37:1368-1373, 1980.

SMITH, R.C.; TAMMINGA, C.A.; HARASZTI, J.; PANDEY, J.N.; DAVIS, J.M. Effects of dopamine agonists in tardive dyskinesia. *Am. J. Psychiatry* 134:763-768, 1977.

SOARES, K.; MCGRATH, J.; ADAMS, C. Evidence of tardive dyskinesia. *Lancet* 347:1696-1697, 1996.

SOARES, K.V.S. *Discinesia tardia induzida por neurolépticos: metanálise dos ensaios clínicos controlados*. Tese (Doutorado). Escola Paulista de Medicina, Universidade Federal de São Paulo, São Paulo, 1997.

SPIEGEL, A.M. The parathyroid glands, hypercalcemia and hypocalcemia. In: BENNET J.C.; PLUM, F. (eds.) *Cecil Textbook of Medicine*. W. B. Saunders, Philadelphia, 1996, p. 1365-1372.

SPIVAK, B.; MESTER, R.; ABESGAUS, J.; WITTENBERG, N.; ADLERSBERG, S.; GONEN, N.; WEIZMAN, A. Clozapine treatment for neuroleptic-induced tardive dyskinesia, parkinsonism, and chronic akathisia in schizophrenia patients. *J. Clin. Psychiatry* 58:318-322, 1997.

SPRAGUE, R.L.; KALANICH, J.E.; SHAW, K.M. Psychometric properties of the dyskinesia identification system: condensed user scale. *Ment. Retard.* 27:141-148, 1989.

STANILLA, J.K.; BÜCHEL, C.; ALARCON, J.; DE LEON, J.; SIMPSON, G.K. Diurnal and weekly variation of tardive dyskinesia measured by digital image processing. *Psychopharmacology (Berl.)* 124:373-376, 1996.

STERNBACH, H.; JORDAN, S. Lithium-associated tardive dyskinesia. *J. Clin. Psychopharmacol.* 10:143-144, 1990.

STOESSL, A.J.; DOURISH, C.T.; IVERSEN, S.D. Chronic neuroleptic-induced mouth movements in the rat: suppression by CCK and selective dopamine D1 and D2 receptor antagonists. *Psychopharmacology* 98:372-379, 1989.

STONE, R.K.; MAY, J.E.; ALVAREZ, W.F. Prevalence of dyskinesia and related movement disorders in a developmentally disabled population. *J. Ment. Defic. Res.* 33:41-53, 1989.

STRANGE, P.G. New insights into dopamine receptors in the central nervous system. *Neurochem. Int.* 22:223-236, 1993.

SWEET, R.A.; MULSANT, B.N.; GUPTA, B.; RIFAI, A.H.; PASTERNAK, R.N.; MCEACHRAN, A.; ZUBENKO, G.S. Duration of neuroleptic treatment and prevalence of tardive dyskinesia in late life. *Arch. Gen. Psychiatry* 52:478-486, 1995.

SWELL, D.D.; JESTE, D.V. Metoclopramide associates tardive dyskinesia. *Am. Fam. Med.* 1:271-278, 1992.

TAMMINGA, C.A.; DALE, J.M.; GOODMAN, L.; KANEDA, H.; KANEDA, N. Neuroleptic-induced vacuous chewing movements as an animal model of tardive dyskinesia: a study in three rat strains. *Psychopharmacology (Berl)* 102:474-478, 1990.

TAMMINGA, C.A.; TAHKER, G.K.; CHASE, T.N. GABA dysfunction in the pathophysiology of tardive dyskinesia. In: CASEY, D.E.; CHASE, T.N.; CHRISTENSEN, A.V.; GERLACH, J. (eds.) *Dyskinesia – Research and treatment.* Springer Verlag, Berlin, 1985, p. 122-127.

TAMMINGA, C.A.; THAKER, G.K.; MORAN, M.; KAKAGI, T.; GAO, X.M. Clozapine in tardive dyskinesia: observations from human and animal model studies. *J. Clin. Psychiatry* 55 (Suppl. B):102-106, 1994.

TANCREDI, L.R. Malpractice and tardive dyskinesia: a conceptual dilemma. *J. Clin. Psychopharmacol.* 8 (Suppl.):71S-76S, 1988.

THORBURN, R. Dystonia and neuroleptic medication. *Br. J. Psychiatry* 167:114, 1995.

TOLLEFSON, G.D.; BEASLEY, C.M.; TAMURA, R.N.; TRAN, P.V.; POTKIN, J.H. Blind, controlled, long-term study of the comparative incidence of treatment emergent tardive dyskinesia with olanzapine or haloperidol. *Am. J. Psychiatry* 154:1248-1254, 1997.

TRÉMEAU, F.; AMADOR, X.; MALASPINA, D.; AMODT, I.; GOETZ, R.; GORMAN, J.M. Insight and anosognosia of tardive dyskinesia in schizophrenia. *Schizophr. Res.* 24:273, 1997.

TRUGMAN, J.M.; LEADBETER, R.; ZALIS, M.E.; BURGDORF, R.O.; WOOTEN, G.F. Treatment of severe axial tardive dystonia with clozapine: case report and hypothesis. *Mov. Disord.* 9:441-446, 1994.

TRYON, W.W.; POLOGE, B. Accelerometric assessment of tardive dyskinesia. *Am. J. Psychiatry* 144:1584-1587, 1987.

TSAI, G.; GOFF, D.C.; GAHNG, R.W.; FLOOD, J.; BAER, L.; COYLE, J.T. Markers of glutamatergic neurotransmisssion and oxidative stress associated with tardive dyskinesia. *Am J Psychiatry* 155:1207-1213, 1998.

UHRBRAND, L.; FAURBYE, A. Reversible and irreversible dyskinesia after treatment with perphenazine, clorpromazine, reserpine and electroconvulsive therapy. *Psychopharmacologia* 1:408-418, 1960.

UMBRICHT, D.; KANE, J.M. Medical complications of new antipsychotic drugs. *Schizoph. Bull.* 22:475-483, 1996.

VADDADI, K.S.; GILLEARD, G.J.; SOOSAI, E.; POLONOWITA, A.K.; GIBSON, R.A.; BURROWS, G.D. Schizophrenia, tardive dyskinesia and essential fatty acids. *Schizophr. Res.* 20:287-294, 1996.

VAN HARTEN, P.N.; MATROSS, G.E.; HOEK, H.W.; KAHN, R.S. The prevalence of tardive dystonia, tardive dyskinesia, parkinsonism and akatisia. The Curaçao extrapyramidal syndrome study. *Schizoph. Res.* 19:195-203, 1996a.

VAN HARTEN, P.N.; KAMPHUIS, D.J.; MATROOS, G.E. Use of clozapine in tardive dystonia. *Prog. Neuro-Pychopharmacol. Biol. Psychiatry* 20:263-274, 1996b.

VAN HARTEN, P.N.; HOEK, H.K.; MATROOS, G.E.; KOETER, M.; KAHN, R.S. Intermittent neuroleptic treatment and risk for tardive dyskinesia: Curaçao extrapyramidal syndromes study III. *Am J Psychiatry* 155:565-567, 1998.

VAN OS, J.; FAHY, T.; JONES, P.; HARVEY, I.; TOONE, B.; MURRAY, R. Tardive dyskinesia: who is at risk? *Acta psychiatr Scand* 96:206-216, 1997.

VAN PUTTEN, T.; WIRSHING, W.C.; MARDER, S.R. Tardive Meige syndrome responsive to clozapine. *J. Clin. Psychopharmacol.* 10:381-382, 1990.

WADDINGTON, J.L.; YOUSSEF, H.A.; MOLLOY, A.G.; O'BOYLE KM; PUGH MT. Association of intellectual impairment, negative symptoms, and aging with tardive dyskinesia: clinical and animal studies. *J. Clin. Psychiatry* 46:29-33, 1985.

WADDINGTON, J.L.; YOUSSEF, H.A.; DOLPHIN, C.; KINSELLA, A. Cognitive dysfunction, negative symptoms, and tardive dyskinesia in schizophrenia. *Arch. Gen. Psychiatry* 44:907-912, 1987.

WADDINGTON, J.L.; BROWN, K.; O'NEILL, J.; MCKEON, P.; KINSELLA, A. Cognitive impairment, clinical course and treatment history in out-patients with bipolar affective disorder: relationship to tardive dyskinesia. *Psychol. Med.* 19:897-902, 1989.

WADDINGTON, J.L.; YOUSSEF, H.A. EPS and TD in schizophrenia: pathophysiology and treatment. In: *IX World Congress of Psychiatry*, Rio de Janeiro, 1993. Abstracts. Rio de Janeiro, 1993, p. 381.

WADDINGTON, J.L.; O'CALLAGHAN, E.; BUCKLEY, P.; MADIGAN, C.; REDMOND, O.; STACK, J.P.; KINSELLA, A.; LARKIN, C.; ENNIS, J.T. Tardive dyskinesia in schizophrenia. Relationship to minor structural abnormalities, frontal lobe dysfunction an cerebral structure on Magnetic Resonance Imaging. *Br. J. Psychiatry* 167:41-44, 1995.

WAGSTAFF, A.J.; BRYSON, H.M. Clozapine – A review of its pharmacological properties and therapeutic use in patients with schizophrenia who are unresponsive or intolerant to classical antipsychotic agents. *CNS Drugs* 4:370-400, 1995.

WEGNER, J.T.; CATALANO, F.; GIBRALTER, J.; KANE, J.M. Schizophrenics with tardive dyskinesia. *Arch. Gen. Psychiatry* 42:860-865, 1985.

WEINER, W.J.; WERNER, T.R. Mania-induced remission of tardive dyskinesia in manic-depressive illness. *Ann. Neurol.* 12:229-230, 1982.

WETTSTEIN, R. Informed consent and tardive dyskinesia. *J. Clin. Psychopharmacol.* 8 (Suppl.):65S-70S, 1988.

WHITWORTH, A.B.; FLEISCHHACKER, W.W. Adverse effects of antipsychotic drugs. *Int. Clin. Psychopharmacol.* 9 (Suppl. 5):21-27, 1995.

WILSON, S.A.K. Progressive lenticular degeneration. *Brain* 34:295-509, 1912.

WIRSHING, W.C.; PHELAN, C.K.; VAN PUTTEN, T.; MARDER, S.R. Effects of clozapine on treatment-resistant akathisia and concomitant tardive dyskinesia. *J. Clin. Psychopharmacol.* 10:371-373, 1990.

WOERNER, M.G.; KANE, J.M.; LIEBERMAN, J.A.; ALVIR, J.; BERGMANN, K.J.; BORENSTEIN, M.; SCHOOLER, N.R.; MUKHERJEE, S.; ROTROSEN, J.; RUBINSTEIN, M.; BASAVARAJU, N. The prevalence of tardive dyskinesia. *J. Clin. Psychopharmacol.* 11:34-42, 1991.

WOERNER, M.G.; SALTZ, B.L.; KANE, J.M.; LIEBERMAN, J.A.; ALVIR, J.M.J. Diabetes and development of tardive dyskinesia. *Am. J. Psychiatry* 150:966-968, 1993.

WOERNER, M.G.; SHEITMAN, B.B.; LIEBERMAN, J.A.; KANE, J. Tardive dyskinesia induced by risperidone? *Am. J. Psychiatry* 153:843, 1996.

WOJCIK, J.D.; FALK, W.E.; FINK, J.S.; COLE, J.O.; GLENBEREG, A.J. A review of 32 cases of tardive dystonia. *Am. J. Psychiatry* 148:1055-1059, 1991.

WOLF, M.E.; DEWOLFE, A.S.; RYAN, J.J.; LIPS, O.; MOSNAIM, A.D. Vulnerability to tardive dyskinesia. *J. Clin. Psychiatry* 46:367-368, 1985.

WOLF, M.E.; KOLLER, W.C. Tardive dystonia: treatment with trihexyphenidil. *J. Clin. Psychopharmacol.* 5:247-248, 1985.

WOLF, M.E.; MOSNAIM, A.D. Improvement of axial dystonia with the administration of clozapine. *Int. J. Clin. Pharmacol. Ther. Toxicol.* 32:282-283, 1994.

YAGI, G.; ITOH, H. Follow-up study of 11 patients with potentially reversible tardive dyskinesia. *Am. J. Psychiatry* 144:1496-1498, 1987.

YARDEN, P.E.; DISCIPIO, W.J. Abnormal movements and prognosis in schizophrenia. *Am. J. Psychiatry* 128:317-323, 1983.

YASSA, R.; ANANTH, J. Lithium carbonate in the treatment of movement disorders *Int. Pharmacopsychiat.* 15:301-308, 1980.

_____. Familial tardive dyskinesia. *Am. J. Psychiatry* 138:1618-1619, 1981.

Yassa, R.; Ghadirian, A.M.; Schwartz, G. Prevalence of tardive dyskinesia in affective disorder patients. *J. Clin. Psychiatry* 44:410-412, 1983.

Yassa, R. The Pisa Syndrome: a report of two cases. *Br. J. Psychiatry* 146:93-95, 1985.

Yassa, R.; Jeste, D.V. Gender differences in tardive dyskinesia: a critical review of the literature. *Schizophr. Bull.* 18:701-715, 1992.

Yesavage, J.A.;Tanke, E.D.; Sheikh, J.I. Tardive dyskinesia and steady-state serum levels of tiotixene. *Arch. Gen. Psychiatry* 44:913-915, 1987.

APÊNDICE

1. CRITÉRIOS DIAGNÓSTICOS DE SCHOOLER E KANE (1982) PARA DISCINESIA TARDIA

PRÉ-REQUISITOS:

1. História de uso de antipsicóticos, contínuo ou não, por pelo menos 3 meses. Se for menor que 3 meses, especificar no diagnóstico.
2. Presença de movimentos anormais involuntários coreiformes, atetóicos ou rítmicos moderados em uma área ou leve em duas ou mais áreas (face, lábios, mandíbula, língua, extremidades superiores, inferiores e tronco). Repetir o exame em uma semana se movimentos forem leves ou mínimos em uma só área. Usar escala padronizada, como a AIMS ou a de Simpson.
3. Ausência de outras causas de movimentos involuntários anormais.

Os diagnósticos dados são progressivos. Na primeira avaliação, o único diagnóstico possível é DT provável. Em uma segunda avaliação, devem ser avaliados a intensidade da discinesia, a dose da medicação e o tempo sem medicação ou discinesia:

DT provável: o paciente preenche os critérios. Marcar se o paciente recebe ou não antipsicótico.

DT provável mascarada: duas semanas após aumento da dose ou reinício do tratamento com antipsicóticos, os movimentos não preenchem mais o pré-requisito 2.

DT transitória: o paciente preenche critérios para DT provável, mas em exame posterior, dentro de 3 meses, os movimentos preenchendo o pré-requisito 2 não estão mais presentes e o antipsicótico não foi iniciado ou aumentado.

DT de retirada: o paciente não tem DT enquanto recebe antipsicótico, mas quando é retirado dentro de duas semanas (ou após 5 semanas com medicação de depósito) a DT aparece. Se após 3 meses de retirada a DT desaparece, o diagnóstico permanece o mesmo.

DT persistente: o paciente continua tendo DT 3 meses após a primeira avaliação. Anotar se toma antipsicóticos ou não por todo o período.

DT persistente mascarada: o paciente tem DT persistente, mas dentro de 3 semanas, após aumento ou reinício dos antipsicóticos, os movimentos desaparecem.

2. ESCALA DE MOVIMENTOS INVOLUNTÁRIOS ANORMAIS (AIMS) (GUY, 1976)

Procedimentos de exame

Antes e depois de examinar o paciente, observe-o em situação natural (p. ex., na sala de espera). A cadeira utilizada no exame deve ser firme, sem braços.

Após observar o paciente, ele deve ser avaliado numa escala de 0 (ausente), 1 (mínimo), 2 (leve), 3 (moderado) e 4 (grave), de acordo com a gravidade dos sintomas.

1. Pergunte ao paciente se há algo na boca dele (dela) (p. ex., chicletes, bala) e peça para que os remova.
2. Pergunte ao paciente sobre as condições da dentição dele (dela). Pergunte se usa próteses dentárias. Os dentes ou a prótese incomodam o paciente no momento?
3. Pergunte ao paciente se ele (ela) percebe algum movimento em sua boca, face, mãos ou pés. Se a resposta for sim, peça para que descreva o movimento e o quanto ele interfere em suas atividades ou o incomoda.
4. Peça para o paciente sentar-se na cadeira com as mãos sobre os joelhos, pernas levemente abertas e pés firmemente no chão (observe movimentos do corpo inteiro do paciente nessa posição).
5. Peça ao paciente para abrir a boca (observe a língua em repouso dentro da boca). Faça isso duas vezes.
6. Peça ao paciente para colocar a língua para fora da boca (observe anormalidades de movimentos da língua). Faça isso duas vezes.
7. Peça ao paciente para sentar-se com os braços pendentes, sem apoio (observe as mãos e outras partes do corpo).
8. *Peça ao paciente para tocar o polegar com cada dedo, tão rápido quanto possível, por 10-15 segundos; cada mão em separado (observe movimentos faciais e de pernas).

---

* Movimentos ativados.

9. Faça a flexão e extensão dos braços esquerdo e direito do paciente (um de cada vez).
10. Peça ao paciente para levantar-se (observe-o de perfil, observe todas as partes do corpo, inclusive quadril).
11. *Peça ao paciente para estender ambos os braços à frente, com as palmas das mãos para baixo (observe tronco, pernas e boca).
12. *Peça ao paciente para andar alguns passos, virar-se e voltar para a cadeira (observe mãos e marcha). Faça isso duas vezes.

Avaliação

Movimentos orais e faciais	1.	Músculos da expressão facial
	2.	Lábios e região perioral
	3.	Mandíbula
	4.	Língua
Movimentos de extremidades	5.	Membros superiores (braços, pulsos, mãos, dedos). Inclua movimentos coréicos, atetóides. Não inclua tremores
	6.	Membros inferiores (coxas, joelhos, pernas, pés, artelhos)
Movimentos de tronco	7.	Pescoço, ombros, quadril
Avaliações globais	8.	Gravidade dos movimentos anormais
	9.	Incapacitação, devido aos movimentos anormais
	10.	Percepção do paciente dos movimentos anormais (avalie somente o relato do paciente)

Pontuação: 0 = ausente
1 = mímino
2 = leve
3 = moderado
4 = grave

---

* Movimentos ativados (reduzir um ponto em relação ao escore observado no movimento ativado; por exemplo, se ativado = 3, pontuar 2).

3. EXTRAPYRAMIDAL SYMPTOMS RATING SCALE (ESRS) (CHOUINARD ET AL., 1979)

1. **AVALIAÇÃO SUBJETIVA DE SINTOMAS EXTRAPIRAMIDAIS (PERGUNTAR AO PACIENTE)**
   (0 = ausente, 1 = leve, 2 = moderado, 3 = grave)
   1.1. Impressão de lentificação ou fraqueza, dificuldade para executar a rotina
   1.2. Dificuldade de marcha ou balanço
   1.3. Dificuldade para deglutir ou falar
   1.4. Rigidez
   1.5. Câimbras ou dores nos membros, costas ou pescoço
   1.6. Inquietação, nervosismo, dificuldade para permanecer parado
   1.7. Tremores
   1.8. Crises oculógiras ou reações distônicas
   1.9. Salivação aumentada

2. **SINTOMAS EXTRAPIRAMIDAIS (AVALIAÇÃO OBJETIVA)**
   2.1. Movimentos expressivos automáticos (face, discurso)
   0 = normal
   1 = diminuição muito discreta na expressividade facial
   2 = diminuição discreta na expressividade facial
   3 = sorriso espontâneo raro, diminuição de piscar de olhos, voz levemente monótona
   4 = sem sorriso espontâneo, olhar fixo, fala monótona e baixa, murmurante
   5 = máscara facial acentuada, incapaz de franzir as sombrancelhas, fala não articulada
   6 = Máscara facial extremamente grave com fala incompreensível

   2.2. Bradicinesia
   0 = Normal
   1 = Impressão global de lentidão de movimentos
   2 = Lentidão de movimentos nítida
   3 = Dificuldade muito leve para iniciar movimentos
   4 = Dificuldade para iniciar movimentos leves
   5 = Dificuldade para parar ou iniciar movimento, ou impossibilidade de iniciar atos voluntários
   6 = Movimentos voluntários raros, quase completamente imóvel

   2.3. Rigidez
      2.3.1. Braço direito
      2.3.2. Braço esquerdo
      2.3.3. Perna direita
      2.3.4. Perna esquerda
   0 = Tônus muscular normal
   1 = Muito leve, apenas perceptível
   2 = Leve (alguma resistência a movimentos passivos)
   3 = Moderada (nítida resistência a movimentos passivos)
   4 = Moderadamente grave (resistência moderada mas ainda fácil mover o membro)
   5 = Grave (resistência marcada com dificuldade clara para mover o membro)
   6 = Extermamente grave (quase paralisado)

2.4. Marcha e postura
   0 = Normal
   1 = Leve diminuição do movimento pendular dos braços
   2 = Diminuição moderada do movimento pendular dos braços, passos normais
   3 = Sem movimento pendular de braços, cabeça fletida, passos mais ou menos normais
   4 = Postura rígida (pescoço, dorso), passos pequenos (andar arrastado)
   5 = Festinação ou impossibildade de voltar sobre si mesmo quando virando
   6 = Flexão tripla, quase incapaz de andar
2.5. Tremor
   2.5.1. Braço direito
   2.5.2. Braço esquerdo
   2.5.3. Perna direita
   2.5.4. Perna esquerda
   2.5.5. Cabeça
   2.5.6. Queixo
   2.5.7. Língua

Pontuação

		Ocasional	Freqüente	Constante
Nenhum	0			
Limítrofe	1			
Pequena Amplitude	2	2	3	4
Média Amplitude	3	3	4	5
Grande Amplitude	4	4	5	6

2.6. Acatisia
   0 = Ausente
   1 = Limítrofe
   2 = Parece inquieto, nervoso, impaciente, desconfortável
   3 = Precisa mover-se ou mudar de posição freqüentemente
   4 = Move uma extremidade quase constantemente se sentado ou marcha no mesmo lugar se em pé
   5 = Incapaz de permanecer sentado mais que um curto período de tempo
   6 = Anda ou se move constantemente
2.7. Sialorréia
   0 = Ausente
   1 = Muito leve
   2 = Leve
   3 = Moderada: dificulta fala
   4 = Moderadamente grave
   5 = Grave
   6 = Extremamente grave: babando

2.8. Distonia aguda (Especificar localização)
0 = Ausente
1 = Muito leve
2 = Leve
3 = Moderada: dificulta fala
4 = Moderadamente grave
5 = Grave
6 = Extremamente grave

2.9. Distonia não-aguda (Especificar localização)
0 = Ausente
1 = Muito leve
2 = Leve
3 = Moderada: dificulta fala
4 = Moderadamente grave
5 = Grave
6 = Extremamente grave

3. **MOVIMENTOS DISCINÉTICOS (AVALIAÇÃO OBJETIVA)**

3.1. Movimentos de língua: movimento lateral ou de torção			Ocasional*	Freqüente**	Constante ou quase***
	Nenhum	0			
	Limítrofe	1			
	Presente, dentro da boca	2	2	3	4
	Com ocasional protrusão parcial	3	3	4	5
	Com protrusão completa	4	4	5	6

3.2. Movimentos de mandíbula: movimento lateral, morder, mascar, boca cerrada			Ocasional*	Freqüente**	Constante ou quase***
	Nenhum	0			
	Limítrofe	1			
	Presente, pequena amplitude	2	2	3	4
	Moderada amplitude sem abertura da boca	3	3	4	5
	Com abertura da boca	4	4	5	6

* = ocasional quando ativado ou raramente espontâneo.
** = freqüentemente espontâneo e presente quando ativado.
*** = muito freqüente, constante ou quase constante.

3.3. Movimentos buco-labiais: beijar, estalar os lábios			Ocasional*	Freqüente**	Constante ou quase***
	Nenhum	0			
	Limítrofe	1			
	Presente, pequena amplitude	2	2	3	4
	Amplitude moderada, movimento dos lábios para frente	3	3	4	5
	Grande amplitude: ruído de lábios	4	4	5	6

3.4. Movimentos de tronco: balanço, torção, giro pélvico			Ocasional*	Freqüente**	Constante ou quase***
	Nenhum	0			
	Limítrofe	1			
	Presente, pequena amplitude	2	2	3	4
	Amplitude moderada	3	3	4	5
	Grande amplitude	4	4	5	6

3.5. Extremidades superiores: movimentos coreoatetóides apenas (braços, pulsos, mãos, dedos)			Ocasional*	Freqüente**	Constante ou quase***
	Nenhum	0			
	Limítrofe	1			
	Presente, pequena amplitude, um membro	2	2	3	4
	Amplitude moderada, um membro ou pequena amplitude, dois membros	3	3	4	5
	Grande amplitude, dois membros	4	4	5	6

* = ocasional quando ativado ou raramente espontâneo.
** = freqüentemente espontâneo e presente quando ativado.
*** = muito freqüente, constante ou quase constante.

3.6. Extremidades inferiores: movimentos coreoatetóides apenas (pernas, joelhos, tornozelos, artelhos)			Ocasional*	Freqüente**	Constante ou quase***
	Nenhum	0			
	Limítrofe	1			
	Presente, pequena amplitude, um membro	2	2	3	4
	Amplitude moderada, um membro ou pequena amplitude, dois membros	3	3	4	5
	Grande amplitude, dois membros	4	4	5	6

3.7. Outros movimentos involuntários: engolir, respiração irregular, piscar, fazer caretas, bocejar			Ocasional*	Freqüente**	Constante ou quase***
	Nenhum	0			
	Limítrofe	1			
	Presente, pequena amplitude	2	2	3	4
	Amplitude moderada	3	3	4	5
	Grande amplitude	4	4	5	6

4. **IMPRESSÃO CLÍNICA GLOBAL DA DISCINESIA TARDIA**

    1 = Ausente
    2 = Limítrofe
    3 = Muito leve
    4 = Leve
    5 = Moderado
    6 = Moderadamente grave
    7 = Acentuado
    8 = Grave
    9 = Extremamente grave

---

* = ocasional quando ativado ou raramente espontâneo.
** = freqüentemente espontâneo e presente quando ativado.
*** = muito freqüente, constante ou quase constante.

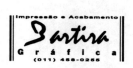